MRI of the Prostate:
A Practical Approach

前列腺MRI：
实践指南

原 著 ◎ [美]安德鲁·B.罗森克兰茨（Andrew B.Rosenkrantz）

主 审 ◎ 金征宇 叶慧义

主 译 ◎ 孙 昊 王海屹 张古沐阳

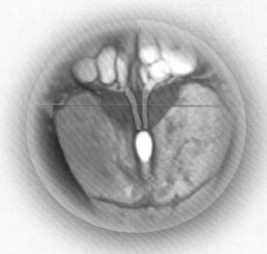

科学技术文献出版社
SCIENTIFIC AND TECHNICAL DOCUMENTATION PRESS
·北京·

图书在版编目（CIP）数据

前列腺MRI：实践指南 /（美）安德鲁·B.罗森克兰茨原著；孙昊，王海屹，张古沐阳主译.—北京：科学技术文献出版社，2022. 11

书名原文：MRI of the Prostate: A Practical Approach

ISBN 978-7-5189-9082-5

Ⅰ.①前… Ⅱ.①安… ②孙… ③王… ④张… Ⅲ.①前列腺疾病—核磁共振成像—诊断学—指南 Ⅳ.① R697.04-62

中国版本图书馆CIP数据核字（2022）第059415号

著作权合同登记号 图字：01-2021-7575

中文简体字版权专有权归科学技术文献出版社所有

Copyright ©2017 of the original English language edition by Thieme Medical Publishers,Inc., New York,USA

Original title:

MRI of the Prostate by Andrew B.Rosenkrantz

前列腺MRI：实践指南

策划编辑：张　波　孙秀明	责任编辑：彭　玉　张　波	责任校对：张永霞　责任出版：张志平

出　版　者　科学技术文献出版社
地　　　址　北京市复兴路15号　邮编100038
编　务　部　（010）58882938，58882087（传真）
发　行　部　（010）58882868，58882870（传真）
邮　购　部　（010）58882873
官 方 网 址　www.stdp.com.cn
发　行　者　科学技术文献出版社发行　全国各地新华书店经销
印　刷　者　北京地大彩印有限公司
版　　　次　2022年11月第1版　2022年11月第1次印刷
开　　　本　850×1168　1/32
字　　　数　322千
印　　　张　10.875　彩插28面
书　　　号　ISBN 978-7-5189-9082-5
定　　　价　78.00元

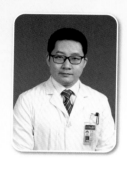

孙 昊

中国医学科学院北京协和医院放射科主任助理，主任医师，教授，硕士研究生导师，医学博士。

◎ 专业特长

　　主要从事放射影像学诊断工作，专业方向为腹盆部疾病，尤其是在泌尿及男性生殖系统疾病的影像学诊断、影像组学和人工智能等方面有深入研究。

◎ 学术成果

　　主持和作为骨干参加国家自然科学基金、北京市自然科学基金等课题15项；以第一作者或通讯作者发表论文65篇，其中SCI收录论文30篇；作为副主编或编委参编著作10部。

◎ 社会任职

　　现任中华医学会放射学分会磁共振学组委员、中华医学会放射学分会医学影像大数据与人工智能工作委员会委员、北京医学会放射学分会泌尿学组副组长、中国医疗保健国际交流促进会放射学分会委员、国家放射影像质控中心秘书、北京协和医院教育委员会委员等。

◎ 所获荣誉

　　获首批 "全国高校黄大年式教师团队"、北京协和医院 "优秀员工"、北京协和医院 "优秀教师" 等荣誉称号；获中华医学科技奖一等奖、江苏医学科技奖一等奖、北京市高等教育教学成果奖二等奖、北京协和医院医疗成果奖一等奖等奖项。

主译简介

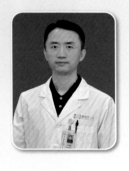

王海屹

中国人民解放军总医院第一医学中心放射诊断科副主任，主任医师，教授，博士研究生导师。

◎ 专业特长

主要从事消化系统及泌尿生殖系统疾病的影像学诊断工作，特别是在肝癌、胰腺癌、肾癌及前列腺癌的影像学诊断及疗效评估方面具有丰富的经验。

◎ 学术成果

主持国家自然科学基金等课题7项；以第一作者或通讯作者发表论文50余篇，其中SCI收录论文20余篇；主译著作2部。

◎ 社会任职

现任中华医学会放射学分会腹部学组委员、中国医师协会放射学分会泌尿生殖专业委员会委员、中国研究型医院学会消化道肿瘤专业委员会委员；担任《中华医学杂志》《中华放射学杂志》《中华肝胆外科杂志》等通讯编委。

◎ 所获荣誉

获中华医学会放射学分会腹部学组"优秀青年学者"等荣誉称号；获中国人民解放军总医院院级科技进步奖二等奖、中国人民解放军总医院教学成果奖一等奖等奖项。

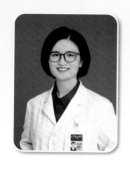

张古沐阳

中国医学科学院北京协和医院放射科主治医师，医学博士。

◎ 专业特长

　　主要从事放射影像学诊断工作，主要研究方向为泌尿系统及男性生殖系统疾病的影像学诊断，对泌尿系统结石、肾脏疾病、膀胱癌及相关人工智能的影像学诊断有较深入的研究。

◎ 学术成果

　　承担国家自然科学基金青年科学基金项目1项，参与多项国家及省部级科研项目；以第一作者或共同第一作者发表SCI收录论文20余篇；多次参加国际学术大会，并进行发言及展板交流。

◎ 社会任职

　　现任中国医学装备协会磁共振应用专业委员会第一届委员会腹部学组成员。

◎ 所获荣誉

　　获北京协和医院院级"优秀住院医师"、北京协和医院"优秀员工"等荣誉称号；获第102届北美放射学年会"Student Travel Award"、中华医学会第二十三次全国放射学学术会议"恒瑞影像杯"青年医师英文演讲比赛一等奖、中华医学会放射学分会第九届中国放射青年医师学术论坛英文演讲比赛二等奖等奖项。

主　审　金征宇　　叶慧义

主　译　孙　昊　　王海屹　　张古沐阳

译　者（按姓氏拼音排序）

白　鑫　中国医学科学院北京协和医院

陈茹萱　中国医学科学院北京协和医院

申艳光　北京中医药大学第三附属医院

孙　昊　中国医学科学院北京协和医院

王海屹　中国人民解放军总医院第一医学中心

王鑫坤　中国人民解放军总医院第四医学中心

王英伟　中国人民解放军总医院第一医学中心

肖　雨　中国医学科学院北京协和医院

许梨梨　中国医学科学院北京协和医院

张大明　中国医学科学院北京协和医院

张古沐阳　中国医学科学院北京协和医院

张洪涛　中国人民解放军总医院第五医学中心

张家慧　中国医学科学院北京协和医院

张晓霄　中国医学科学院北京协和医院

钟　燕　中国人民解放军总医院第四医学中心

秘　书　许梨梨

致谢

谨以此书献给我的父母，卡罗尔（Carole）和丹（Dan），以及我的未婚妻安德里亚（Andrea），感谢他们的爱和支持！

MRI of the Prostate

A Practical Approach

Andrew B. Rosenkrantz, MD

Associate Professor of Radiology and Urology

Department of Radiology

NYU Langone Medical Center

New York University School of Medicine

New York, New York

前列腺MRI：实践指南

安德鲁·B.罗森克兰茨，医学博士

放射科和泌尿科副教授

纽约大学医学中心

纽约大学医学院

纽约，纽约

今天的我们可能很难相信，就在不久前，影像学检查在前列腺癌的诊断中的作用还是微不足道的。20世纪80年代中期，经直肠超声（transrectal ultrasound，TRUS）作为一种筛查前列腺癌的工具被引入临床，但之后被证明其在诊断前列腺癌时有很多不足，因此，TRUS检查在临床的作用被减弱，仅作为对前列腺进行随机活检时引导穿刺的工具。20世纪80年代末，前列腺特异性抗原（prostate specific antigen，PSA）筛查和TRUS引导下活检的出现导致前列腺癌的诊断出现暴发性的增长，使前列腺癌跃居男性非皮肤恶性肿瘤的首位。前列腺癌筛查成了体检的常规部分，公共服务公告敦促男性提高"前列腺癌意识"。但与此同时，流行病学界发出警告（尽管这些警告被置若罔闻），用假阳性率高的血液检查方法对普通人群进行筛查，然后再随机进行活检的策略是一种灾难。很快，美国就经历了对隐匿性、低级别惰性癌症的大规模过度诊断，即使医师漏诊了位于正常活检采样区域之外的潜在显著病变。到2012年，美国预防服务工作组（United States Preventive Services Task Force，USPSTF）检查了前列腺癌筛查中存在的不显著结果，并宣布PSA筛查的价值可疑，从而给"前列腺癌的早期诊断"这一概念蒙上了一层阴影。

前列腺磁共振成像（magnetic resonance imaging，MRI）在临床的应用，使上述情况出现了显著的变化。在21世纪中期，MRI作为一种检查前列腺癌的方法应用于临床。许多杰出的早期前列腺MRI检查的倡导者都是这本书的作者，他们通过不懈努力将前列腺MRI检查的实用性提高到了目前的状态。前列腺MRI检查可以确定肿瘤的位置，而不是依赖随机活检的猜测。然而，人们很早就认识到，对于前列腺癌的检查和定性，并没有所谓"灵丹妙药"的MRI序列。相反，T_2WI（具有解剖精确性）、弥散加权成像（具有检查组织中水运动的能力）、动态对比增强磁共振成像（具有识别渗漏血管的能力）和磁共振波谱成像（检查代谢物胆碱和枸橼酸盐比例变化的能力）的结合证明，诊断前列腺癌需要多参数方法。每种方法都在本书中进行了详细介绍，并且这些方法与我们目前对前列腺MRI检查的理解有很大关系。前列腺 MRI检查不容易被理解，本书将为读者提供有关如何正确获取和报告前列腺MRI检查的建议，还详细介绍了一旦检查到肿瘤，就可以使用这些方法中的任何一种对其进行精确的活检。MRI引导下活检提高了具有临床意义的肿瘤的检出率，同时减少了对不重要肿瘤的诊断。这给前列腺癌的诊断领域带来了革命性的变化，前列腺癌的诊断不再依赖运气，而是依赖MRI检查显示的病变。像医学上其他重大改革一

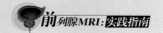

样，这一转变也遇到了阻力。例如，早期的先驱们对于活检的诊断标准并不一致，导致整个领域受到了批判。对于MRI检查为阳性的病变，需要规范的词汇和标准，因此，诞生了前列腺影像报告和数据系统（prostate imaging reporting and data system，PI-RADS），并对前列腺疾病进行分类。目前该分类方法已发布了第二版，本书中对这部分的介绍是由认为"MRI检查是诊断前列腺癌的主要方法"的专家撰写的。

除诊断外，本书还详细介绍了前列腺MRI检查在疾病分期、手术计划及根治性前列腺切除术和放射治疗后的生化复发方面的应用。与此同时，人们越来越认识到积极监测在低级别癌症患者管理中的价值，前列腺MRI检查也将在这方面发挥重要作用。

医学是一种不断变化的再平衡行为，这一行为伴随着新知识的获得和旧观念的摒弃。虽然MRI检查推动了该领域的发展，但我们对前列腺癌病理学的理解和术语也发生了变化，如对驱动基因突变和分子途径的理解有所提高、手术方式有所改进、发病率有所降低。这导致了诊断和管理前列腺癌患者的最佳方法在不断变化。当在本书后面的章节中展望未来时，我们看到了正电子发射断层扫描（positron emission tomography，PET）与MRI或CT相结合的潜在作用。具有高亲和力、高特异性的靶向前列腺癌PET探针可能代表了前列腺癌诊断工具的下一个阶段。

Andrew B. Rosenkrantz博士及其团队已经收集了大量关于前列腺MRI检查领域的知识，并出版了本书。本书还为读者简要总结了过去10年中前列腺MRI检查的进展，重点强调了图像获取和报告改善的实用性。然而，本书的真正价值在于使读者具备一定的阅读图像的能力，通过获得最佳成像对病变进行有针对性的活检。因此，患者通过最佳的治疗，从而获得最大的好处和最少的不良反应。如果这本书像我们预期的那样为读者做到了这一点，那么它就已经成功了！

Peter L. Choyke, MD, FACR
Program Director
Molecular Imaging Program
Center for Cancer Research
National Cancer Institute
Bethesda, Maryland

PSA筛查在临床开始应用以来，前列腺癌的诊治策略已经在过去的25年里取得了很大的发展。在过去的几十年里，前列腺癌的早期筛查使前列腺癌的死亡率逐步降低，但是，死亡率的降低和肿瘤结局的改善是以检查和治疗大量惰性癌症为代价的，由于疾病的提前期延长，这些癌症可能永远不会对患者造成伤害。随着泌尿科医师意识到大多数早期前列腺癌的惰性和不进行治疗的风险，前列腺癌筛查的目标已经发生改变。以前，医师试图找出每一种癌症，而现在希望选择性地只找出那些会对人体造成伤害的癌症，避免治疗那些不会造成伤害的癌症。在不增加前列腺癌死亡率的情况下，有效地降低前列腺癌的检出率是肿瘤医学的一个独特目标，但需要更好的检查工具。

遗传和分子评估不仅可以在一定程度上解释疾病生物学，还可以更好地展示癌症特征，以改善前列腺癌的风险评估，多参数磁共振成像（multiparametric magnetic resonance imaging，mpMRI）为此提供了可能。mpMRI在前列腺癌检查和风险评估中的应用引起了医师对疾病每个阶段管理的思维方式的改变。mpMRI最初被认为是一种用于活检和疾病分期的方法，现在已经发展成为一种无创风险评估工具。

从历史发展的角度来看，前列腺癌的过度治疗在一定程度上导致活检不能准确识别疾病特征。当进行非靶向活检或系统穿刺时，诊断准确性受取样误差的限制，可能出现假阴性结果，导致错误的风险评估，也可能出现假阳性结果，即发现了对患者不会产生伤害的惰性病变。因此，活检可能是导致惰性癌症过度检查的一个主要因素。当与活检相结合时，mpMRI检查可以提供更准确的诊断数据进而改善前列腺癌的诊断和治疗模式。

mpMRI检查对前列腺活检之前定位的原理相对简单。通过定位，在MRI检查显示的图像上最可疑的区域进行采样，假阴性率降低。此外，在直接采样的可疑区域，可以更准确地评估癌症特征，从而可以更好地决定是否需要治疗。最后，如果应用于活检前的风险分级，在建立活检阈值时，通过避免活检，可能会减少对惰性癌症的检查。

同样，在活检结果为低风险前列腺癌的患者中，mpMRI检查具有判断初次活检漏诊的隐匿性高级别癌症风险的能力。通过mpMRI检查进行定位而不是额外的采样来克服采样误差。对这些患者进行更准确的风险分级，提高了选择主动监测的患者的能力，并在随访中保持监测，而无须进行过多的活检。对于

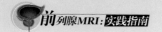

那些需要治疗的患者，对疾病定位和危险程度的了解可能会改善传统治疗的预后，并提供新的靶向治疗方法。

目前，mpMRI检查在临床中的应用正以指数级的方式进行增长，但仍有很多不足之处，专家们正在努力通过研究方案、提高报告标准化来建立检查质量的可重复性。因此，这方面的培训是至关重要的。为确保活检的标准化，专家们还需要进一步完善将活检定位与MRI检查结果相结合的技术。最后，必须评估成本，以确定检查成本的增加是否可以抵消过度检查和治疗所减少的费用。

在这本书里，我的同事Rosenkrantz博士为从事前列腺癌诊疗的放射科和泌尿科医师建立了一个有价值的资源。在一系列精心编写的章节中，从成像序列到图像解释、临床应用等方面概述了前列腺MRI检查的关键技术。与传统的解剖成像不同，功能成像和解剖成像的结合需要医师了解影响结果的细微差别。本书提供了一个对这些细微差别的全面讨论，可以使放射科和泌尿科医师在临床中更好地应用前列腺mpMRI检查。

前列腺mpMRI检查已经极大地改变了医师对前列腺癌的诊断、风险评估和治疗的认识。在过去的20年里，mpMRI检查也对患者的诊疗产生了重大影响。在未来，随着技术的进步和医师经验的积累，mpMRI检查将继续影响医师的诊断。我们正在经历一场癌症诊断和治疗的复兴，而成像技术将成为这场革命的核心。

Samir S. Taneja, MD
The James M. Neissa and Janet Riha Neissa Professor of Urologic Oncology
Professor of Urology and Radiology
Director, Division of Urologic Oncology
Co-Director, Smilow Comprehensive Prostate Cancer Center
Department of Urology, NYU Langone Medical Center
New York University School of Medicine
New York, New York

在描述前列腺癌的现代诊疗时，鲍勃·迪伦（Bob Dylan）1964年的歌曲——"The Times They Are A-Changing"（《时代正在改变》）或许正合适。人们越来越意识到前列腺癌通常是惰性的，如果不接受治疗，大多数患者并不会受到危害。在此基础上，通过对患者进行密切关注和积极监测而非立即治疗，这种方法正成为一种普遍的治疗策略。对于那些接受治疗的患者，先前应用的治疗方法在继续改进，以更精确地进行干预，如神经保留手术和靶向放疗。此外，微创介入包含一系列的局灶性消融治疗（如冷冻消融、高强度聚焦超声、光动力疗法、激光消融和射频消融）在临床应用中取得进展。与过去使用的传统标准活检相比，这些趋势推动了开发更精确的活检的迫切需求，以更可靠地确定患者的风险水平，并更可靠地定位疾病，从而实现靶向治疗。

最先进的前列腺MRI检查为满足这些需求提供了可能。虽然早在20世纪80年代，人们对MRI检查就有所描述，但在学术中心之外，前列腺MRI检查的应用仍然相当有限，直到21世纪初，人们才对它的兴趣大增。多种因素综合导致了这种激增。首先，为了响应之前提到的前列腺癌临床管理的发展，患者和医师在更强烈地寻求一种新的检查方法，以促进肿瘤定位和识别。同时，这一时期见证了MRI检查在硬件（与主磁体和接收线圈设计有关）和软件（与用于前列腺癌评估的弥散加权成像和动态对比增强磁共振成像的应用有关）方面的重大进步。此外，在此期间一系列高质量的放射-病理学文章的发表，放射学专家在前列腺MRI检查报告解读方面的经验和专业知识有所积累。另外，还有两个促进前列腺MRI检查与临床整合的关键进展：一是先进的MRI靶向前列腺活检技术（MR磁体内直接穿刺系统和实时MRI-US融合系统）的出现；二是由一个国际专家小组制定的前列腺MRI检查报告的解读，即PI-RADS的传播。

在这种背景下，前列腺MRI检查在放射学方面的应用日益增长，放射科医师被要求提供高质量的MRI检查报告的解读。但是，前列腺MRI检查仍然具有挑战性。鉴于最近该领域的快速发展，放射科医师在培训期间可能很少接触到有关前列腺MRI检查报告的解读内容。另外，由于前列腺的异质外观、正常解剖结构和良性病变的广谱表现可能模仿或掩盖肿瘤，导致不确定的结果。因此，个别患者在检查时经常出现诊断困境。此外，对前列腺疾病临床和组织学的全面理解，有助于提高医师对前列腺MRI检查报告的解读水平。这些考虑有助于解决不同医疗机构之间的差异，以及在临床应用前列腺MRI检查时的潜在挑战。

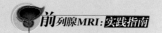

　　本书旨在提供一个实用的前列腺MRI检查采集、解释和报告的基础概述，而不是提供一个主题的全面回顾。本书介绍了在临床实践中进行高质量的前列腺MRI检查的关键技术，以及如何在临床实践中得到最佳的扫描和解释。

　　前列腺MRI检查领域的一群优秀的专家编写了本书的部分章节，在此，对他们表示感谢。本书内容涉及多个学科：前面的章节介绍了前列腺癌的临床特点（第一章）和病理特点（第二章）；其他章节从MRI检查的硬件和软件，如T_2WI（第三章）、弥散加权成像（第四章）和动态对比增强磁共振成像（第五章），到使用PI-RADS（第六章）进行解释，再到前列腺MRI检查的临床应用，如疾病分期（第七章）、复发性疾病（第八章）、MRI靶向活检（第九章）及主动监测（第十章）进行了介绍；由于越来越多的PET示踪剂的使用、PET/MRI融合系统的不断进步，第十一章探讨了PET/MRI在原发性前列腺癌评估中的作用；最后一章（第十二章）完全基于图像，并提供了一组描述典型征象、诊断陷阱及具有挑战性的案例。

　　除从事前列腺MRI检查的放射科医师外，其他读者可能也会发现本书的价值。放射科规培及专科培训医师、磁共振检查方面的技术人员及其他从事前列腺癌诊疗的医学专家（如泌尿外科医师、放射科医师和肿瘤科医师）也可以从本书中获益。此外，必须强调的是，仅学习本书是不够的。我们鼓励读者沉浸在这个激动人心的话题中，并将本书与前列腺MRI检查报告解读的临床实践相结合。在多学科诊疗中，放射科医师、泌尿外科医师及其他医师进行深入沟通，有助于提高诊断前列腺疾病的水平。此外，对前列腺癌患者进行随访并与前列腺MRI检查报告进行对照学习，可以明显提高前列腺MRI检查报告的解读水平。最终，本书希望为参与前列腺MRI检查报告解读的放射科医师和相关从业人员提供有价值的学习资源，从而提高其对前列腺疾病的临床诊疗水平。

Andrew B. Rosenkrantz
New York, New York
July 2016

MRI是影像学检查技术的一场革命，是一个重要的里程碑。近年来，随着经济和科技的迅速发展，医疗检查技术也得到迅速提高。目前，国内MRI设备越来越普及，其在临床中的应用也越来越广泛。随着我国前列腺癌患者的增加，前列腺MRI检查也越来越多。

本书由孙昊教授、王海屹教授、张古沐阳医学博士担任主译，多位长期从事前列腺MRI检查的医师参与翻译。本书在内容上深入浅出，图文并茂，充分突出了临床实用性，此外，介绍了前列腺的解剖、前列腺癌的相关影像学知识，以及种类繁多、有趣且富有挑战性的病例。

MRI必将成为检查前列腺疾病的首选影像学方法，会被广泛的应用于临床。本书可作为放射科医师的实用手册，也可作为放射学和泌尿外科医师在职业训练中的工具书，还可以作为更多资深前列腺癌诊治医师和病理医师的参考书籍。

在本书出版之际，向为本书付出艰辛的译者们表示感谢和祝贺。同时，也很乐意将本书推荐给广大同仁！

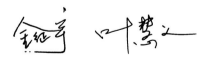

MRI检查具有无创、无辐射及对软组织分辨率高的优点，已广泛应用于各种疾病的临床诊断。随着硬件和软件的不断更新，MRI检查的图像质量不断提高，已成为检查前列腺疾病的重要手段。目前，MRI设备在国内加速普及，但广大基层医师相应的MRI检查方面的知识未能跟上设备的发展，因此，有必要及时丰富医师对于前列腺MRI检查的相关知识。由Andrew B. Rosenkrantz主编的 *MRI of the Prostate: A Practical Approach* 是放射科医师不可多得的好书，也是从事前列腺癌诊疗的其他专业医师很好的参考书。

本书全面系统地介绍了前列腺癌的临床特点、病理特点、前列腺MRI检查方案，弥散加权成像和动态对比增强磁共振成像，前列腺影像报告和数据系统，前列腺癌的分期和手术计划，前列腺癌治疗后复发的随访和评估，活检前MRI检查和MRI靶向活检，前列腺MRI检查和主动监测，前列腺癌的PET/CT和PET/MRI评估，前列腺疾病教学案例等。本书深入浅出、层次分明、简明扼要、图片丰富，为前列腺癌的诊疗提供了实用的临床知识。本书将对从事前列腺MRI检查的医疗工作者颇有裨益，包括放射科医师、泌尿外科医师、肿瘤科医师、病理科医师，以及磁共振方面的临床研究人员、技师和学生等。

在本书出版之际，我们衷心感谢我国著名放射学专家金征宇教授、叶慧义教授为本书作序，同时也感谢有关单位的各位同仁给予的支持和帮助。

在本书翻译过程中，我们忠实于原著，力求准确无误，但受译者的前列腺MRI检查的知识和翻译水平所限，译文中难免存在不妥之处，恳请广大读者及同仁批评指正！

孙昊　王海屹　张古沐阳

目 录

第一章

前列腺癌的临床特点

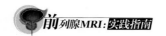

一、流行病学

前列腺癌（prostate cancer，PCa）在美国男性中较为常见，患病率居于第二位，仅次于皮肤癌。在美国男性死于癌症的人群中，最常见的是肺癌，其次是前列腺癌。据调查，目前，在美国约300万男性罹患前列腺癌[1]。近期，在最新确诊为癌症的美国男性中，前列腺癌约占25%，其中仅2015年这一年就有220 800例患者被诊断为前列腺癌，同时约有27 540例患者死于前列腺癌[2]。约14%男性在一生中的某个时间点被确诊为前列腺癌，即每7位男性中会有1位被确诊，中位确诊年龄为66岁，而每38位男性中会有1位死于前列腺癌[1]。80.4%前列腺癌患者在局限期被诊断[1]。2001—2007年被诊断为前列腺癌的患者中，局限期或局部进展期患者的5年相对生存率是100%，而晚期患者的生存率仅为28%[1]。

二、公共卫生负担

前列腺癌是一个重要的公共卫生问题，与巨大的医疗费用有关。据估计，2000—2050年65岁以上的人口将从4亿增至15亿[3]，前列腺癌患者的10年相对生存率也随之提高，同时前列腺癌所带来的医疗负担也会显著增加[4]。通过前列腺特异性抗原（prostate specific antigen，PSA）筛查进行早期诊断，有助于发现潜在的患者。因此，很多男性现在比以前更早被诊断出前列腺癌，且癌症的分期也较低。这种情况显著增加了前列腺癌的医疗负担[4-6]。2006年，美国关于前列腺癌的总支出接近100亿美元，2010年增加到120亿美元，而到了2020年则接近200亿美元[7]。每年每例患者的平均支出在确诊初期是10 612美元，后续医疗阶段是2134美元，而到临终阶段是33 691美元[8]。不同初始治疗方案的费用存在明显差异，其中以密切随访作为初始治疗方案的费用最低（4270美元）、激素联合放射治疗的费用最高（17 474美元）、手术治疗的费用次之（15 197美元）。对于前5年的治疗费用总支出，单独采用激素治疗方案的费用最高（26 896美元），其次是激素联合放射治疗方案（25 097美元），然后是手术治疗方案（19 214美元）[9]。但是，随着前列腺癌临床诊疗方案的优化，相应的医疗费用明显减少，特别是对于低危的惰性前列腺癌，患者的预期生存率并不受前列腺癌的影响。例如，美国对前列腺癌的"过度治疗"而产生的医疗费用累计年度支出已接近600亿美元，约80%早期患者并不会死于前列腺癌，如果对这些患者采取保守的观察方案，美国每年可节省约13.2亿美元[10]。

三、危险因素

早期发现危险因素有利于指导风险适应性筛查及预防性干预措施。改变生活方式和预防性治疗均可降低前列腺癌的发生风险。在未接受筛查的人群中，与其他癌症比较，前列腺癌的发病率与年龄密切相关。随着年龄的增长，前列腺癌的发病率明显增加，尤其是在60～70岁年龄段的男性发病率快速增加。另外，前列腺癌的发病率还存在显著的种族差异，在美国，非洲裔美国人比欧洲裔美国人的发病率高58%、病死率高144%；而西班牙裔美国人比欧洲裔美国人的发病率低14%、病死率低17%[11]。一级直系亲属患前列腺癌的男性发生前列腺癌的相对危险度约为2.5。虽然家族性病史很重要，但只有35%家族性危险度可以由已知基因解释[12]。

各种外界因素也可能促使前列腺癌的发生。第一，吸烟者的前列腺癌发生风险高于未吸烟者[13]，在长期大量吸烟的人群中，吸烟与前列腺癌发生的相关性更强，尤其是侵袭性病程[14]；第二，在非洲裔美国人中，肥胖者发生低危及高危前列腺癌的风险均明显升高[15]，但是，在欧洲裔美国人中，肥胖与前列腺癌的相关性并不明确；第三，虽然尚无特定的饮食因素被证实与前列腺癌相关，但红肉、奶制品、咖啡及脂肪摄入均为潜在的危险因素[16]；第四，虽然炎症在前列腺癌发病机制中的角色尚存在争议，但有泌尿系统感染病史的男性可能由于前列腺的慢性炎症而增加患前列腺癌的风险[17-18]。

四、临床表现

大多数早期前列腺癌患者没有明显的临床症状，随着病情的发展，患者可能出现排尿费力、血精、下腹不适、骨痛、勃起功能障碍等症状，其中与排尿相关的症状通常与良性前列腺增生（benign prostatic hyperplasia，BPH）的症状相似，因此，这些症状不能用于鉴别良恶性前列腺疾病。

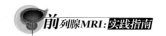

五、前列腺特异性抗原筛查用于前列腺癌的早期诊断

前列腺特异性抗原（prostate specific antigen，PSA）是一种肿瘤标志物，主要用于前列腺癌的诊断、分期和随访。从生物化学角度来看，PSA为一种丝氨酸蛋白酶，又称人激肽释放酶-3（human kallikrein-3，hk-3）。大部分PSA由前列腺产生，随精液排出，只有一小部分PSA会"漏入"血液循环系统从而被检查出来，即血清PSA。Stamey等人的研究表明，与同等重量的正常前列腺组织相比，前列腺癌患者由于前列腺的组织结构异常，会多释放30倍量的PSA进入血液循环[19]。虽然PSA筛查已经被用于早期诊断前列腺癌，但其应用仍存在争议。随机研究数据显示，PSA筛查使前列腺癌在早期被诊断，改善了患者的预后，降低了病死率，但PSA筛查也存在弊端，主要是PSA筛查结果呈假阳性而导致不必要的活检、对一些无显著临床意义的病例进行过度诊断、因前列腺活检和（或）前列腺癌的治疗而发生潜在的不良反应[20]。尸检研究发现，在其他原因致死的男性中，无症状局限期前列腺癌的患病率较高。这一发现引起了某些批判性的观点，即前列腺癌筛查使得许多本不会在其有生之年出现症状的前列腺癌患者接受了不必要的激进治疗。在<50岁、50～59岁、60～69岁及≥70岁的男性中，前列腺癌的患病率分别是0.5%、23%、35%及46%，其中大部分都是低危病例[21]。一项关于PSA筛查前列腺癌的随机前瞻性临床试验表明，在随访的第十三年，前列腺癌的病死率下降了21%，但为了减少1例病死患者，相应地需要有781位男性接受筛查、27位男性被诊断为前列腺癌，因此，该研究结果强调了并不是所有癌症都会导致患者死亡。虽然前列腺癌的病死率有了明显下降，但这些结果不足以支持在人群中进行广泛的前列腺癌筛查。关于这一问题的争议将进一步体现在不同专业机构对PSA筛查的建议里（表1.1）。

美国泌尿外科协会（American Urological Association，AUA）在2013年发布了指南，建议对<55岁的高危男性进行PSA筛查时需要经过个体化决策，高危因素包括家族史阳性、非洲裔美国人。而美国国立综合癌症网络（National Comprehensive Cancer Network，NCCN）则推荐对男性从45岁开始进行PSA筛查的风险及获益评估[22-23]。对于55～69

岁的男性，AUA建议医患共同决定是否进行PSA筛查，虽然有较多证据证实这一年龄段的人群从筛查中获益最多，但该筛查依然存在潜在的风险。因此，AUA强调医患双方需要结合获益、风险、不确定性及患者的价值观和倾向性综合考虑是否进行筛查。另外，AUA不建议对＞70岁的男性进行常规PSA筛查，但也指出了一些健康状态良好且＞70岁的男性可能会因PSA筛查获益。从2012年开始，美国预防服务工作组（United States Preventative Services Task Force，USPSTF）考虑到前列腺癌病死率降低的不确定性、对惰性前列腺癌的过度诊断及医疗费用的支出等问题[24]，则不推荐进行常规PSA筛查。

表1.1　各专业机构对PSA筛查的建议

指南发布机构	建议（2012—2014 年）	年份	参考文献
美国预防服务工作组	反对筛查	2012	Moyer 等人 2012 年《内科学年鉴》[24]
墨尔本（专家组）	对健康状态良好的男性，可以考虑在 40 ～ 50 岁开始筛查基线 PSA	2013	Murphy 等人 2014 年《国际英国泌尿外科杂志》[78]
欧洲泌尿学协会	对 40 ～ 45 岁男性筛查基线 PSA	2013	Heidenreich 等人 2014 年《欧洲泌尿学杂志》[79]
美国国立综合癌症网络	对 45 岁男性筛查基线 PSA	2014	Carroll 等人 2014 年《美国国立癌症研究所杂志》[23]
美国癌症协会	对≥ 50 岁男性，医患共同决策	2014	Smith 等人 2014 年《临床医师肿瘤杂志》[80]
美国医师协会	对 50 ～ 69 岁男性，医患共同决策	2013	Qassem 等人 2013 年《内科学年鉴》[81]
欧洲肿瘤内科学会（专家意见）	充分告知后，可对 50 ～ 75 岁男性进行 PSA 筛查	2012	Horwich 等人 2013 年《肿瘤学年鉴》[82]
美国泌尿外科协会	对 55 ～ 69 岁男性，医患共同决策	2013	Carter 等人 2013 年《泌尿学杂志》[22]
美国临床肿瘤学会	对预期寿命超过 10 年的男性，医患共同决策	2012	Basch 等人 2012 年《临床肿瘤学杂志》[83]

·PSA衍生指标及其他生物标志物

在PSA筛查时，除总PSA外，还有其他关于PSA的指标，如PSA速率（PSA velocity，PSAV）、PSA密度（PSA density，PSAD）、游离

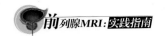

PSA（free PSA，fPSA）、PSA倍增时间等，用于提高前列腺癌筛查的敏感度和特异度。PSAV：指PSA随时间改变的速度，与前列腺癌发生风险及病情的侵袭性相关；PSAV筛查可能会提高有临床意义的前列腺癌的特异度，但其预测值能否超过PSA尚存争议[25]。PSAD：指PSA/前列腺体积，在诊断时结合患者年龄、PSA变化速率，有助于预测病情进展至需要治疗的风险[26]；PSAD可能有助于筛选出需要密切监测病情进展的病例。PSA在血液循环中以2种方式存在：结合在其他蛋白上或游离在血液中，后者称为fPSA。常规PSA筛查是测量总PSA水平，包括游离型和结合型PSA，而fPSA筛查是测量游离型PSA的百分比。前列腺癌患者的游离型PSA比例通常降低，表现为游离PSA相对总PSA的比例（f/t PSA）下降。一项研究把f/t PSA的25%作为临界值，用于筛选需要进行前列腺活检的病例，诊断出95%的前列腺癌病例，同时避免了20%的非必要活检的病例[27]。因此，美国食品药品监督管理局（Food and Drug Administration，FDA）批准将男性f/t PSA用于指导当总PSA水平为4～10 ng/mL时是否进行活检。令人遗憾的是，fPSA的降解速度较快，即使在4 ℃的条件下保存依然如此，这就可能会影响fPSA在临床实践中的应用。PSA倍增时间：指PSA值增加1倍的时间，也被用于预测前列腺癌患者病情的临床进展[28]。例如，较短的PSA倍增时间（<3个月）与前列腺癌病情复发及死亡风险显著相关；较长的PSA倍增时间提示更晚出现转移、因前列腺癌及其他原因导致死亡的时间延后[29]。

除应用常规的PSA衍生指标增强PSA筛查前列腺癌的准确性外，新一代的前列腺癌生物标志物也已出现，包括基于血清、尿液、组织的检查，这些指标的应用也可以帮助临床医师预判病情。①筛选需要活检的病例，如PCA3[30]、前列腺健康指数（prostate health index，PHI)[31]、四激肽释放酶评分（4K score)[30]，其中后两者是基于PSA亚型的进一步计算；②判断是否在前次活检为阴性的情况下重复活检，如ConfirmMDx[32]、Prostate Core Mitomic Test、TMPRSS2-ERG[32]及*PTEN*（phosphatase and tensin homolog）基因检查[32]；③判断对活检为阳性的病例是否进行治疗，如Oncotype DX[32]和Prolaris®[32]；④预测根治性前列腺切除术（radical prostatectomy，RP）后发生转移的可能性，如

Decipher[32]。虽然这些生物标志物可能会辅助临床医师改善风险评估、减少过度治疗、为高危患者提供更有针对性的诊疗，但仍需进一步明确其潜在优势及局限性，最终需要大量的预后数据和应用标准来指导临床实践。

六、经直肠超声引导下前列腺穿刺活检

美国每年约进行100万例前列腺活检，用于诊断或排除前列腺癌[33]，其中大部分在经直肠超声（transrectal ultrasound，TRUS）引导下进行穿刺活检（图1.1，文后彩图1.1）。通过这种技术，对前列腺进行系统性活检以获取穿刺组织标本，最常用的是12针方案，与AUA推荐的型号一致（图1.2）[34]。目前，计算机软件及影像引导的各种技术已经出现，以期优化现在的活检方案，但传统的系统性多点活检方案依然是临床实践中的标准方案。与传统的6针方案相比，采用12针系统性穿刺活检，包括对尖部及外侧进行活检，提高了前列腺癌的诊出率，并由于提高了阴性预测值，从而降低了患者重复活检的可

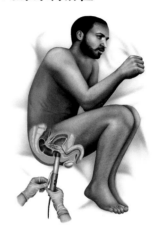

图1.1 经直肠超声引导下前列腺穿刺活检标准操作示意

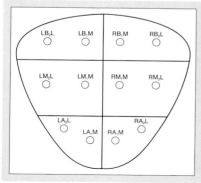

LBL：左基底外侧；LBM：左基底内侧；RBM：右基底内侧；RBL：右基底外侧；LML：左中部外侧；LMM：左中部内侧；RMM：右中部内侧；RML：右中部外侧；LAL：左尖部外侧；LAM：左尖部内侧；RAM：右尖部内侧；RAL：右尖部外侧。

图1.2 12针系统性前列腺穿刺活检扩展模板示意

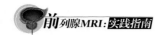

能性，有利于更准确的危险分层。另外，与6针方案相比，12针方案发现无临床意义的病例似乎更少[34-35]。但是，统计学分析，初次活检时针数超过12针的支持证据则十分有限。

目前，应用于前列腺活检的探头包括末端出针型和侧面出针型两种（图1.3，文后彩图1.3）。虽然这两种探头对前列腺癌的诊出率和并发症相近，但是有文献表明，末端出针型探头的诊断率可能略高[36-37]，侧面出针型探头可使患者更好地耐受[37-38]。

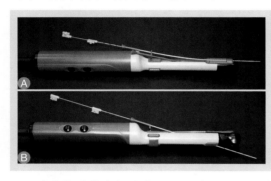

A.末端出针型探头；
B.侧面出针型探头。

图1.3 前列腺活检的探头类型

随着麻醉技术的改进，泌尿外科医师可对前列腺中更多部位进行穿刺，并可增加穿刺次数，使得在配备经直肠探头的机构进行"饱和"活检成为可能[39]。在TRUS引导下活检时，常使用前列腺周围神经阻滞剂，其理想的注射部位是前列腺和精囊腺之间的夹角，表现为易分辨的低回声区，使用1%利多卡因注射液（每侧5 mL）足以达到镇痛效果。虽然缺乏标准化的剂量或技术规范，但前列腺周围神经阻滞术依然是临床的"金标准"[40]。

1. 前列腺活检的并发症

AUA在关于前列腺活检的并发症及预防中指出，前列腺活检最常见的不良反应为血尿、直肠出血、血精、泌尿系统感染和急性尿潴留[41-42]。勃起功能障碍和迷走神经性反应也可能出现，虽然它们通常是自限性的、可耐受的（表1.2）。前列腺活检后最常见的感染性并发症主要是泌尿系统感染和低热，可口服或静脉注射抗生素治疗。另外，活检后还存在菌血症的风险。多个大型机构研究表明，由于预防性抗生素的使用情况不同，前列腺活检后出现感染性并发症的发生率为0.1%～7%[43-45]，其中，30%～50%的患者存在菌血症[46-47]。Shen等人关于前列腺活检的荟萃综述分析表明，经会阴与经直肠入路的并发症发生率无明显差异[48]，但这两种入路的并发症类型存在差异，其中经直肠入路的感染性并发症更常见。

表1.2 前列腺活检的并发症及发生率

并发症	发生率
血尿	23%～84%[84-87]
直肠出血	17%～45%[84-87]
血精	12%～93%[84-87]
泌尿系统感染	2%～6%[88]
菌血症	0.1%～2.2%[46]
需要住院	0.6%～4.1%[44]
勃起功能障碍	2.2%[89]
尿潴留	1%[87, 90-91]
血管迷走神经性反应	1.4%～5.3%[92-93]

2. 前列腺活检并发症的预防

目前，前列腺活检后出血的预防措施主要为暂停使用抗凝药物，如华法林、非甾体抗炎药（如阿司匹林）、中草药、氯吡格雷等，尽量在活检前停用7～10天。虽然氟喹诺酮类的耐药发生率在增高，但氟喹诺酮类或头孢菌素类抗生素依然是预防性使用抗生素的推荐用药。活检前肛拭子筛查能识别出那些胃肠道菌群内有耐药菌定植的患者，而这部分患者可能不适合使用氟喹诺酮类抗生素。活检前肛拭子筛查在多达22%的患者中检出了氟喹诺酮类耐药菌，有效地降低活检后感染的风险[43, 49]。

七、系统性活检的局限性

目前，12针系统性活检方案对前列腺癌的诊断能力由取样效率决定，因此，这种方案会受到取样的影响（图1.4，文后彩图1.4）[50]。当癌

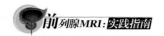

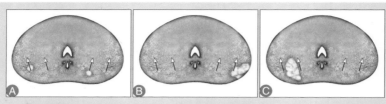

A.系统性活检常会偶然发现无临床意义的前列腺癌（过度取样）；B.系统性活检可能对有临床意义的肿瘤进行错误的危险分层，误认为是小体积或低级别的肿瘤（取样不足）；C.初次进行系统性活检时可能会漏诊有临床意义的肿瘤（取样不足）。

图1.4　前列腺系统性活检的局限性

灶较小，且穿插在良性基质中，并非在前列腺内均匀分布时，常会漏诊有临床意义的前列腺癌。经超声引导下活检时，取样不足也会导致一部分患者出现错误的危险分层，可能会将有临床意义的肿瘤误认为是小体积或低级别的肿瘤。随机活检时还有可能取不到肿瘤灶，而是取到周围组织，如取样组织仅反映了肿瘤的一小部分，得到一个低的Gleason评分，而实际上具有更高Gleason评分且有临床意义的部分可能就在活检位置周围。

尸检研究表明，30%～50%的50岁以上的男性均存在无临床意义的前列腺癌。通常这些癌症会在系统性活检时被偶然发现，这也是导致对惰性前列腺癌进行过度诊断、过度治疗的原因之一。对临床怀疑前列腺癌的患者进行重复活检，进一步增加了对无临床意义前列腺癌的诊出率。目前，增加单次活检的穿刺针数或重复活检可以避免取样误差，但增加了发现微小、惰性癌的可能，这些病灶可能与患者PSA升高无关，同时也增加了总的医疗费用[34]。

八、局限期前列腺癌的治疗

选择前列腺癌治疗方案时要结合多种因素，包括患者的预期寿命、整体健康状态和肿瘤特征。

1. 主动监测

对于早期低危前列腺癌患者（低Gleason评分、低PSA水平、局限期），启动治疗可能并不会获益。尸检研究显示，在多达60%的老年男性的前列腺内可发现肿瘤灶[51]。选择不立即治疗的患者可以在主动监测（active surveillance，AS）的情况下定期随访。主动监测包括密切监测病程，一旦有任何肿瘤进展的证据则启动治疗。NCCN关于主动监测方案的建议为：每6个月复查一次PSA水平、每12个月进行一次直肠指诊及复查前列腺穿刺活检，除非有临床病情变化，否认不建议缩短复查间隔[52]。有研究显示，对于低级别、局限期的前列腺癌患者，在确诊后10～15年内发生临床进展的风险很低[53-54]。通过适当的监测，那些最初被诊断为低风险而实际存在较高病情进展风险的患者能重新接受危险分组，从而能接受合适的治疗，通常认为这种方式不会降低治愈率。一般来说，确诊为高级别肿瘤的患者如果不接受治疗，其出现不良病理类型、病情进展、转移及病死的风险相对较高，且不适合选择主动监测。AUA认为对于低风险及中等风险的前列腺癌患者，可以考虑主动监测，或前列腺间质内照射，或体外放射治疗（以下简称放疗）及根治性前列腺切除术[55]。但是，NCCN指南定义了一组特殊的极低危患者：临床分期为T_{1c}、阳性活检标本数<3个、每个活检标本内肿瘤组织≤50%、PSA密度<0.15 ng/mL[52]。对于这组极低危患者，NCCN推荐对于预期寿命<20年的患者优先选择主动监测。而对于低危组（临床分期为T_1～T_{2a}、Gleason评分≤6分、PSA<10 ng/mL），NCCN推荐预期寿命<10年的患者选择主动监测，而预期寿命更长的患者考虑主动监测，或放疗，或根治性前列腺切除术[52]。

2. 前列腺间质内照射（近距离放疗）

临床局限期的前列腺癌患者可考虑进行前列腺间质内照射（近距离放疗），但目前没有指南明确推荐哪种危险分层的患者应该选择此治疗方案。一些医师仅考虑将此治疗方案用于低危患者，而另外一些医师会考虑用于低危和中危患者。在TRUS或MRI引导下经会阴置入具有放射性的细针。常用方案为120 Gy（钯）或140 Gy（碘-125），在放射性粒子置入前列腺后检查放射剂量分布是否达标。预测疗效的重要因素之一是置入的质量，良好的置入是指≥90%前列腺组织都能接受到≥100%预期剂量[56]。

3. 体外放疗

对于无炎症性肠病病史、既往无盆腔放疗史的前列腺癌患者，体外放

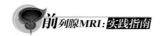

疗是可能达到治愈的一种手段，具体实施方案取决于患者的危险分级。对于低危患者，随机对照临床试验显示更高的放射剂量可以延长无生化复发患者的存活时间，建议提高放射剂量[57-58]。对于局部进展或高危患者（Gleason评分＞7分），随机对照试验显示2～3年的去势治疗联合标准剂量（约70 Gy）的放疗可改善预后[59]。随访周期为6个月，5年后延长为1年。对于中等风险患者，随机对照试验显示可考虑短期（约6个月）激素联合标准剂量的体外放疗，或较高剂量（78～79 Gy）的体外放疗[60-62]。

4. 根治性前列腺切除术

根治性前列腺切除术是一种将整个前列腺及附属的精囊腺、输精管的壶腹部一起切除的手术操作，可经耻骨后或会阴切口，或使用常规腹腔镜或机器人辅助技术。根治性前列腺切除术的优化目标不仅是通过切除所有癌灶（不会存在手术切缘）来提高疗效，还要权衡患者排尿功能和性功能的恢复情况。在保留神经的手术操作中，通过分离出两束支配勃起的海绵体部的神经鞘（在前列腺的侧部偏下方），可以改善患者术后性功能及排尿功能的恢复概率[63-66]。在术后随访的第一年，尿失禁的发生率约为20%，同时有70%～75%男性存在勃起功能障碍[67]。但是，根据肿瘤特征及患者术前性功能的情况，可能采取单侧或双侧不保留神经的手术方案[63]。根治性前列腺切除术可以同时进行盆腔淋巴结清扫，通常仅用于淋巴结受累风险较高的患者[68]。

5. 冷冻手术

冷冻手术（又称为冷冻治疗）是通过使用液氮或氩气产生低温而破坏异常的组织。在TRUS或MR引导下，冷冻探针经会阴皮下进入前列腺，实时监测细胞冷冻的情况，避免损伤周围的正常组织。AUA认为，对于临床上肿瘤局限于前列腺内且没有转移的患者，可以考虑初始治疗选择冷冻治疗。冷冻治疗的优势在于这是一种微创手术，可重复进行，也可用于因年龄或其他因素无法接受手术或放疗的患者。与同期进行放疗的患者相比，接受冷冻治疗的患者的预后似乎更好，尤其是晚期患者的失败率更低[69-70]。高危患者在接受冷冻治疗时可能需要多种治疗方案联合使用。对于临床分期为T_3的患者接受冷冻治疗的预后数据有限，因此，尚不明确这组患者是否适合冷冻治疗[71]。

近期出现了一系列的消融治疗，如冷冻消融、高强度聚焦超声（high intensity focused ultrasound，HIFU）、电穿孔疗法、射频消融及血管靶向光动力（vascular targeted photodynamic therapy，VTP）。这些疗法可用于局部病灶，而不是针对整个前列腺。虽然关于局部治疗的研究很活跃，但是，目前仍缺乏长期的随访数据来评价其疗效。

九、肿瘤分级

病理学家通过观察显微镜下肿瘤的结构以确定其侵袭性。目前，前列腺癌最常用的评分系统是Gleason评分系统，最早于1966年被提出[72-74]。这一评分系统根据肿瘤的组织学结构分为1~5级，1级表示侵袭性最低，5级表示侵袭性最高，分级越高提示分化程度越低。2005年，国际泌尿外科病理学会（International Society of Urological Pathology，ISUP）修订了Gleason评分系统，不再使用1级和2级结构，而3级结构则成为最低级的结构。前列腺内的肿瘤灶常呈现多种分级，有时在一条穿刺组织内也存在多种结构。考虑到这种变异性，Gleason评分系统通过评价最主要及次要结构而分别给予主要及次要Gleason评分。如Gleason评分为3+4分，其中的3和4分别代表两种最常见结构的评分。一般来说，病理学家不会评出3以下的分数，因此，Gleason总分不会低于3+3分。随着Gleason评分的增加（也就是从3+3到3+4、4+3、4+4、4+5、5+4、5+5分），肿瘤的侵袭性逐步增加，病死率也随之升高。一般认为，Gleason评分为3+3分的肿瘤为低级别，而Gleason评分为4+4分或更高的肿瘤为高级别。Gleason评分为3+4或4+3分的肿瘤则可能在不同的情况下被归为中等级别或高级别。

十、前列腺癌的分期

前列腺癌的分期是指肿瘤侵犯前列腺的程度，以及是否累及前列腺外的组织器官。美国癌症联合委员会（American Joint Committee on Cancer，AJCC）建立了一套肿瘤分期系统，已被广泛应用于临床实践[75]。该系统根据前列腺癌在盆腔内累及的范围分为：T_1，直肠指诊或影像学检查均无法发现；T_{1a}，组织学偶然发现的肿瘤≤组织的5%；T_{1b}，组织学偶然发现的肿瘤＞组织的5%；T_{1c}，因PSA升高行穿刺活检发现肿

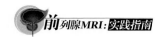

瘤；T_2，直肠指诊或影像学检查可发现肿瘤，但局限于前列腺内；T_3，肿瘤范围超出前列腺腺体，可能累及精囊腺；T_4，肿瘤侵犯邻近组织结构（不包括精囊腺）。随着T分期的增长，患者的预后也逐渐变差。此外，肿瘤转移至淋巴结，或骨，或其他远处的患者预后最差。

已有方案对患者的危险程度进行分层，从而指导治疗选择。这些方案是基于PSA水平、活检组织的Gleason评分、AJCC临床T分期，这些因素都与前列腺癌患者接受根治性前列腺切除术、体外放疗或前列腺间质内照射治疗后死于癌症的风险相关[76]。目前存在不同的危险分层系统，AUA采用以下危险分层：低危，PSA＜10 ng/mL，且Gleason评分≤6分，且临床分期为T_{1c}或T_{2a}；中危，10 ng/mL＜PSA＜20 ng/mL，或Gleason评分为7分，或临床分期为T_{2b}但不满足高危的特点；高危，PSA≥20 ng/mL，或Gleason评分≥8分，或临床分期≥T_{2c}[55]。

十一、前列腺癌临床管理概述

对于筛查早期前列腺癌的男性，如果筛查时PSA水平、直肠指诊或辅助生物标志物存在异常，通常会建议患者进行前列腺活检。如前所述，系统性前列腺活检通常由TRUS引导。医师会根据危险分层与确诊为前列腺癌的患者讨论治疗方案。对于活检结果为阴性的患者，通常会继续监测PSA水平，但目前的诊疗方案依然存在很多待改进之处。PSA及其他临床生物标志物对于诊断前列腺癌依然缺乏足够的特异度，导致活检结果可能为阴性。此外，初次前列腺活检时可能存在取样误差，存在一定的漏诊风险，因此，在持续临床疑诊前列腺癌的情况下，常需要进行一次或多次活检[77]，而且系统性活检常会发现可能不会对患者造成伤害的惰性肿瘤。目前的危险分层方案可能会使惰性肿瘤患者错误地接受激进的治疗。对于接受治疗的患者，因为治疗措施通常不仅针对病灶，所以，患者会出现不良反应，且影响生活质量。此外，对于一次或多次活检结果为阴性的患者，或对于已经接受治疗的患者的随访方案通常是主动监测，但主动监测发现这些患者病情进展的敏感度和特异度均欠佳。如果能在前列腺内明确定位肿瘤灶，并确定其侵袭性及患者的危险分层，将明显有利于确诊或疑诊为前列腺癌的患者。

目前，最先进的前列腺多参数磁共振成像（multiparametric mynetic resonance imaging，mpMRI）可以解决这些难题，是前列腺癌诊疗方案转变的关键环节。前列腺MRI检查最早于20世纪80年代在临床应用，主要用于对前列腺癌患者进行局部分期，可以发现明显突出于前列腺外的病灶、精囊腺受累及异常的盆腔淋巴结。但是，早期前列腺MRI检查对于诊断及定位前列腺内的病灶能力有限。前列腺MRI检查在临床实践中的作用受多种因素影响，如在标准解剖成像的基础上发展了额外的序列（如弥散加权成像和动态对比增强成像）、扫描仪器及接收线圈技术的改进、放射科医师对检查报告的解读能力持续提高。这些因素共同增强了MRI检查在定位前列腺内病灶的能力，很多研究结果也都证实了这点。此外，前列腺mpMRI检查对于发现高危的有临床意义的肿瘤的敏感度很高，而对低危、惰性病例的敏感度相对较低，因此有利于发现有临床意义的肿瘤并进行合适的危险分层。前列腺MRI检查最重要的影

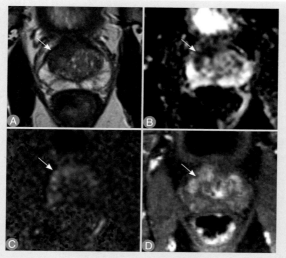

PSA为8.2 ng/mL，前次活检为阴性，MRI检查有助于明确重复活检的靶点。A.轴位T_2WI显示右前移行区内可见椭圆形边界不清的病变；B.ADC图显示病变ADC值降低；C.高b值（1500 s/mm^2）DWI显示病变信号升高；D.T_1WI显示病变早期强化。利用MRI-US融合系统对上述病变进行靶向活检，组织病理检查显示Gleason评分为4+5分的肿瘤。箭头：病变。

图1.5　一例75岁男性患者的MRI检查

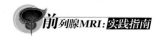
响体现在能够准确地定位前列腺内有意义的肿瘤（图1.5），进而指导活检、疾病分期、监测方案及影像学引导下治疗。如果将先进的前列腺MRI检查整合到临床实践中，临床医师将能够更准确地诊断有临床意义的、需要治疗的肿瘤，同时也能够减少过度诊断和过度治疗的发生。本书将对前列腺MRI检查进行概述，并重点阐述图像获取、图像解读、分期、影像学引导下活检、病情监测及治疗后监测，以期帮助医师在临床实践中实现高质量的前列腺MRI检查。

参考文献
（遵从原版图书著录格式）

[1] Stat Fact Sheets SEER. Prostate Cancer. http://seer.cancer.gov/statfacts/html/prost.html.

[2] Siegel RL, Miller KD, Jemal A. Cancer statistics, 2015. CA Cancer J Clin 2015; 65(1): 5-29.

[3] Lunenfeld B. The ageing male: demographics and challenges. World J Urol 2002; 20(1): 11-16.

[4] Helgesen F, Holmberg L, Johansson JE, Bergström R, Adami HO. Trends in prostate cancer survival in Sweden, 1960 through 1988: evidence of increasing diagnosis of nonlethal tumors. J Natl Cancer Inst 1996; 88(17): 1216-1221.

[5] Sedjo RL, Byers T, Barrera E Jr. et al. ACS Cancer Incidence & Mortality Ends Committee. A midpoint assessment of the American Cancer Society challenge goal to decrease cancer incidence by 25% between 1992 and 2015. CA Cancer J Clin 2007; 57(6): 326-340.

[6] Taichman RS, Loberg RD, Mehra R, Pienta KJ. The evolving biology and treat-ment of prostate cancer. J Clin Invest 2007; 117(9): 2351-2361.

[7] Mariotto AB, Yabroff KR, Shao Y, Feuer EJ, Brown ML. Projections of the cost of cancer care in the United States: 2010-2020. J Natl Cancer Inst 2011; 103 (2): 117-128.

[8] Roehrborn CG, Black LK. The economic burden of prostate cancer. BJU Int 2011; 108(6): 806-813.

[9] Snyder CF, Frick KD, Blackford AL et al. How does initial treatment choice affect short-term and long-term costs for clinically localized prostate cancer?Cancer 2010; 116(23): 5391-5399.

[10] Aizer AA, Gu X, Chen MH et al. Cost implications and complications of over-treatment of low-risk prostate cancer in the United States. J Natl Compr Canc Netw 2015; 13(1): 61-68.

[11] Merrill RM, Sloan A. Risk-adjusted incidence rates for prostate cancer in the United States. Prostate 2012; 72(2): 181-185.

[12] Lichtenstein P, Holm NV, Verkasalo PK et al. Environmental and heritable factors in the causation of cancer analyses of cohorts of twins from Sweden, Denmark, and Finland. N Engl J Med 2000; 343(2): 78-85.

[13] Huncharek M, Haddock KS, Reid R, Kupelnick B. Smoking as a risk factor for

prostate cancer: a meta-analysis of 24 prospective cohort studies. Am J Public Health 2010; 100(4): 693-701.

[14] Zu K, Giovannucci E. Smoking and aggressive prostate cancer: a review of the epidemiologic evidence. Cancer Causes Control 2009; 20(10): 1799-1810.

[15] Barrington WE, Schenk JM, Etzioni R et al. Difference in Association of Obesity With Prostate Cancer Risk Between US African American and Non-Hispanic White Men in the Selenium and Vitamin E Cancer Prevention Trial (SELECT). JAMA Oncol 2015; 1(3): 342-349.

[16] Cuzick J, Thorat MA, Andriole G et al. Prevention and early detection of prostate cancer. Lancet Oncol 2014; 15(11): e484-e492.

[17] Sutcliffe S, Platz EA. Inflammation and prostate cancer: a focus on infections. Curr Urol Rep 2008; 9(3): 243-249.

[18] De Marzo AM, Platz EA, Sutcliffe S et al. Inflammation in prostate carcinogenesis. Nat Rev Cancer 2007; 7(4): 256-269.

[19] Stamey TA, Yang N, Hay AR, McNeal JE, Freiha FS, Redwine E. Prostate-specific antigen as a serum marker for adenocarcinoma of the prostate. N Engl J Med 1987; 317(15): 909-916.

[20] Loeb S, Bjurlin MA, Nicholson J et al. Overdiagnosis and overtreatment of prostate cancer. Eur Urol 2014; 65(6): 1046-1055.

[21] Yin M, Bastacky S, Chandran U, Becich MJ, Dhir R. Prevalence of incidental prostate cancer in the general population: a study of healthy organ donors. J Urol 2008; 179(3): 892-895, discussion 895.

[22] Carter HB, Albertsen PC, Barry MJ et al. Early detection of prostate cancer: AUA Guideline. J Urol 2013; 190(2): 419-426.

[23] Carroll PR, Parsons JK, Andriole G et al. National comprehensive cancer net-work. Prostate cancer early detection, version 1.2014. Featured updates to the NCCN Guidelines. J Natl Compr Canc Netw 2014; 12(9): 1211-1219, quiz 1219.

[24] Moyer VA, LeFevre ML, Siu AL; U.S. Preventive Services Task Force. Screening for prostate cancer: U.S. Preventive Services Task Force recommendation statement. Ann Intern Med 2012; 157(2): 120-134.

[25] Vickers AJ, Till C, Tangen CM, Lilja H, Thompson IM. An empirical evaluation of guidelines on prostate-specific antigen velocity in prostate cancer detection. J Natl Cancer Inst 2011; 103(6): 462-469.

[26] Carter HB, Kettermann A, Warlick C et al. Expectant management of prostate cancer with curative intent: an update of the Johns Hopkins experience. J Urol 2007; 178(6): 2359-2364, discussion 2364-2365.

[27] Catalona WJ, Partin AW, Slawin KM et al. Use of the percentage of free prostate-specific antigen to enhance differentiation of prostate cancer from benign prostatic disease: a prospective multicenter clinical trial. JAMA 1998; 279(19): 1542-1547.

[28] Pound CR, Partin AW, Eisenberger MA, Chan DW, Pearson JD, Walsh PC. Natural history of progression after PSA elevation following radical prostatectomy. JAMA 1999; 281(17): 1591-1597.

[29] D'Amico AV, Chen MH, Roehl KA, Catalona WJ. Preoperative PSA velocity and the risk of death from prostate cancer after radical prostatectomy. N Engl J Med 2004;

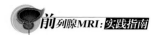
351(2): 125-135.

[30] Vedder MM, de Bekker-Grob EW, Lilja HG et al. The added value of percentage of free to total prostate-specific antigen, PCA3, and a kallikrein panel to the ERSPC risk calculator for prostate cancer in prescreened men. Eur Urol 2014; 66(6): 1109-1115.

[31] Stephan C, Vincendeau S, Houlgatte A, Cammann H, Jung K, Semjonow A. Multicenter evaluation of [-2]proprostate-specific antigen and the prostate health index for detecting prostate cancer. Clin Chem 2013; 59 (1): 306-314.

[32] Boström PJ, Bjartell AS, Catto JW et al. Genomic Predictors of Outcome in Prostate Cancer. Eur Urol 2015; 68(6): 1033-1044.

[33] Welch HG, Fisher ES, Gottlieb DJ, Barry MJ. Detection of prostate cancer via biopsy in the Medicare-SEER population during the PSA era. J Natl Cancer Inst 2007; 99(18): 1395-1400.

[34] Bjurlin MA, Carter HB, Schellhammer P et al. Optimization of initial prostate biopsy in clinical practice: sampling, labeling and specimen processing. J Urol 2013; 189(6): 2039-2046.

[35] Eichler K, Hempel S, Wilby J, Myers L, Bachmann LM, Kleijnen J. Diagnostic value of systematic biopsy methods in the investigation of prostate cancer: a systematic review. J Urol 2006; 175(5): 1605-1612.

[36] Rom M, Pycha A, Wiunig C et al. Prospective randomized multicenter study comparing prostate cancer detection rates of end-fire and side-fire transrectal ultrasound probe configuration. Urology 2012; 80(1): 15-18.

[37] Raber M, Scattoni V, Gallina A et al. Does the transrectal ultrasound probe influence prostate cancer detection in patients undergoing an extended prostate biopsy scheme? Results of a large retrospective study. BJU Int 2012; 109 (5): 672-677.

[38] Moussa AS, El-Shafei A, Diaz E et al. Identification of the variables associated with pain during transrectal ultrasonography-guided prostate biopsy in the era of periprostatic nerve block: the role of transrectal probe configuration. BJU Int 2013; 111(8): 1281-1286.

[39] Zaytoun OM, Moussa AS, Gao T, Fareed K, Jones JS. Office based transrectal saturation biopsy improves prostate cancer detection compared to extended biopsy in the repeat biopsy population. J Urol 2011; 186 (3): 850-854.

[40] Autorino R, De Sio M, Di Lorenzo G et al. How to decrease pain during transrectal ultrasound guided prostate biopsy: a look at the literature. J Urol 2005; 174(6): 2091-2097.

[41] American Urological Association. AUA/SUNA White Paper on the Incidence, Prevention and Treatment of Complications Related to Prostate Needle Biopsy. Avaliable at: http://www.auanet.org/common/pdf/education/clinical-guidance/AUA-SUNA-PNB-White-Paper.pdf.

[42] Loeb S, Vellekoop A, Ahmed HU et al. Systematic review of complications of prostate biopsy. Eur Urol 2013; 64(6): 876-892.

[43] Liss MA, Chang A, Santos R et al. Prevalence and significance of fluoroquinolone resistant Escherichia coli in patients undergoing transrectal ultrasound guided prostate needle biopsy. J Urol 2011; 185(4): 1283-1288.

[44] Nam RK, Saskin R, Lee Y et al. Increasing hospital admission rates for urological

complications after transrectal ultrasound guided prostate biopsy. J Urol 2010; 183(3): 963-968.

[45] Loeb S, Carter HB, Berndt SI, Ricker W, Schaeffer EM. Complications after prostate biopsy: data from SEER-Medicare. J Urol 2011; 186(5): 1830-1834.

[46] Otrock ZK, Oghlakian GO, Salamoun MM, Haddad M, Bizri AR. Incidence of urinary tract infection following transrectal ultrasound guided prostate biopsy at a tertiary-care medical center in Lebanon. Infect Control Hosp Epidemiol 2004; 25(10): 873-877.

[47] Zaytoun OM, Vargo EH, Rajan R, Berglund R, Gordon S, Jones JS. Emergence of fluoroquinolone-resistant Escherichia coli as cause of postprostate biopsy infection: implications for prophylaxis and treatment. Urology 2011; 77 (5): 1035-1041.

[48] Shen PF, Zhu YC, Wei WR et al. The results of transperineal versus transrectal prostate biopsy: a systematic review and meta-analysis. Asian J Androl 2012; 14(2): 310-315.

[49] Steensels D, Slabbaert K, De Wever L, Vermeersch P, Van Poppel H, Verhaegen J.Fluoroquinolone-resistant E. coli in intestinal flora of patients undergoing transrectal ultrasound-guided prostate biopsy should we reassess our practices for antibiotic prophylaxis? Clin Microbiol Infect 2012; 18(6): 575-581.

[50] Bjurlin MA, Meng X, Le Nobin J et al. Optimization of prostate biopsy: the role of magnetic resonance imaging targeted biopsy in detection, localization and risk assessment. J Urol 2014; 192(3): 648-658.

[51] Zlotta AR, Egawa S, Pushkar D et al. Prevalence of prostate cancer on autopsy: cross-sectional study on unscreened Caucasian and Asian men. J Natl Cancer Inst 2013; 105(14): 1050-1058.

[52] NCCN Guidelines. http://www.nccn.org/professionals/physician_gls/f_guidelines.asp,

[53] Klotz L. Active surveillance with selective delayed intervention for favorable risk prostate cancer. Urol Oncol 2006; 24(1): 46-50.

[54] Johansson JE, Andrén O, Andersson SO et al. Natural history of early, localized prostate cancer. JAMA 2004; 291(22): 2713-2719.

[55] Thompson I, Thrasher JB, Aus G et al. AUA Prostate Cancer Clinical Guideline Update Panel. Guideline for the management of clinically localized prostate cancer: 2007 update. J Urol 2007; 177(6): 2106-2131.

[56] D'Souza WD, Thames HD, Kuban DA. Dose-volume conundrum for response of prostate cancer to brachytherapy: summary dosimetric measures and their relationship to tumor control probability. Int J Radiat Oncol Biol Phys 2004; 58(5): 1540-1548.

[57] Zietman AL, DeSilvio ML, Slater JD et al. Comparison of conventional-dose vs high-dose conformal radiation therapy in clinically localized adenocarcinoma of the prostate: a randomized controlled trial. JAMA 2005; 294(10): 1233-1239.

[58] Dearnaley DP, Sydes MR, Graham JD et al. RT01 collaborators. Escalated-dose versus standard-dose conformal radiotherapy in prostate cancer: first results from the MRC RT01 randomised controlled trial. Lancet Oncol 2007; 8 (6): 475-487.

[59] Bolla M, Collette L, Blank L et al. Long-term results with immediate androgen suppression and external irradiation in patients with locally advanced prostate cancer (an EORTC study): a phase III randomised trial. Lancet 2002; 360 (9327): 103-106.

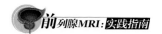

[60] Jones CU, Hunt D, McGowan DG et al. Radiotherapy and short-term androgen deprivation for localized prostate cancer. N Engl J Med 2011; 365(2): 107-118.

[61] Denham JW, Steigler A, Lamb DS et al. Short-term neoadjuvant androgen deprivation and radiotherapy for locally advanced prostate cancer: 10-year data from the TROG 96.01 randomised trial. Lancet Oncol 2011; 12(5): 451-459.

[62] D'Amico AV, Manola J, Loffredo M, Renshaw AA, DellaCroce A, Kantoff PW. 6-month androgen suppression plus radiation therapy vs radiation therapy alone for patients with clinically localized prostate cancer: a randomized controlled trial. JAMA 2004; 292(7): 821-827.

[63] Walsh PC. Patient-reported impotence and incontinence after nerve-sparing radical prostatectomy. J Urol 1998; 159(1): 308-309.

[64] Steineck G, Bjartell A, Hugosson J et al. LAPPRO steering committee. Degree of preservation of the neurovascular bundles during radical prostatectomy and urinary continence 1 year after surgery. Eur Urol 2015; 67(3): 559-568.

[65] Reeves F, Preece P, Kapoor J et al. Preservation of the neurovascular bundles is associated with improved time to continence after radical prostatectomy but not long-term continence rates: results of a systematic review and meta-analysis. Eur Urol 2015; 68(4): 692-704.

[66] Michl U, Tennstedt P, Feldmeier L et al. Nerve-sparing Surgery Technique, Not the Preservation of the Neurovascular Bundles, Leads to Improved Long-term Continence Rates After Radical Prostatectomy. Eur Urol 2015.

[67] Haglind E, Carlsson S, Stranne J et al. LAPPRO steering committee. Urinary Incontinence and Erectile Dysfunction After Robotic Versus Open Radical Prostatectomy: A Prospective, Controlled, Nonrandomised Trial. Eur Urol 2015; 68(2): 216-225.

[68] Carroll P, Coley C, McLeod D et al. Prostate-specific antigen best practice policy part II: prostate cancer staging and post-treatment follow-up. Urology 2001; 57(2): 225-229.

[69] Hubosky SG, Fabrizio MD, Schellhammer PF, Barone BB, Tepera CM, Given RW. Single center experience with third-generation cryosurgery for management of organ-confined prostate cancer: critical evaluation of short-term outcomes, complications, and patient quality of life. J Endourol 2007; 21 (12): 1521-1531.

[70] Bahn DK, Lee F, Badalament R, Kumar A, Greski J, Chernick M. Targeted cryoablation of the prostate: 7-year outcomes in the primary treatment of prostate cancer. Urology 2002; 60(2) Suppl 1:3-11.

[71] Best practice policy statement on cryosurgery for the treatment of prostate cancer. http://www.auanet.org/education/guidelines/cryosurgery.cfm.

[72] National Cancer Institute. Prostate Cancer Treatment (PDQ) For Health Professionals. http://www.cancer.gov/types/prostate/hp/prostate-treatment-pdq.

[73] Gleason DF. The Veteran's Administration Cooperative Urologic Research Group: histologic grading and clinical staging of prostatic carcinoma. In: Tannenbaum M ed. Urologic Pathology: The Prostate. Lea and Febiger, Philadelphia, 1977; 171-198.

[74] Gleason DF. Classification of prostatic carcinomas. Cancer Chemother, "In: Tannenbaum M, ed. Urologic..." Rep 1966; 50(3): 125-128.

[75] American Joint Committee on Cancer. Cancer staging references. https://cancerstaging.org/references-tools/quickreferences/Pages/default.aspx.

[76] D'Amico AV, Whittington R, Malkowicz SB et al. Biochemical outcome after radical prostatectomy, external beam radiation therapy, or interstitial radiation therapy for clinically localized prostate cancer. JAMA 1998; 280 (11): 969-974.

[77] Abraham NE, Mendhiratta N, Taneja SS. Patterns of repeat prostate biopsy in contemporary clinical practice. J Urol 2015; 193(4): 1178-1184.

[78] Murphy DG, Ahlering T, Catalona WJ et al. The Melbourne Consensus Statement on the early detection of prostate cancer. BJU Int 2014; 113(2): 186-188.

[79] Heidenreich A, Bastian PJ, Bellmunt J et al. European Association of Urology. EAU guidelines on prostate cancer. part 1: screening, diagnosis, and local treatment with curative intent-update 2013. Eur Urol 2014; 65(1): 124-137.

[80] Smith RA, Manassaram-Baptiste D, Brooks D et al. Cancer screening in the United States, 2014: a review of current American Cancer Society guidelines and current issues in cancer screening. CA Cancer J Clin 2014; 64(1): 30-51.

[81] Qaseem A, Barry MJ, Denberg TD, Owens DK, Shekelle P Clinical Guidelines Committee of the American College of Physicians. Screening for prostate cancer: a guidance statement from the Clinical Guidelines Committee of the American College of Physicians. Ann Intern Med 2013; 158(10): 761-769.

[82] Horwich A, Hugosson J, de Reijke T, Wiegel T, Fizazi K, Kataja V Panel Members. European Society for Medical Oncology. Prostate cancer: ESMO Consensus Conference Guidelines 2012. Ann Oncol 2013; 24(5): 1141-1162.

[83] Basch E, Oliver TK, Vickers A et al. Screening for prostate cancer with prostate-specific antigen testing: American Society of Clinical Oncology Provisional Clinical Opinion. J Clin Oncol 2012; 30(24): 3020-3025.

[84] Rosario DJ, Lane JA, Metcalfe C et al. Short term outcomes of prostate biopsy in men tested for cancer by prostate specific antigen: prospective evaluation within ProtecT study. BMJ 2012; 344:d7894.

[85] de la Taille A, Antiphon P, Salomon L et al. Prospective evaluation of a 21-sample needle biopsy procedure designed to improve the prostate cancer detection rate. Urology 2003; 61(6): 1181-1186.

[86] Ghani KR, Dundas D, Patel U. Bleeding after transrectal ultrasonography-guided prostate biopsy: a study of 7-day morbidity after a six-, eight- and 12-core biopsy protocol. BJU Int 2004; 94(7): 1014-1020.

[87] Raaijmakers R, Kirkels WJ, Roobol MJ, Wildhagen MF, Schrder FH. Complication rates and risk factors of 5802 transrectal ultrasound-guided sextant biopsies of the prostate within a population-based screening program. Urology 2002; 60(5): 826-830.

[88] Williamson DA, Barrett LK, Rogers BA, Freeman JT, Hadway P, Paterson DL. Infectious complications following transrectal ultrasound-guided prostate biopsy: new challenges in the era of multidrug-resistant Escherichia coli. Clin Infect Dis 2013; 57(2): 267-274.

[89] Akyol I, Adayener C. Transient impotence after transrectal ultrasound-guided prostate biopsy. J Clin Ultrasound 2008; 36(1): 33-34.

[90] Berger AP, Gozzi C, Steiner H et al. Complication rate of transrectal ultrasound guided prostate biopsy: a comparison among 3 protocols with 6, 10 and 15 cores. J Urol

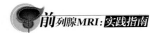

2004; 171(4): 1478-1480, discussion 1480-1481.

[91] Zaytoun OM, Anil T, Moussa AS, Jianbo L, Fareed K, Jones JS. Morbidity of prostate biopsy after simplified versus complex preparation protocols: assessment of risk factors. Urology 2011; 77(4): 910-914.

[92] Djavan B, Waldert M, Zlotta A et al. Safety and morbidity of first and repeat transrectal ultrasound guided prostate needle biopsies: results of a prospective European prostate cancer detection study. J Urol 2001; 166(3): 856-860.

[93] Rodríguez LV, Terris MK. Risks and complications of transrectal ultrasound guided prostate needle biopsy: a prospective study and review of the literature. J Urol 1998; 160(6 Pt 1): 2115-2120.

(Marc A. Bjurlin, Samir S. Taneja, and Andrew B. Rosenkrantz)

第二章

前列腺癌的病理特点

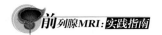
一、正常前列腺和前列腺癌的解剖学及组织学

1. 正常前列腺的解剖学与组织学

在成年男性中，没有明显增生的前列腺平均重量为20～30 g，其形状为一个倒锥状，基底部在膀胱颈，顶部在泌尿生殖隔膜处。从解剖学和生物学的角度来看，前列腺可分为3个腺体区域（外周带、中央带和移行带）和1个非腺体区域（前纤维肌肉间质）。中央带（约占前列腺体积的25%）呈倒锥形，从精阜到前列腺基底部，由围绕射精管的分支状导管构成。移行带（约占前列腺体积的5%）位于双侧基底部至腺体中部，由从尿道壁向外延伸并向内弯曲的导管构成。老年男性典型的前列腺增大是由良性前列腺增生造成的。外周带（约占前列腺体积的70%）围绕中央带和远端前列腺尿道向后外侧延伸[1-2]。

在组织学上，前列腺由上皮细胞和间质细胞组成。上皮细胞排列在管泡状腺体中，管泡状腺体由从尿道分支出来的导管组成，以腺泡结束。腺体外形不规则，管腔起伏，形成乳头状内褶。腺体主要由2种细胞组成：管腔分泌细胞和基底细胞。管腔分泌细胞呈柱状或立方状，胞质透明至淡色，细胞核呈假复层；基底细胞小而平坦，位于腺体的周边、分泌细胞下方（图2.1，文后彩图2.1）。中央带比外周带和移行带的腺体更加复杂，有腔内嵴、乳头状内褶，偶尔有类似前列腺上皮内瘤变的上皮弓和筛状腺体。腺泡主要被管腔分泌细胞和基底细胞覆盖。前列腺导管近端被尿路上皮细胞覆盖。前列腺导管远端及部分腺泡可见立方上皮或柱状上皮与尿路上皮混合存在。

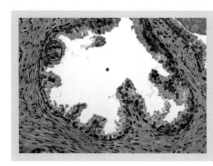

正常前列腺腺体外形不规则，管腔乳头状内褶，主要有2种细胞类型：管腔分泌细胞（实线圈）和基底细胞（虚线圈）。管腔分泌细胞呈柱状或立方状，胞质透明至淡色，细胞核假复层；基底细胞小而平，位于腺体的外周、分泌细胞下方。星号：腺腔。

图2.1　正常前列腺腺体组织病理

良性前列腺增生又称为结节性增生，是一种常见的泌尿系统疾病，与移行带、外周带的上皮和纤维肌组织过度生长有关。前列腺结节性增生由不同比例的上皮细胞和间质（平滑肌和纤维结缔组织）组成，结节大小不一，呈"橡胶样"，质地硬或软，灰黄色，表面隆起。良性前列腺增生的腺体成分由增生性大小不一的腺泡组成，常表现为囊性变（图2.2，文后彩图2.2）。管腔的分泌上皮为高柱状胞质淡染的细胞，基底细胞形态多样，从几乎检查不到至增生性都可以出现。

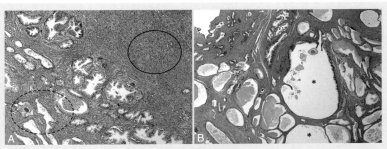

A.前列腺间质（实线圈）和腺体增生（虚线圈）；B.良性前列腺增生结节中的囊性扩张腺体（星号）。

图2.2 良性前列腺增生组织病理

2. 前列腺癌的解剖学与组织学

除皮肤癌外，前列腺癌是美国男性中最常见的癌症之一，在老年群体中的发病率越来越高。据美国癌症协会（American Cancer Society，ACS）估计，2015年约有220 800例前列腺癌新发病例，约有27 540人死于前列腺癌。在≥65岁的男性中，每10人中就有6人被诊断为前列腺癌，但＜40岁的男性中，患前列腺癌就很罕见，前列腺癌确诊时的平均年龄是66岁。前列腺癌是美国男性癌症死亡的第二大原因，仅次于肺癌，每38人中就有1人死于前列腺癌[3]。

大多数前列腺癌发生在外周带，有些病例通过直肠指诊可发现异常。组织学上，前列腺癌具有一系列的组织结构、细胞质、细胞核和腔内物质等特征。从结构上看，前列腺癌的腺体比正常腺体拥挤，通常表现为不规则的生长模式，恶性腺体成角排列，并被纤维肌束不规则地分

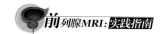

隔。肿瘤表现出浸润性生长模式，恶性腺体位于良性腺体之间或其周围（图2.3，文后彩图2.3）。当前列腺癌分化程度降低时，其将部分或全部丧失腺体分化，腺体融合形成筛状结构，腺体轮廓不清，呈实片状或索条状，甚至有单细胞浸润（图2.4，文后彩图2.4）。前列腺癌的典型表现为核增大、核仁明显。有丝分裂和凋亡小体在前列腺腺癌中并不常见，但与良性腺体相比，它们还是在前列腺腺癌中更多见。

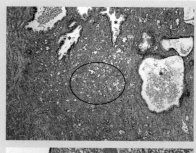

前列腺腺癌腺体呈浸润性生长，恶性腺体（实线圈）位于良性腺体之间或在其周围（星号）。

图2.3 前列腺腺癌组织病理

分化良好的前列腺腺癌呈腺管状；恶性腺体的结构比正常腺体更拥挤，通常呈不规则的生长模式（实线圈）；低分化的前列腺癌部分或全部丧失腺样分化，形成筛网状结构，腺体融合，腺体轮廓不清，呈实片状或索条状，甚至为单细胞（虚线圈）。

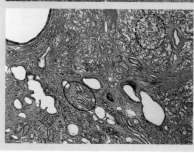

图2.4 分化良好的前列腺腺癌组织病理

3. 根治性前列腺切除术中的多灶性和优势结节

众所周知，前列腺癌是一种多灶性疾病，在大多数病例中，前列腺内有≥2个的肿瘤结节[4-7]。前列腺癌也表现出在同一前列腺体内不同肿瘤结节间的异质性。在组织学上，同一前列腺切除术标本中不同的肿瘤结节往往表现出不同的Gleason评分[5, 8]。Arora等人发现87%的根治性前列腺切除术标本中的癌灶呈多灶性。但是，仅在9%多灶性前列腺癌的病例中，所有肿瘤结节的首要和次要Gleason分级与根治性前列腺切除术标本的整体Gleason分级相同[5]。在分子和遗传学上，Cheng等人研究了具有≥2个癌灶的前列腺癌患者的等位基因丢失模式。在18个病例中，有15个病例在不同的肿瘤灶中发现了不同的等位基因丢失，这支持了单个患者中多个肿瘤灶的独立克隆起源[9]。最近一项关于"多灶性前列腺癌中*TMPRSS2*基因重排的研究"表明，不同肿瘤灶的基因重排状态和分型不同，进一步为多灶性肿瘤灶的独立克隆起源提供了分子证据[10]。多灶性前列腺癌的形态学和遗传异质性表明，不同的肿瘤灶在生物学上可能不同源，推测在同一前列腺内某些肿瘤灶比其他肿瘤灶更具侵袭性。

McNeal等人[11]首先提出优势结节（dysplastic nodule，DN）的概念，优势结节是指多个前列腺癌灶中最具侵袭性的结节，并被假定代表着肿瘤整体的生物学行为。2005年，ISUP一致建议在根治性前列腺切除术标本的研究中使用优势结节进行肿瘤分级及组织标本库分类[12]。最近，优势结节的概念在前列腺癌的局部治疗中也引起了相当大的关注，因为优势结节是治疗干预的理想目标。但是，在定义优势结节时，对于采用哪些病理参数（如肿瘤大小、Gleason分级或分期参数）仍没有定论。在2009年ISUP共识会议上，泌尿外科病理学家对"根治性前列腺切除术标本中优势结节由哪些病理参数定义"尚未达成共识[13]。目前，多个肿瘤灶中最大的肿瘤结节通常被定义为优势结节[5-7, 11-12]。但是，最大的体积、最高的GS和分期参数（如前列腺外侵犯）并非总是发生在同一个肿瘤结节中[5, 7]。

有研究显示[14]，在大多数多灶性前列腺癌（88.7%）患者中，重要的预后病理参数（如最大的体积、最高的GS和分期参数）发生在同一个肿瘤结节中，因此，优势结节的概念在这些患者中是有效的。在这些情况下，优势结节可用于分配总体GS并获取用于研究的组织。但是，在11.3%的病例中，不良的病理参数（如最大的体积、最高的GS和分期参数）没有发生在同一个肿瘤结节中。在这些病例中，病理学家可能会弱化优势结节的概念，转而描述所有独立肿瘤灶的多灶性和病理特征。

4. 病理学无意义和有意义的前列腺癌

在过去的20年里，无意义前列腺癌的概念逐渐被重视。基于之前的研究，这种概念的临床意义是低级别、小体积和器官受限的前列腺癌，可能是惰性的，在不治疗的情况下几乎不会发展成具有生物学意

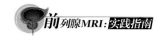

义的肿瘤[15-16]。对无意义肿瘤的准确定义有助于临床医师在根治性前列腺切除术后能更好地管理患者和更自信地提出替代疗法（主动监测）。迄今为止，最广泛使用的定义无意义前列腺癌是根治性前列腺切除术标本的病理评估，包括3个行之有效的预后因素：①Gleason评分（GS）≤6分，甚至在3个级别的Gleason模式中没有任何Gleason 4级或5级肿瘤；②限于器官内的肿瘤，如无前列腺外侵犯（extraprostatic extension，EPE）、精囊腺侵犯（seminal vesicle invasion，SVI）、淋巴结侵犯（lymph node invasion，LNI）；③肿瘤体积＜0.5 cm³。除单纯的病理特征外，如年龄、PSA水平和并发症等，均可以改善无意义前列腺癌的病理标准[17]。

在活检的基础上区分前列腺癌有无意义可能更加重要。无意义前列腺癌的男性可以选择主动监测，而有意义前列腺癌的男性通常需要明确的治疗，如根治性前列腺切除术。

诊断非显著前列腺癌最常用的活检病理标准是Epstein标准：无Gleason 4级或5级的肿瘤，6针活检中存在肿瘤的针数＜3针，且没有任何1针的穿刺组织中肿瘤细胞＞50%[18]。但是，活检发现的微小病变并不能可靠地预测后续根治性前列腺切除术标本中肿瘤的大小、分级、前列腺外侵犯或阳性边缘。因此，在作为单一疗法进行主动监测或放疗之前，应合理考虑其他数据，特别是PSA动力学和潜在的分子标志物[19-20]。

二、前列腺癌

1. 前列腺癌和组织学变异

前列腺癌通常由腺泡状腺癌构成，少数是腺泡癌和非腺泡癌变异或亚型构成。2004年世界卫生组织（World Health Organization，WHO）定义的腺泡状腺癌的常见变异主要为萎缩性、假增生性、泡沫状、黏液性（胶样）、印戒样、嗜酸细胞性和淋巴上皮瘤样癌（表2.1）。萎缩性、假增生性和泡沫状变异似乎与通常的腺泡状腺癌没有区别，在根治性前列腺切除术后的患者预后方面，通常表现为常规的低级别Gleason评分为6分的前列腺腺泡癌[21-23]。黏液性（胶状）腺癌过去常被认为预后较差。但是，最近的报道表明，采用根治性前列腺切除术治疗的黏液性腺癌并不比通常的腺泡状腺癌更具侵袭性，甚至可能更低[24]。印戒细胞或淋巴上皮瘤样变异的前列腺腺癌很少见，通常临床结果很差。

非腺泡癌变异的前列腺癌占原发性前列腺癌的5%～10%。根据WHO标准，这些组织学变异或亚型主要为肉瘤样癌、导管腺癌、尿路上皮癌、鳞状和腺鳞癌、基底细胞癌、神经内分泌癌（如小细胞癌）及透明细胞腺癌。导管腺癌是前列腺癌最常见的组织学变异。导管腺癌包括单纯导管腺癌和导管-腺泡混合腺癌，发病率约占所有前列腺癌的3%，其中导管-腺泡混合腺癌比单纯导管腺癌更常见。在根治性前列腺切除术标本中，导管腺癌由乳头状和（或）筛状腺癌的融合团块组成。导管腺癌几乎总是与腺泡状腺癌密切混合。在显微镜下，前列腺导管腺癌以假复层柱状上皮为特征，因此也被称为子宫内膜样、子宫内膜、乳头状或乳头状导管腺癌。在大多数研究中，前列腺导管腺癌的结果比普通前列腺腺泡腺癌的结果差，可能是因其分期和分级较高。这种变异的患者对根治性前列腺切除术、激素治疗和放疗有反应[25]。

表2.1 前列腺癌的组织学变异

组织学变异	组织学变异
泡沫状腺癌	小细胞神经内分泌癌
假增生性癌	肉瘤样癌（癌肉瘤）
萎缩性腺癌	印戒细胞癌
腺癌伴肾小球样特征	鳞癌和腺鳞癌
大导管癌	腺样囊状基底细胞癌
黏液性（胶样）癌	尿路上皮癌

近年来，一些具有不同病理特征的前列腺癌组织学变异被重新定义。这包括导管内癌和具有神经内分泌分化的前列腺癌。

（1）前列腺导管内癌

前列腺导管内癌（intraductal carcinoma of the prostate，IDC-P）表现为浸润性癌组织扩散到良性导管和腺泡，并与高级别（Gleason 4级或5级）、大体积、浸润性前列腺癌密切相关[26]。

前列腺导管内癌的腺体比正常外周带腺体大，轮廓明显不规则，呈分枝状。除存在充满大腺泡和保留基底细胞的前列腺导管的恶性上

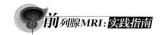

皮细胞外，前列腺导管内癌的诊断还需要实性或密集筛状结构的存在（图2.5，文后彩图2.5）。如果这些特征不存在，或有2个以上腺体的非局灶性"粉刺样"坏死[1]，或明显的核异型性[2]，即细胞核至少比相邻的良性细胞核大6倍，则可诊断为前列腺导管内癌[26-27]。

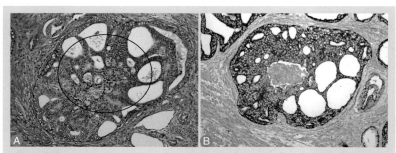

A.前列腺导管内癌，其恶性细胞呈筛状增生，使前列腺管腔扩张（实线图），同时保留了良性的基底细胞（虚线图）；B.免疫染色显示恶性细胞（α-甲酰辅酶A消旋酶 α-Methylacyl-CoA-Racemase，AMACR，呈红色）和保留的基底细胞（细胞质被高分子量角蛋白标记，细胞核被P63标记，呈棕色）。

图2.5　前列腺导管内癌组织病理

有研究证实，前列腺导管内癌是前列腺癌的一种侵袭性形式，在根治性前列腺切除术和穿刺活检标本中都是一个不良的病理学参数。在根治性前列腺切除术标本中，前列腺导管内癌的存在与其他不良病理特征相关，包括较高的Gleason评分、较大的肿瘤体积，以及更大的前列腺外侵犯、精囊腺侵犯和盆腔淋巴结转移的可能性。前列腺导管内癌也与降低无生化进展生存率和术后生化复发有关。Epstein等报道了前列腺活检中无浸润性的前列腺导管内癌病例[28]。他们发现，即使在没有浸润性癌的情况下，前列腺导管内癌也与随后根治性前列腺切除术标本的侵袭性临床过程和不良病理结果有关。基于他们对前列腺导管内癌穿刺活检的研究和其他文献的研究，前列腺导管内癌在根治性前列腺切除术中与多种不良预后因素有明确的相关性，建议对穿刺活检诊断为前列腺导管内癌的患者，即使没有侵袭性前列腺癌的病理诊断，仍需进行针对性治疗。

（2）具有神经内分泌分化的前列腺癌

神经内分泌（neuroendocrine，NE）分化可在伴有或不伴有前列腺癌的情况下发生，或作为前列腺癌治疗后的转化表型出现。与传统的前列腺癌相比，神经内分泌表型的临床行为更具侵袭性，具有较差的预后。为规范诊断和促进研究，最近有学者提出了前列腺癌神经内分泌分化的形态学分类[29]，主要为6类：①伴有神经内分泌分化的常规前列腺癌；②伴有Paneth细胞样的神经内分泌分化的腺癌；③类癌；④小细胞癌；⑤大细胞神经内分泌癌；⑥混合性神经内分泌癌-腺泡腺癌。

通常伴有神经内分泌分化的前列腺癌是指典型的腺泡或导管性前列腺癌，其中神经内分泌分化仅表现为免疫组化检查为阳性（如突触素、嗜铬粒蛋白A和CD56）。这些肿瘤中神经内分泌分化的临床意义尚不确定，大多数研究显示对预后没有影响。具有Paneth细胞样分化的前列腺癌是典型的前列腺癌，伴有Paneth细胞样改变（如光镜下可见明显的嗜酸性细胞质颗粒，电镜下可见明显的神经分泌颗粒）。虽然有研究表明，分化程度较低的Paneth细胞样分化的前列腺癌具有良好的预后，但Paneth细胞样分化前列腺癌的临床意义尚不完全清楚。

前列腺类癌是一种分化良好的神经内分泌肿瘤，其典型形态为起源于前列腺实质的类癌。它表达神经内分泌标志物，但不表达PSA。这种情况极为罕见，应采用严格的诊断标准。小细胞癌是一种侵袭性的神经内分泌肿瘤，其典型的形态和免疫特征与小细胞肺癌相似。大细胞神经内分泌癌是一种高级别的神经内分泌肿瘤，具有特殊的形态特征（如巨大肿瘤细胞巢形成、周围有肿瘤细胞栅栏状排列、非小细胞核特征）和广泛的神经内分泌标志物表达。大多数病例表现为长期雄激素消融术后从先前的典型前列腺癌发展而来。混合性神经内分泌癌和腺泡前列腺癌由神经内分泌癌（如小细胞癌或大细胞癌）和典型的腺泡前列腺癌的不同组分构成，并伴有突然性改变。大多数（即使不是全部）混合性小细胞癌和前列腺癌在雄激素剥夺治疗后表现为神经内分泌转化，并且有激素抵抗，预后不良。

2. 有临床意义的癌症

（1）Gleason分级系统

Donald Gleason博士在1967年开发的Gleason分级系统仍然是治疗前

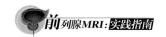

列腺癌的基石。该系统相对简单，可重复性较好，被认为是治疗的关键参数，也是预测根治性前列腺切除术的病理结果、生物化学失败（治疗后PSA升高）、治疗后局部和远处转移及前列腺癌特异性死亡率的最重要预后因素。该系统制定的组织学模式从1级到5级，1级表示分化程度最高，5级表示分化程度最低。Gleason评分被定义为最主要和次要的Gleason模式评分的总和，范围为$2 \sim 10^{[30]}$。自其诞生以来，随着前列腺癌诊断和治疗的临床实践的变化，也进行了不断的修改[31-32]。最重要的修改是在2005年ISUP的支持下进行的。由此产生的当代分级系统被称为2005年ISUP修订的Gleason分级系统（图2.6）。必须强调的是，2005年ISUP提出的改变只是将许多病理学家已经在实践中使用的内容编写成了规范。

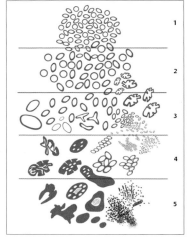

2005年ISUP修订的Gleason分级，显示了Gleason 1～5级的特征结构。

图2.6　Gleason分级

来源：经印第安纳大学（Trustees of Indiana University）受托人许可使用，托马斯·温泽尔（Thomas Weinzerl）绘制。

（2）2005年修订的Gleason分级系统的重要变化

2005年修订的Gleason分级系统中的一些变化涉及定义，包括每个Gleason分级的精确定义和前列腺癌的形态学变异的分级标准。其他的变化涉及具体操作，即在特殊情况下如何报告Gleason分级，包括在某些条件下报告较低或较高级别的次要分级、活检和根治性前列腺切除术标本中如何报告第三分级等。

最重要的改变也许是对每个分级的严格定义。除极少数病例外，任何标本类型都不应做出1+1=2的Gleason评分。Gleason评分为2～4分的肿瘤，很少出现在穿刺活检标本中，在经尿道前列腺切除术（transurethral resection of prostate，TURP）和根治性前列腺切除术标本中也很少出现。在前列腺活检标本、大多数经尿道前列腺切除术和根治性前列腺切除术标本中，Gleason分级从3级开始，Gleason评分从6分开始。

Gleason 3级严格定义为分散的、形成良好的癌性腺体。界限不清、腺腔形成不良的腺体为4级，其他4级形态为融合腺体、筛状腺体和肾上腺样。但是，4级分化不良腺体应与切片平切形成的小腺体相鉴别。后者通常只包含少数形成不良的腺体，这些腺体与其他形成良好的小腺体相邻或混杂在一起。与周围的3级腺体相邻的一些小灶形态不良的腺体不被视为4级。大多数筛状腺体都应被诊断为4级。

前列腺癌分级的组织学模式基于潜在的腺体结构。在肾小球和黏液纤维增生等组织学变异中，组织学模式或变异的特殊名称应被忽略。

1）修订Gleason分级系统的意义

• Gleason 6分的前列腺癌已成为一个具有良好预后的同质组

2005年修订的Gleason分级系统严格定义了Gleason 3级，并在前列腺活检标本的最终Gleason评分中出现3个等级时，把任何比例的高级别（4级和5级）成分均纳入评分，这导致许多GS 6分或以下的病例被重新划分为GS 7分。这种变化的一个直接影响是，GS 6分的癌症病例在临床表现上变得更加一致，并且在根治性前列腺切除术和活检标本中的预后也更加一致。Eggener等人研究了1987—2005年的根治性前列腺切除术后15年的癌症特异性死亡率。在9557例局限性GS 6分的前列腺癌患者中，只有3例（0.03%）死于癌症[33]。类似报道显示，在局限性Gleason评分≤6分的前列腺癌患者中，根治性前列腺切除术后生化复发和局部复发极为罕见，没有患者发生远处转移或前列腺癌特异性死亡[34-35]。活检诊断为GS 6分，虽然存在抽样误差，根治性前列腺切除术标本中的GS可能升级到≥7分，但预后仍然很好。Pierorazio等人研究了5205例活检诊断为GS 6分的前列腺癌患者[36]。几乎有近1/3（31.7%）的病例在根治性前列腺切除术后GS上升（GS≥7分）。但是，5年无生化复发的患者生存率为94.7%（活检诊断为GS 7分的患者生存率为82.7%）。GS 6分的前列腺癌的良好预后引发了一场争论，即根治性前列腺切除术标本中GS 6分的病例是否应该被诊断为前列腺癌。我们的观点是，GS 6分的肿瘤应保留其癌症属性，因为这些病变在形态学和遗传学上与高级别

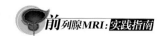

前列腺癌相似，并可侵犯前列腺外组织。此外，相当一部分活检标本中GS 6分的前列腺癌在根治性前列腺切除术标本中升级到更高的Gleason评分。

• 修订的Gleason分级系统是否比原来的系统好

要评价修订的Gleason分级系统是否比原来的系统好，必须证明其可以提高病理学家之间的观察具有可重复性，以及活检标本和根治性前列腺切除术标本之间的Gleason评分的一致性。最终，还必须证明修订后的系统与临床预后有更好的联系。

研究表明，观察的可重复性从原始系统的60%增加到修订系统的80%左右[37-39]。对于GS 7分的患者的改善尤其令人印象深刻。GS的观察可重复性从1997年的27%增加到2008年的68%[37, 39]。

修订的Gleason分级系统也提高了活检标本和根治性前列腺切除术标本之间的一致性。在2005年修改之前，活检标本和根治性前列腺切除术标本的Gleason评分在28%～68%的病例中是一致的[39]。这种不一致主要是由于活检诊断分级不足，占不一致病例的24%～60%。活检诊断分级过度的问题较小，占不一致病例的5%～32%。总体而言，高级别前列腺癌的一致性较好。虽然采用修订的Gleason分级系统后，活检和根治性前列腺切除术标本之间的一致性增加了12%～15%[37-40]。但是，活检诊断分级不足是不一致的主要原因。

最重要的问题是修订的Gleason分级系统如何影响临床预后的评估。到目前为止，只有很少的研究解决了这个问题。多项研究表明，使用修订的分级方案，活检标本的GS与生化复发或前列腺癌特异性生存风险之间的相关性明显更好。但是，Delahunt等人的一项研究表明，在体外放疗和激素治疗后，原始分级系统在预测PSA最低点方面优于改良系统[41]。因此，需要进行更多的研究才能得出明确的结论。

• 修订的Gleason分级系统对患者管理的影响

活检诊断在治疗决策中起着关键作用，如美国国立综合癌症网络实用指南（http://www.nccn.org/）根据一些临床病理参数，如活检标本的GS、肿瘤范围、临床分期、血清PSA和PSAD等，将前列腺癌患者划分为6个复发风险组。不同危险组的患者进行不同的治疗。因此，修订的分级系统导致的GS上升将影响患者的管理方式。

主动监测是指对患者进行严密监测，直到病情有进展迹象，才进行最终的治疗，如手术、放疗或激素治疗，目前越来越多的患者选择主动监测。主动监测的标准因机构而异[42]，虽然传统上大多数标准要求GS≤6分。在修订的Gleason分级系统中，更少的病例被评为GS 6分，更多的病例被评为GS 7分。因此，更少的患者将符合主动监测，这可能会加重前列腺癌过度治疗的问题。但是，根据改良的Gleason分级系统，GS 6分的患者构成了一个更同质且预后良好的分组，使用主动监测的患者可能更安全，进展到最终治疗的可能性更小。

有了ISUP修订的Gleason分级系统，在活检时，许多以前Gleason分级系统评为GS 6分的病例升级为GS 7分，即使出现很小数量（≤5%）的Gleason 4级（GP 4）成分。最近，我们分析了256例的活检标本和对应的根治性前列腺切除术标本的病理特征。在107例GS 3+4=7分的病例中，有22例（20.6%）含有很少量的GP 4（≤5%）成分。这22例中有10例（45%）在根治性前列腺切除术标本中被病理学诊断为无意义的肿瘤。在活检标本GS 7分的病例中，GP 4的比例与相应根治性前列腺切除术标本中的GS、病理分期和总肿瘤体积显著相关。在活检标本GS 6分和GS 7分，伴很小比例GP 4成分的两组病例中的根治性前列腺切除术标本病理分级、肿瘤体积和无意义肿瘤发生率之间没有显著差异。但是，这些参数在活检标本GS 3+3分和GS 3+4分（含6%~50%的GP 4）之间及GS 7分（含少量的GP 4）和GS 7分活检组（含6%~50%的GP 4）之间存在显著差异[43]。这些发现表明，根治性前列腺切除术标本的病理参数在活检标本GS 6分和GS 7分（含<5%的GP 4）的病例中是相似的，因此，在根治性前列腺切除术标本中，活检上含有少量GP 4的GS 7分的病例往往被降级。此外，最近的研究表明，通过活检诊断的GS 3+4分的前列腺癌比GS 4+3分的前列腺癌的预后更好[44]，提高了选择主动监测作为中等风险前列腺癌合理治疗的可能性。Bul等人对低风险（T_1/T_2、PSA<10 ng/mL、PSAD<0.2 ng/mL、GS<6分、阳性穿刺针数<2）和中风险前列腺癌（PSA为10~20 ng/mL、GS为7分）患者进行了随访，发现低风险和中风险患者的10年无转移生存率和疾病特异度

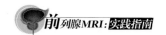

生存率相似，提示主动监测是一种安全的中危前列腺癌治疗方法[45]。因此，修订Gleason分级系统使得GS评分上调而导致进行主动监测的患者减少，同时把更多的中风险患者纳入主动监测，二者可以相互抵消在主动监测总体中的肿瘤进展的风险。

• 修订的Gleason分级系统的局限性

Gleason分级系统发生了如此重大的变化，以至于修改后的分级方法与原来的分级方法在本质上已经不同了。因此，很难将近年来的诊断数据与历史数据进行比较。另一个问题是由于评分迁移（所谓的Will Rogers现象）而人为地改善预后。修订的Gleason分级系统实际上已经消除了GS 2～5分。此外，由于GG 3分的严格定义，一些在原系统中被评为GG 3分的前列腺癌现在被评为GG 4分。结果部分低分组（GS 6分）预后较好，转为高分组（≥GS 7分），从而改善了高分组的整体预后。

2）Gleason分级系统的进一步修订

Gleason分级系统的一个非常重要的局限性，无论是原始的还是修订的系统，Gleason评分的数字标度都不能准确地反映疾病的生物侵袭性。Gleason评分范围为2～10分，7分再分为3+4分和4+3分。但是，改良的Gleason分级系统几乎消除了活检标本和大多数根治性前列腺切除术标本中的GS 2～5分。因此，一般而言，活检标本和根治性前列腺切除术中GS均最低为6分。因为6位于2～10中间，患者可能会认为这是一种中度的侵袭性癌，虽然在实践中GS 6分的前列腺癌是侵袭性最低的肿瘤。为了避免这种混淆，Epstein及其同事提出了一种新的根据Gleason评分的前列腺癌预后分组[36]，他们将前列腺癌患者分为5个预后组：第一组为GS 6分，第二组为GS 3+4分，第三组为GS 4+3=7分，第四组为GS 8分，第五组为GS 9/10分。根据他们的研究，这种分类可以预测在约翰·霍普金斯医院（The Johns Hopkins Hospital，JHP）接受根治性前列腺切除术的7869例患者的预后[36]。这五组患者在活检术后的5年无生化进展生存率分别为94.6%、82.7%、65.1%、63.1%和34.5%，根治性前列腺切除术后的5年无生化进展生存率分别为96.6%、88.1%、69.7%、63.7%和34.5%（$P < 0.001$）。在一次关于前列腺癌分级的ISUP会议

上，关于20 000多个外科手术病例和16 000多个活检的最新数据显示，推荐的5个预后分组具有相似的高预后分层能力（未发表的数据）。虽然修订的Gleason分级系统中的变化有待于通过长期使用得到批准和验证，但由于其更合乎逻辑，受到了病理学家和泌尿外科医师的欢迎。

3）活检标本与根治性前列腺切除术标本Gleason评分的相关性

最近的几项研究比较了活检标本与根治性前列腺切除术标本的Gleason评分。在约翰·霍普金斯医院进行的一项大型研究中，64%的病例活检标本的Gleason评分为5～6分，与根治性前列腺切除术的评分相同[44]。活检标本的Gleason评分≥7分，与87.5%的患者根治性前列腺切除术评分相同。一般来说，穿刺活检的不良结果可以准确预测根治性前列腺切除术的不良结果，而穿刺活检的良好结果并不一定能预测根治性前列腺切除术的良好结果。

活检标本和根治性前列腺切除术标本Gleason评分的差异主要有3个方面。第一个方面是病理学家评估活检标本时观察者间的差异。如上所述，在穿刺活检时，病理医师对前列腺癌的诊断有明显的低分级倾向。第二个方面是肿瘤处于2个分级之间的交界区。第三个方面是反映了前列腺癌的异质性和前列腺穿刺活检的局限性（只能采集前列腺的很小一部分），即当根治性前列腺切除术标本中存在穿刺活检取样没有取到的高级别成分时，结果会有差异。这通常发生在活检标本的Gleason评分为3+3分，但相应的根治性前列腺切除术标本为Gleason 4级，即在活检中没有取到样，这导致穿刺活检的分级（3+3）低于根治性前列腺切除术标本的分级（3+4）。与传统的6针法穿刺活检方案相比，扩展的活检方案每次需要穿刺10～12针，提高了活检标本与根治性前列腺切除术标本Gleason评分之间的相关性。

（3）穿刺活检和根治性前列腺切除术标本中癌细胞的量化

根治性前列腺切除术标本中癌细胞的定量是患者生化复发的重要预测因素。在根治性前列腺切除术标本中，有许多量化癌细胞的方法，包括肿瘤最大直径、肿瘤累及腺体的百分比及肿瘤体积。常用网格法测量肿瘤体积，即在载玻片上覆盖一层2 mm×2 mm的网状透明薄膜，网格中的每一个正方形代表肿瘤体积为0.013 cm³ [面积

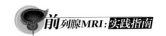

（0.04 cm²）×组织切片厚度（3 mm）×固定导致的组织收缩校正因子（1.12）][46]。肿瘤总体积通过将病灶内的正方形总数乘以0.013得到。

目前，已经开发和研究了通过多种量化针活检来量化癌细胞的方法，包括测量：①阳性细胞核数；②所有穿刺组织中癌组织的总毫米数；③癌细胞占各个穿刺组织的百分比；④癌细胞累及单个穿刺组织的最大百分比；⑤癌细胞在整个标本中的总百分比。有多项研究发现某一种方法可能优于其他方法，但是现在没有公认某一种方法明显优于其他方法。另一种广泛使用的量化癌细胞的方法是测量每个活检穿刺组织中癌细胞的百分比，这与类似的前列腺外侵犯、精囊腺侵犯和手术切缘阳性有关。虽然如此，在一组活检中，所有活检组织的肿瘤总范围有限（<3 mm）并不一定预示整个前列腺的肿瘤量"不显著"。一个可行的方法是病理学家报告含有癌细胞的穿刺组织数量及一个量化肿瘤范围的其他参数。最近的几项研究发现，癌细胞阳性的穿刺组织数量和癌细胞所占的穿刺组织长度的百分比可以独立预测前列腺外侵犯和手术切缘阳性。我们的研究机构规定，应同时报告含有癌细胞的穿刺针数、肿瘤长度及每个相关穿刺组织的癌症百分比。

（4）前列腺癌的分期

医师应记录和报告根治性前列腺切除术标本的病理参数，这有助于为前列腺癌患者提供最佳的治疗。在AJCC于2009年发布的第七版癌症分期手册中，前列腺癌的病理分期为T_2、T_3和T_4。T_2期表示肿瘤局限于器官内，其亚型为T_{2a}（小于一侧叶的1/2受累）、T_{2b}（超过一侧叶的1/2受累）、T_{2c}（双侧叶受累）。T_3期表示肿瘤侵犯到前列腺外，可分为T_{3a}期（前列腺外侵犯或膀胱颈镜下侵犯）和T_{3b}期（精囊腺侵犯）。T_4期表示肿瘤固定或侵犯外括约肌、直肠、膀胱（膀胱颈除外）、肛提肌或盆腔壁。

虽然分期仅适用于根治性前列腺切除术标本，但活检标本的发现可能预测肿瘤侵及前列腺外，需要报告。

1）前列腺外侵犯和精囊腺侵犯

在前列腺外组织和精囊腺发现癌细胞，提示肿瘤是非器官局限性疾病。前列腺活检有时可能包含精囊腺或前列腺外组织，泌尿外科医师也很重视这些组织。前列腺内存在脂肪是非常罕见的，前列腺穿刺活检中观察到脂肪内的癌细胞可解释为前列腺外侵犯（图2.7，文后彩图2.7）。另外，区分精囊腺和射精管（一种前列腺内结构），并不总是可行的。因此，可以使用诊断性术语"前列腺癌细胞累及精囊腺或射精管结构"。癌细胞侵袭精囊腺或射精管结构是一个预后不良的病理特征。

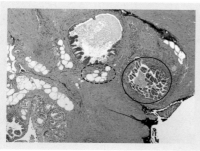

以癌性腺体（实线圈）和前列腺周围脂肪组织混合为特征的前列腺癌向外侵犯（虚线圈）。

图2.7 前列腺癌向外侵犯组织病理

2）神经周围侵犯

神经周围侵犯被定义为前列腺癌细胞沿着神经或神经周围侵犯。由于神经周围侵犯已被证明是前列腺癌从前列腺实质向前列腺周围软组织扩散的主要机制之一，神经周围侵犯的范围足够广泛，可以在穿刺活检中取样，这可能预示着前列腺癌向外侵犯的风险增加。但是，活检中没有神经周围侵犯并不意味着根治性前列腺切除术时是局限于前列腺的疾病。

据报道，活检时发现有神经周围侵犯对前列腺切除时存在前列腺外侵犯的阳性预测价值为38%～93%[47]。除活检标本的Gleason评分和术前血清PSA水平外，活检标本中的神经周围侵犯对前列腺外侵犯是否具有独立的预测价值，虽然目前还没有明确的共识，但是在活检标本中存在神经周围侵犯可见独立预测淋巴结转移和术后癌症进展。当活检发现神经周围侵犯时，泌尿外科医师应考虑切除那一侧的神经血管束。一些放射肿瘤学研究报道，神经周围侵犯是放疗后不良结果的独立危险因素。对于Gleason评分高和神经周围侵犯的患者，虽然提倡辅助激素治疗或剂量递增（近距离放疗）[48]，但是，我们的研究表明，神经周围侵犯并

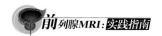

不能预测低剂量近距离放疗后的生化失败[49]。神经周围侵犯的其他病理特征包括多灶性和神经周围侵犯的最大直径，可能有助于提高神经周围侵犯影响患者预后的临床意义[50]。

三、前列腺上皮内瘤变

McNeal在1960年首次描述了这种肿瘤，并命名为"导管内异型增生""原位癌""导管内癌"。前列腺上皮内瘤变（prostatic intraepithelial neoplasia，PIN）是目前首选的诊断术语，用于推测前列腺导管和腺泡内不典型上皮细胞的癌前增生[51]。即前列腺上皮内瘤变的腺体在结构上类似于良性腺体，但在细胞学上属于恶性细胞，也不会增加血清PSA水平。由于该病没有特定的临床或放射学表现，因此只能通过对前列腺的组织学检查来确诊。

根据结构和细胞学非典型性的严重程度，前列腺上皮内瘤变可分为低级别和高级别，后者的非典型性更明显（图2.8，文后彩图2.8）。在穿刺活检中，低级别前列腺上皮内瘤变不应被诊断，其与在随后的穿刺活检中发现癌症的风险增加无关，而高级别前列腺上皮内瘤变的情况则恰恰相反。具体而言，在约18%的重复活检病例中可发现前列腺癌，无论初始活检显示的是低级别的前列腺上皮内瘤变或仅是正常的前列腺组织。此外，即使在泌尿外科专家中，低级别前列腺上皮内瘤变的诊断重复性也很差。

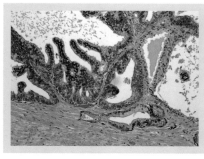

高级别前列腺上皮内瘤变表现为不典型/肿瘤细胞（腔内细胞）受累，基底细胞部分保留（外周扁平小细胞），肿瘤细胞表现为核增大、核仁明显、染色质深染和斑块状。

图2.8　高级别前列腺上皮内瘤变组织病理

在前列腺穿刺活检中，高级别前列腺上皮内瘤变的发病率在文献中有显著差异，为0～24.6%，平均7.7%[52]。高级别前列腺上皮内瘤变的发病率似乎与病理医师的从业时间、前列腺取样的时间或范围没有关系。相反，这种发病率可能与缺乏明确的诊断标准和活检技术等因素有关。

在穿刺活检中，高级别前列腺上皮内瘤变的重要性在于其与后续的重复活检中发现前列腺癌有关[52]。在20世纪90年代早期，虽然与高级别前列腺上皮内瘤变相关的癌症的平均风险接近50%。但是，在最近的研究中，这种风险已经大大降低[53]。自2000年以来发表的研究中，平均患癌风险为23.5%，而同期发表的研究中首次诊断为无高级别前列腺上皮内瘤变的良性疾病但最终诊断为癌症的风险为22.7%，二者数据相近。一种可能的解释是，近年来广泛使用扩大的活检方案提高了初始活检的癌症检出率，从而可能减少后续活检的癌症检出率。这些发现似乎对之前的观点提出了质疑，即高级别前列腺上皮内瘤变是后续活检出前列腺癌的重要危险因素，并且诊断出这种情况的患者应再次接受活检。但是，这一结论仍然存在争议，因为最近的研究显示，首次诊断高级别前列腺上皮内瘤变后仍患癌的风险仍然显著高于诊断为良性疾病的患癌风险。我们团队的建议是，在随后的前列腺活检中，高级别前列腺上皮内瘤变仍应被视为患癌的危险因素，因此在新的数据和共识出现之前，应由病理学家进行诊断和报告。

活检结果为高级别前列腺上皮内瘤变后哪些患者易被确诊为癌症，人们对这一问题很感兴趣。但是，没有实验室参数（如血清PSA水平、PSA速率、PSA密度及f/t PSA），也没有直肠指诊和TRUS检查结果预测哪些患者会在初次被诊断为高级别前列腺上皮内瘤变后会确诊为癌症[52]。高级别前列腺上皮内瘤变的穿刺组织是否可以预测癌症的风险仍存在争议。大多数研究没有发现两者之间的关联，尽管少数研究观察到，当至少2针穿刺活检中发现高级别前列腺上皮内瘤变，癌症风险明显高于只有1针穿刺活检中发现高级别前列腺上皮内瘤变。一般来说，不同的高级别前列腺上皮内瘤变结构模式在癌症风险方面没有显著差异。此外，研究未能证明分子标志物在与高级别前列腺上皮内瘤变相关的癌症风险分层中的价值。

对于高级别前列腺上皮内瘤变患者在何时及采用什么频度进行重复

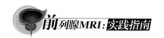

活检尚无共识。大多数研究建议，在3～6个月或6～12个月，甚至36个月时重复活检。在没有明确指导方针的情况下，这样的建议应该是个体化的，并基于临床参数、患者及医师的意见。虽然没有诊断出高级别前列腺上皮内瘤变侧的患癌风险高，但对侧前列腺腺叶也具有一定的患癌风险，所以再次活检时，应对整个前列腺腺体进行取样，重点是最初发现高级别前列腺上皮内瘤变的区域。

四、疑似前列腺癌的不典型腺体

"疑似前列腺癌的不典型腺体"是病理学家用来描述疑似前列腺癌的腺体或腺体病灶的一个诊断术语，虽然缺乏足够的结构和（或）细胞异型性来建立明确的诊断。与前列腺癌或高级别前列腺上皮内瘤变不同，疑似前列腺癌的不典型腺体不是一个独特的生物学实体。相反，它包含了一系列良性病变，表现出结构、细胞异型性及取样不足的小癌灶。以往对此类病变的描述有很多，如异型性、不典型增生、边缘性病变、意义不确定病变或不典型小腺体增生（atypical small acinar proliferation，ASAP）。但是，许多其他术语也曾用于描述疾病形态，如不典型增生已应用于描述高级别前列腺上皮内瘤变，特别是不典型小腺体增生被广泛使用，虽然它不是一个准确的术语，因为许多不典型腺体并不小。另外，一些泌尿外科医师把不典型小腺体增生误以为是高级别前列腺上皮内瘤变。因此，我们提倡使用术语"疑似前列腺癌的不典型腺体"。

疑似前列腺癌的不典型腺体在前列腺活检中的发病率取决于患者群体和病理学家的经验。随着前列腺活检标本中局限性癌的诊断标准的提高及免疫组化标志物的改进，人们预测更多疑似前列腺癌的不典型腺体被诊断为良性或癌症，从而降低了疑似前列腺癌的不典型腺体的发病率。疑似前列腺癌的不典型腺体在前列腺活检中平均占4.4%（范围为0.7%～23.4%）[52]。

与高级别前列腺上皮内瘤变类似，在穿刺活检中识别疑似前列腺癌的不典型腺体的临床意义是其与重复活检时发现前列腺癌的风险更高相关。与高级别前列腺上皮内瘤变不同，从1990年初至今，与疑似前列腺癌的不典型腺体相关的癌症风险增加的报告一直保持稳定[54]。在初次活检时平均为40%（17%～70%）疑似前列腺癌的不典型腺体患者在随后的活检中被诊断为癌症。与高级别前列腺上皮内瘤变类似，没有任何临床参数，如血清PSA、直肠指诊或TRUS检查，可以预测哪些诊断疑似前列腺癌的不典型腺体的患者在重复活检中易被诊断为癌症[52]。

一些研究显示，在最初诊断为疑似前列腺癌的不典型腺体之后，约50%病例在与最初诊断疑似前列腺癌的不典型腺体相同的部位检查到癌细胞，71%～85%病例在相同的部位或在相邻的六分法活检中检查到癌细胞，但只有17%～27%的病例在对侧前列腺腺叶检查到癌细胞[55-57]。初次诊断疑似前列腺癌的不典型腺体后进行再次活检的合理方法包括从其活检部位穿刺3针，从每个相邻部位穿刺2针，从其他部位穿刺1针[55]。由于诊断疑似前列腺癌的不典型腺体后再次活检确诊为癌症的风险较高，应建议患者立即着手安排再次活检，通常在初次活检后3～6个月内。

五、前列腺癌的良性形似病变

在诊断为前列腺癌之前，特别是当癌细胞少量存在时，病理学家应该谨慎地考虑各种可能出现的前列腺癌的良性形似病变。许多病变和正常组织可以与前列腺癌形似。虽然精囊腺组织在很久以前被认为是最常见的类似前列腺癌的组织之一，但部分萎缩的和良性拥挤的腺体被认为是目前最常见的良性形似病变，这给病理科医师带来了诊断困难。形态特征是鉴别诊断良性形似组织与腺癌的关键。特殊染色包括AMACR和基底细胞标志物（高分子量角蛋白和P63）在疑难病例的鉴别诊断中行之有效（图2.9，文后彩图2.9）。相比之下，免疫染色检查ERG（病理免疫组化标记物）的价值较小。对病理学家来说，熟悉这些良性形似病变的组织学特征至关重要。泌尿外科医师和放射科医师应该了解这些实体，即使详细掌握它们的组织学特征可能没有实际意义。前列腺癌的良性形似病变见表2.2，良性诊断的组织学特征见表2.3。

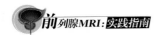

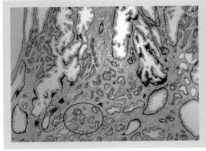

免疫组化（PIN4，也称为三重染色）常用于前列腺癌的诊断。肿瘤腺体（实线圈）过表达AMACR（红色），基底层缺失（细胞质被高分子量角蛋白标记，细胞核被P63标记）。相邻的良性腺体（虚线圈）基底层保存完好（细胞质被高分子量角蛋白标记，细胞核被P63标记，棕色），未见AMACR过表达（红色）。

图2.9　前列腺癌的免疫组化检查

表2.2　前列腺腺癌的良性形似病变

正常的解剖结构	增生	炎性病变	化生	萎缩
中央带的腺体	良性前列腺增生，小腺体型	反应性不典型性	黏液性化生	单纯小叶萎缩
精囊腺	基底细胞增生	非特异性肉芽肿性前列腺炎	肾源性化生	囊性萎缩
尿道球腺	腺样囊状基底细胞增生	黄色瘤		部分性萎缩
精阜黏膜腺体增生	非典型腺瘤性增生	软斑		萎缩后增生
中肾腺体增生	硬化性腺病	常见前列腺炎伴挤压假象		
副神经节	透明细胞筛状增生	淋巴细胞和基质细胞印戒样改变		

表2.3　良性形似病变的组织学特征

结构特征	胞质特征	胞核特征	管腔内容物	间质
小叶状生长	细胞质呈苍或白透明	缺乏核异型性	淀粉样物质	基质透明变
大小腺体混杂，没有细胞学上的差异	萎缩	随机出现的核异型性	微小钙化灶	间质细胞丰富
大腺体具有分枝和乳头状内褶	脂褐质色素			

参考文献
(遵从原版图书著录格式)

[1] McNeal JE. Regional morphology and pathology of the prostate. Am J Clin Pathol 1968; 49(3): 347-357.

[2] Fine SW, Reuter VE. Anatomy of the prostate revisited: implications for prostate biopsy and zonal origins of prostate cancer. Histopathology 2012; 60 (1): 142-152.

[3] American Cancer Society. http://www.cancer.org/cancer/prostatecancer/detailedguide/ prostate-cancer-key-statistics/. Last Revised: 03/12/2015.

[4] Villers A, McNeal JE, Freiha FS, Stamey TA. Multiple cancers in the prostate. Morphologic features of clinically recognized versus incidental tumors. Cancer 1992; 70(9): 2313-2318.

[5] Arora R, Koch MO, Eble JN, Ulbright TM, Li L, Cheng L. Heterogeneity of Gleason grade in multifocal adenocarcinoma of the prostate. Cancer 2004; 100 (11):2362-2366.

[6] Wise AM, Stamey TA, McNeal JE, Clayton JL. Morphologic and clinical significance of multifocal prostate cancers in radical prostatectomy specimens. Urology 2002; 60(2): 264-269.

[7] Andreoiu M, Cheng L. Multifocal prostate cancer: biologic, prognostic, and therapeutic implications. Hum Pathol 2010; 41(6): 781-793.

[8] Ruijter ET, van de Kaa CA, Schalken JA, Debruyne FM, Ruiter DJ. Histological grade heterogeneity in multifocal prostate cancer. Biological and clinical implications. J Pathol 1996; 180(3): 295-299.

[9] Cheng L, Song SY, Pretlow TG et al. Evidence of independent origin of multiple tumors from patients with prostate cancer. J Natl Cancer Inst 1998; 90 (3): 233-237.

[10] Mehra R, Han B, Tomlins SA et al. Heterogeneity of TMPRSS2 gene rearrangements in multifocal prostate adenocarcinoma: molecular evidence for an independent group of diseases. Cancer Res 2007; 67(17): 7991-7995.

[11] McNeal JE, Price HM, Redwine EA, Freiha FS, Stamey TA. Stage A versus stage B adenocarcinoma of the prostate: morphological comparison and biological significance. J Urol 1988; 139(1): 61-65.

[12] Epstein JI, Allsbrook WC Jr Amin MB, Egevad LL ISUP Grading Committee. The 2005 International Society of Urological Pathology (ISUP) Consensus Conference on Gleason Grading of Prostatic Carcinoma. Am J Surg Pathol 2005; 29 (9): 1228-1242.

[13] van der Kwast TH, Amin MB, Billis A et al. ISUP Prostate Cancer Group. International Society of Urological Pathology (ISUP) Consensus Conference on Handling and Staging of Radical Prostatectomy Specimens. Working group 2: T2 substaging and prostate cancer volume. Mod Pathol 2011; 24(1): 16-25.

[14] Huang CC, Deng FM, Kong MX, Ren Q, Melamed J, Zhou M. Re-evaluating the concept of "dominant/index tumor nodule" in multifocal prostate cancer. Virchows Arch 2014; 464(5): 589-594.

[15] Epstein JI, Walsh PC, Carmichael M, Brendler CB. Pathologic and clinical findings to predict tumor extent of nonpalpable (stage T1c) prostate cancer. JAMA 1994; 271(5): 368-374.

[16] Trpkov K, Yilmaz A, Bismar TA, Montironi R. 'Insignificant' prostate cancer on prostatectomy and cystoprostatectomy: variation on a theme 'low-volume/low-grade'

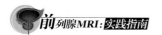

prostate cancer? BJU Int 2010; 106(3): 304-315.

[17] Ploussard G, Epstein JI, Montironi R et al. The contemporary concept of significant versus insignificant prostate cancer. Eur Urol 2011; 60(2): 291-303.

[18] Bastian PJ, Mangold LA, Epstein JI, Partin AW. Characteristics of insignificant clinical T1c prostate tumors. A contemporary analysis. Cancer 2004; 101(9): 2001-2005.

[19] Johnstone PAS, Rossi PJ, Jani AB, Master V. 'Insignificant' prostate cancer on biopsy: pathologic results from subsequent radical prostatectomy. Prostate Cancer Prostatic Dis 2007; 10(3): 237-241.

[20] Shaw GL, Thomas BC, Dawson SN et al. Identification of pathologically insignificant prostate cancer is not accurate in unscreened men. Br J Cancer 2014; 110(10): 2405-2411.

[21] Kaleem Z, Swanson PE, Vollmer RT, Humphrey PA. Prostatic adenocarcinoma with atrophic features: a study of 202 consecutive completely embedded radical prostatectomy specimens. Am J Clin Pathol 1998; 109 (6): 695-703.

[22] Humphrey PA, Kaleem Z, Swanson PE, Vollmer RT. Pseudohyperplastic prostatic adenocarcinoma. Am J Surg Pathol 1998; 22(10): 1239-1246.

[23] Hudson J, Cao D, Vollmer R, Kibel AS, Grewal S, Humphrey PA. Foamy gland adenocarcinoma of the prostate: incidence, Gleason grade, and early clinical outcome. Hum Pathol 2012; 43(7): 974-979.

[24] Osunkoya AO, Nielsen ME, Epstein JI. Prognosis of mucinous adenocarcinoma of the prostate treated by radical prostatectomy: a study of 47 cases. Am J Surg Pathol 2008; 32(3): 468-472.

[25] Morgan TM, Welty CJ, Vakar-Lopez F, Lin DW, Wright JL. Ductal adenocarcinoma of the prostate: increased mortality risk and decreased serum prostate specific antigen. J Urol 2010; 184(6): 2303-2307.

[26] Zhou M. Intraductal carcinoma of the prostate: the whole story. Pathology 2013; 45(6): 533-539.

[27] Guo CC, Epstein JI. Intraductal carcinoma of the prostate on needle biopsy: Histologic features and clinical significance. Mod Pathol 2006; 19(12): 1528-1535.

[28] Robinson BD, Epstein JI. Intraductal carcinoma of the prostate without invasive carcinoma on needle biopsy: emphasis on radical prostatectomy findings. J Urol 2010; 184(4): 1328-1333.

[29] Epstein JI, Amin MB, Beltran H et al. Proposed morphologic classification of prostate cancer with neuroendocrine differentiation. Am J Surg Pathol 2014; 38(6):756-767.

[30] Gleason DF. Histologic grading of prostate cancer: a perspective. Hum Pathol 1992; 23(3): 273-279.

[31] Epstein JI. An update of the Gleason grading system. J Urol 2010; 183(2): 433-440.

[32] Egevad L, Mazzucchelli R, Montironi R. Implications of the International Society of Urological Pathology modified Gleason grading system. Arch Pathol Lab Med 2012; 136(4): 426-434.

[33] Eggener SE, Scardino PT, Walsh PC et al. Predicting 15-year prostate cancer specific mortality after radical prostatectomy. J Urol 2011; 185(3): 869-875.

[34] Hernandez DJ, Nielsen ME, Han M et al. Natural history of pathologically organ-

confined (pT2), Gleason score 6 or less, prostate cancer after radical prostatectomy. Urology 2008; 72(1): 172-176.

[35] Donin NM, Laze J, Zhou M, Ren Q, Lepor H. Gleason 6 prostate tumors diagnosed in the PSA era do not demonstrate the capacity for metastatic spread at the time of radical prostatectomy. Urology 2013; 82(1): 148-152.

[36] Pierorazio PM, Walsh PC, Partin AW, Epstein JI. Prognostic Gleason grade grouping: data based on the modified Gleason scoring system. BJU Int 2013; 111(5): 753-760.

[37] Fine SW, Epstein JI. A contemporary study correlating prostate needle biopsy and radical prostatectomy Gleason score. J Urol 2008; 179(4): 1335-1338, discussion 1338-1339.

[38] Helpap B, Egevad L. The significance of modified Gleason grading of prostatic carcinoma in biopsy and radical prostatectomy specimens. Virchows Arch 2006; 449(6): 622-627.

[39] Steinberg DM, Sauvageot J, Piantadosi S, Epstein JI. Correlation of prostate needle biopsy and radical prostatectomy Gleason grade in academic and community settings. Am J Surg Pathol 1997; 21(5): 566-576.

[40] Ozok HU, Sagnak L, Tuygun C et al. Will the modification of the Gleason grading system affect the urology practice? Int J Surg Pathol 2010; 18(4): 248-254

[41] Delahunt B, Lamb DS, Srigley JR et al. Gleason scoring: a comparison of classical and modified (international society of urological pathology) criteria using nadir PSA as a clinical end point. Pathology 2010; 42(4): 339-343.

[42] Iremashvili V, Pelaez L, Manoharan M, Jorda M, Rosenberg DL, Soloway MS. Pathologic prostate cancer characteristics in patients eligible for active surveillance: a head-to-head comparison of contemporary protocols. Eur Urol 2012; 62(3): 462-468.

[43] Huang CC, Kong MX, Zhou M et al. Gleason score3+4=7 prostate cancer with minimal quantity of gleason pattern 4 on needle biopsy is associated with low-risk tumor in radical prostatectomy specimen. Am J Surg Pathol 2014; 38 (8): 1096-1101.

[44] Stark JR, Perner S, Stampfer MJ et al. Gleason score and lethal prostate cancer: does 3+4=4+3? J Clin Oncol 2009; 27(21): 3459-3464.

[45] Bul M, van den Bergh RC, Zhu X et al. Outcomes of initially expectantly managed patients with low or intermediate risk screen-detected localized prostate cancer. BJU Int 2012; 110(11): 1672-1677.

[46] Billis A, Freitas LL, Magna LA, Samara AB, Ferreira U. Prostate cancer with bladder neck involvement: pathologic findings with application of a new practical method for tumor extent evaluation and recurrence-free survival after radical prostatectomy. Int Urol Nephrol 2004; 36(3): 363-368.

[47] Zhou M, Epstein JI. The reporting of prostate cancer on needle biopsy: prognostic and therapeutic implications and the utility of diagnostic markers. Pathology 2003; 35(6): 472-479.

[48] Bonin SR, Hanlon AL, Lee WR, Movsas B, al-Saleem TI, Hanks GE. Evidence of increased failure in the treatment of prostate carcinoma patients who have perineural invasion treated with three-dimensional conformal radiation therapy. Cancer 1997; 79(1): 75-80.

[49] Weight CJ, Ciezki JP, Reddy CA, Zhou M, Klein EA. Perineural invasion on prostate needle biopsy does not predict biochemical failure following brachytherapy for

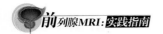

prostate cancer. Int J Radiat Oncol Biol Phys 2006; 65(2): 347-350.

[50] Maru N, Ohori M, Kattan MW, Scardino PT, Wheeler TM. Prognostic significance of the diameter of perineural invasion in radical prostatectomy specimens. Hum Pathol 2001; 32(8): 828-833.

[51] Bostwick DG, Qian J. High-grade prostatic intraepithelial neoplasia. Mod Pathol 2004; 17(3): 360-379.

[52] Epstein JI, Herawi M. Prostate needle biopsies containing prostatic intraepithelial neoplasia or atypical foci suspicious for carcinoma: implications for patient care. J Urol 2006; 175(3 Pt 1): 820-834.

[53] O'dowd GJ, Miller MC, Orozco R, Veltri RW. Analysis of repeated biopsy results within 1 year after a noncancer diagnosis. Urology 2000; 55(4): 553-559.

[54] Schlesinger C, Bostwick DG, Iczkowski KA. High-grade prostatic intraepithelial neoplasia and atypical small acinar proliferation: predictive value for cancer in current practice. Am J Surg Pathol 2005; 29(9): 1201-1207.

[55] Allen EA, Kahane H, Epstein JI. Repeat biopsy strategies for men with atypical diagnoses on initial prostate needle biopsy. Urology 1998; 52(5): 803-807.

[56] Iczkowski KA, Bassler TJ, Schwob VS et al. Diagnosis of "suspicious for malignancy" in prostate biopsies: predictive value for cancer. Urology 1998; 51(5): 749-757, discussion 757-758.

[57] Park S, Shinohara K, Grossfeld GD, Carroll PR. Prostate cancer detection in men with prior high grade prostatic intraepithelial neoplasia or atypical prostate biopsy. J Urol 2001; 165(5): 1409-1414.

(Fang-Ming Deng, Jianhong Li, Max X. Kong, Jonathan Melamed, and Ming Zhou)

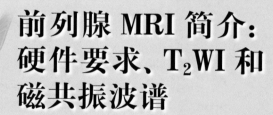

第三章

前列腺 MRI 简介：硬件要求、T_2WI 和磁共振波谱

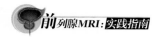

一、简介

前列腺磁共振成像（magnetic resonance imaging，MRI）扫描方案是在多参数磁共振成像（multiparametric magnetic resonance imaging，mpMRI）基本概念的基础上建立的。mpMRI通过结合高分辨率解剖成像（如T$_2$WI）和功能成像技术，如弥散加权成像（diffusion weighted imaging，DWI）、动态对比增强磁共振成像（dynamic contrast-enhanced magnetic resonance imaging，DCE-MRI）及磁共振波谱成像（magnetic resonance spectroscopy imaging，MRSI），提高了对前列腺癌检出和分期的敏感度及特异度。除成像序列的选择外，许多因素都会影响前列腺MRI检查的图像质量，如硬件设备（磁场强度和接收线圈的设计）、距离之前活检后的检查时间和患者准备。本章概述了与前列腺MRI检查相关的技术因素，重点介绍硬件设备、T$_2$WI和MRSI检查。DWI和DCE-MRI检查分别在第四章、第五章中详细介绍。

二、硬件要求

1. 磁场强度

虽然前列腺mpMRI检查最初建立在1.5 T场强中[1]，但在临床和研究中，mpMRI检查越来越多地应用于3 T的场强中[2-3]。3 T相对1.5 T的主要优势是信噪比的增加，信噪比与场强近似呈线性关系[4]，为信噪比的翻倍提供了理论依据。实际上，出于安全考虑，信噪比增益在3 T场强时<100%，可以利用3 T场强时增加的信噪比来改善信噪比较低序列（如DWI和MRSI）的图像质量，或使用增加的信噪比来提高解剖成像（如T$_2$WI）的空间分辨率，通过减少体素体积，来提供更精确的前列腺解剖和病理的描绘。提高信噪比还可以减少扫描时间和提高DCE-MRI的时间分辨率，并改善MRSI检查的波谱分辨率。

目前，向3 T场强的转变面临许多技术挑战。射频（radio frequency，RF）功率沉积由比吸收率（specific absorp-tion rates，SAR）量化，可随着主磁场强度的增加而增加，导致3T时功率沉积在理论上增加3倍。因此，一些成像序列可能需要改变常规参数，以保持由美国FDA及欧盟（European Union）限制的功率沉积。例如，对快速自旋回波序列（fast spin-echo，FSE）进行了修改，采用部分而非全部的重新聚焦脉冲，或利用可变的翻转角等来降低信噪比（详见本章"伪影和不足"部分）[5-6]。这些变化通常能满足在 3 T 时 MRI 检查的安全规范[2]。场强从 1.5 T 转变到 3 T 时，T_2 值会发生小的改变[7-8]。但是，这些变化并不十分明显，通常不需要对最佳回波时间（time of echo, TE）进行大的改动[3, 9-10]。磁化效应在高场强下也变得更明显，这与 MRSI 和 DWI 相关（详见本章"伪影和不足"部分）。因此，当患者有金属植入物（如髋关节假体）时，为了最小化磁化伪影而推荐在较低的场强（1.5 T）中进行检查。在 3 T 时也很维持主磁场的稳定性，这可能会导致整个图像的信号出现变化。

使用 MRI 检查可以将上述限制降至最低。经过适当优化，在 1.5 T 和 3 T 时，虽然磁体均可为前列腺 MRI 检查提供足够的诊断价值，但是，人们普遍认为在 3 T 比 1.5 T 时成像更有优势。

例如，有机构表明，在活检证实的局部前列腺癌分期中，在 3 T 时的成像比 1.5 T 时的成像具有更高的准确性[11-12]。但是，缺乏使用相同的硬件和采集技术在这两种场强下对同一患者进行比较的大型研究。因此，我们可以认为在 3 T 时图像质量会得到改善，特别是提高 T_2WI 的空间分辨率，进而提高分期性能。

磁场强度<1.5 T 的前列腺 MRI 检查是不被推荐的。

2. 直肠内线圈

直肠内线圈（endorectal coil，ERC）于 20 世纪 80 年代后期被引入，其原理是最大限度地减少前列腺和接收线圈之间的距离，以增加腺体和邻近的解剖结构的信号强度，类似于更高的成像场强。使用 ERC 的好处是提高信噪比，与传统的盆腔相控阵表面线圈相比，ERC 所提供的信噪比约增加了 10 倍[13]。

传统的 ERC（eCoil, Medrad Inc, Warrendale, PA）是一个含在球囊中的单个射频线圈元件，球囊膨胀后与邻近的前列腺紧密相连。但是，如果球囊中充满空气，则可能导致明显的磁化伪影（详见本章"伪影和不足"部分）。为了最大限度地减少这些伪影，球囊应填充与磁化率匹配的流体，如全氟碳化合物或钡[14]。充气 ERC 的正确定位如图 3.1 所示。

已经开发出非充气的刚性 ERC（图 3.2）。与充气 ERC 相比，刚性

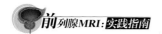
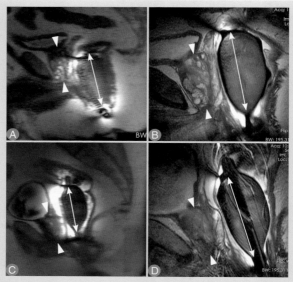

A.ERC的位置不正确，其敏感部分位于下方，未完全覆盖前列腺；B.随ERC向前移动的矢状位T₂WI显示定位正确，整个腺体位于ERC的敏感部分；C.ERC的位置不正确，其敏感部分位于上方且未完全覆盖前列腺；D.ERC部分复位后的矢状位T₂WI显示定位正确，整个腺体位于ERC的敏感部分，注意运动伪影的存在，其沿着相位编码方向出现（在这种情况下是上-下方向）[17]。双端箭头：ERC的敏感部分；三角箭头：前列腺。

图3.1　填充钡的充气ERC的定位

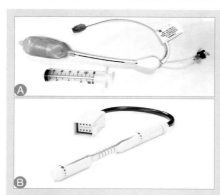

A.典型的单通道球囊充气ERC（eCoil，Medrad Inc，Warrendale，PA）还有一个用于球囊充气的60 cm³的注射器，蓝色条纹表示线圈前的（敏感）方向；B.双通道固体可重复使用相控阵ERC（Endo Coil Array，Hologic Inc.，Bedford，MA），刚性ERC的设计包括2个重叠线圈元件跨越8.5 cm长的线圈头部，最大直径为2.5 cm，如果放置得当，在肛门水平处明显变窄[17]。

图3.2　充气和非充气刚性ERC

ERC可减少腺体的几何变形，并提供更高的信噪比[15-16]。最近的研究表明，多通道刚性ERC可以提供更大的信噪比[17]。刚性ERC的缺点是增加了运动伪影（充气的球囊会减少直肠壁的运动）、不同患者使用时需要消毒（因为目前批准使用的是非一次性的产品）。

虽然ERC可以独立使用，但为了最大限度地提高信噪比，ERC通常与盆腔相控阵（pelvisphasedarray coil，PPA）线圈一起使用。ERC和盆腔相控阵线圈结合使用可以提高信噪比和视野（FOV）。两者共同使用时，前列腺内的信号通常由ERC占主导而非盆腔相控阵线圈（＞90%）[18]。ERC对年龄较大的患者尤其有利，因为此时盆腔相控阵线圈可能受到体表到前列腺距离的限制。与场强在1.5 T和3 T时使用的盆腔相控阵线圈相比，ERC对前列腺癌的分期准确性有所提高[11, 19]。ERC的优缺点见表3.1，ERC的禁忌证见表3.2[19]。

表3.1　ERC的优缺点

优点	缺点
提高 T₂WI 的空间分辨率	增加伪影（相位重影）
提高 DCE-MRI 的时间分辨率	造成前列腺的几何变形
提高 DWI、MRSI 的信噪比	增加检查费用
	增加操作时间
	患者不舒服
	腺体前部信号下降

表3.2　ERC的禁忌证

禁忌证
肛裂和狭窄
既往肛直肠手术，包括直肠端到端的吻合手术
炎症性肠病
肛门括约肌张力高，阻止 ERC 的插入
较大的痔疮

在1.5 T时不使用ERC进行MRI检查，对前列腺癌的分期是有争议的，并且许多学者认为这不是最佳选择。除场强和ERC外，其他因素也会影响信噪比，如接收器的带宽、线圈的设计及射频链效率。虽然在3 T

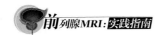

时使用ERC可以提高图像质量，但成本、设备可用性及患者接受度等因素也必须考虑在内。

3. 表面线圈

可以单独使用多通道盆腔相控阵线圈进行前列腺MRI检查，也可以与ERC组合使用。许多研究中心使用多通道心脏表面线圈，因为在较瘦的患者中可以增加盆腔中心的信噪比。目前的指南推荐，至少使用8或16通道阵列，如果单独使用ERC，至少要有16通道阵列[20]。虽然有些学者主张在1.5 T时使用ERC，以在合理的时间范围内获得诊断质量的图像[19, 21-22]，但目前的指南认为，在使用16通道阵列的前提下，场强为1.5 T时可单独使用盆腔相控阵线圈[20]，并强烈建议在1.5 T时使用ERC进行MRSI检查[2]。

多项研究表明，使用盆腔相控阵线圈进行3 T成像与使用ERC进行1.5 T成像具有相似的图像质量，对前列腺癌的分期具有相似的准确性[23-26]。在3 T时使用盆腔相控阵线圈进行成像，可作为对于无法接受或无法使用ERC患者的另一种选择。但是，有证据表明，相比于仅使用表面线圈的3 T成像，使用ERC在3 T时成像提高了对前列腺癌的检出[27]和分期准确度[11]。因此，不使用ERC在3 T时进行前列腺MRI检查，无论从患者还是从医师的角度来看，都可能是一个有吸引力的选择，了解放弃使用ERC所涉及的利弊是很重要的，最近的一项研究对20例接受3 T场强下MRI检查（有ERC和无ERC）的患者的51个肿瘤进行了分析，结果显示，使用ERC的MRI检查对肿瘤的检出具有更高的敏感度和阳性预测值，部分原因是小肿瘤的检出得到了提高[27]。图3.3中比较了场强为1.5 T和3 T时有无ERC的情况下获得的图像。

总之，对ERC的需求是有争议的。许多专家认为，场强为3 T时使用ERC可以最大限度地提高前列腺癌的分期准确度。但是，对于癌症的定位，许多研究在3 T时进行MRI检查却没有使用ERC。最具挑战性的硬件组合是不使用ERC的旧式1.5 T MRI系统。这样的系统在较小的癌症检出和前列腺包膜外侵犯方面可能受到更多的限制，医师应谨慎考虑。

三、脉冲序列

前列腺MRI检查方案应适合特定的患者、临床环境及可用的设备。

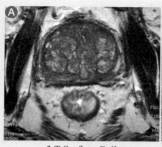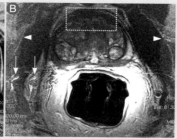

3 T Surface Coil 　　　　　1.5 T ERC + Coil

A.在3 T时，心脏相控阵表面线圈获得的轴位T_2WI（体素体积为0.5 mm×
0.5 mm×3.0 mm，激励次数NEX为2，采集时间为305 s）；B.在1.5 T时，
使用表面线圈和ERC获得的同一患者的轴位T_2WI（体素体积为0.27 mm×
0.43 mm×3.0 mm，NEX为1，采集时间为136 s），使用ERC的图像采集时间
更短、场强更低、体素体积更小，但信噪比较大，更有利于腺体内软组织细
节的观察，使用ERC对腺体前部的观察情况并没有显著提高，可以观察到信
号的下降和噪声的增加（颗粒状，方框）。注意：使用ERC时通常会看到相
位伪影（箭头），卷褶伪影也明显（三角箭头），这是使用表面线圈导致的
而不是ERC本身导致的。

图3.3　不同场强和接收线圈对图像质量的影响

所有的前列腺MRI检查至少应包括T_2WI和DWI序列。虽然也建议常规
采集DCE-MRI序列，但其目前是一个有争议的领域（详见第五章）。
其他解剖序列（如T_1WI）和功能序列（如MRSI）取决于临床情况，在
后文讨论。医师在检查时应避免不必要的序列，因为这样会延长扫描时
间，增加患者不适感并可能降低其依从性。

1. T_2WI

T_2WI是前列腺MRI检查的最重要序列，因其能够描绘解剖结构，
可以检出、定位和分期癌症，还可以评估前列腺外侵犯和精囊腺侵犯。

（1）成像技术

二维多平面T_2WI应该在轴向平面和至少另一个正交方向上（冠状位
或矢状位）获取，最好在所有三个平面中使用快速自旋回波序列（也称
涡轮自旋回波或快速获取与弛豫增强）。轴向图像应该在与直肠正交的
平面内覆盖前列腺和精囊腺，通常需要20～30个切片、使用3～4 mm的
层厚、没有层间距。

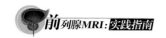

回波时间的选择，应该最大限度地对比外周带、移行带及前列腺癌和正常腺体组织之间的内在T$_2$值。在1.5 T时，癌组织、移行带和外周带的T$_2$值分别为82 ms、88 ms和122 ms[28]。通常使用100～130 ms的回波时间，TR为2～5 s来实现组织之间的最佳图像对比度。

应设置相位编码方向为左、右，频率编码方向为前、后，以防止与直肠运动有关的相位重叠伪影遮盖前列腺。

需要较高的空间分辨率来精确描绘前列腺解剖结构，并评估前列腺包膜外侵犯，应避免长回波链（＞35）以减少相关的图像模糊和空间分辨率的损失。遵循前列腺影像报告和数据系统第一版（PI-RADS v1）共识声明，表3.3提供了推荐的最小T$_2$WI参数[20]。

表3.3　推荐的T$_2$WI参数和方案

推荐的 T$_2$WI 参数	
场强	1.5 T 或 3 T
接收线圈	8 或 16 通道骨盆相控阵线圈 ± 直肠内线圈（可选）
抗蠕动的试剂	丁莨菪碱或胰高血糖素
平面取向	轴位和矢状位二维 T$_2$WI± 冠状位成像
层厚	1.5 T 时为 4 mm，3 T 时为 3 mm
层间距	无
平面分辨率	0.5 mm×0.5 mm ～ 0.7 mm×0.7 mm
视野	必须覆盖整个前列腺和精囊腺（12 ～ 20 cm）

来源：改编自PI-RADS v1共识声明，癌症检查方案，Barentz等，2012[20]。

另外，可以使用三维（3D）快速自旋回波序列作为常规二维多平面的辅助图像，如三维VISTA（Philips Medical Systems，Best，The Netherlands）、三维SPACE（Siemens Healthcare，Erlangen，Germany）和三维FSE-Cube（GE Healthcare，Milwaukee，WI）。这些序列使用具有可变翻转角的长时间回波序列，有效地获得高分辨率的各向同性三维图像。各向同性的采集在描绘精细的解剖细节时特别有用，并且可以区分病变。有研究表明，三维T$_2$WI可提高对接受过保留神经的根治性前列腺切除术患者的神经血管束的显示能力[29]。因为三维采集可以在任意平面重新调整方向，将来这些序列可能会在临床实践中替代二维多平面T$_2$WI，这将节省大量时间（在一项研究中，三维各向同性空间采集时间为3'52"，而三个正交平面的二维FSE图像采集时间为11 min) [30]。但是，二维和三维T₂WI的组织对比度并不相同 [31]，并且在某些情况下，三维图像的对比度在前列腺癌的检查中可能较差。此外，三维MRI比二维多层成像运动灵敏度更高，目前无法与二维成像序列的高分辨率（亚毫米）相匹配。由于这些限制，多平面二维成像仍然是临床实践的"金标准"。

（2）T₂WI上的解剖

据McNeal [32]报道，T₂WI可以显示前列腺的解剖分带（图3.4，文后彩图3.4，图3.5，文后彩图3.5）。在头尾方向，腺体是分为底部（膀胱以下）、中部和尖部。在组织学上，腺体分为4个区域：部分与膀胱壁的逼尿肌相连的前纤维肌肉间质、围绕尿道的移行带、围绕射精管的

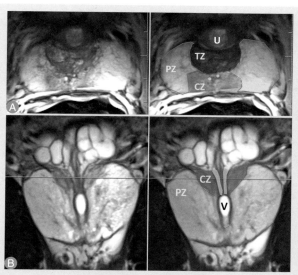

A.轴位图像；B.冠状位图像（水平线表示对应轴位图像的切片位置）。左列：未标记的图像；右列：彩色叠加描绘前列腺解剖区域。CZ：中央带（绿色），是射精管（黄色）外侧的垂直楔形组织，其基底紧贴腺体包膜；TZ：移行带（紫色），位于尿道（U）附近，靠近精阜水平，是良性前列腺增生结节的好发位置；PZ：外周带（蓝色），呈新月形，均匀的高信号，分布在腺体的后部和外侧；V：前列腺小囊肿。

图3.4 T₂WI上彩色编码分区前列腺解剖结构

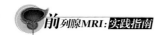

中央带和外周带。在年轻男性中，移行带在前列腺中所占的比例并不大，但随着年龄的增长和良性前列腺增生的发展，移行带所占的比例越来越大，约20%前列腺癌发生在移行带。外周带包含了大部分的腺组织（70%），约70%前列腺癌发生在外周带[33]。

在轴位T$_2$WI上，外周带表现为沿后壁和侧壁新月形的均匀高信号组织。在早期的研究中，中央带和移行带通常被一起称为"中央腺体"，在T$_2$WI上具有不均匀的中等或低信号。最近的研究表明，MRI可以准确区分移行带和中央带，大部分患者的中央带表现为较均匀的低T$_2$信号区[34]。因此，"中央腺体"应避免使用。

通过前列腺包膜分开前列腺与邻近的软组织，其在前列腺周围为薄的低信号缘（图3.6，文后彩图3.6），这是前列腺外侵犯的重要标志。医师应注意前列腺缺乏真正的包膜，从病理学上讲，前列腺包膜表现为薄带的同心肌组织，其前部和顶部不完整。神经血管束位于腺体后外侧5点钟和7点钟的位置，是前列腺外侵犯的重要途径。

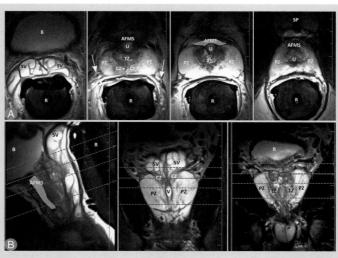

A.从前列腺基底部水平到尖部水平的连续轴位图像；B.分别为1个矢状位和2个冠状位图像（中间图像更靠后，右边图像更靠前），虚线表示连续轴向图像的切片位置。B：膀胱；SV：精囊腺；R：直肠；AFMS：前纤维肌肉间质（黄色）。

图3.5　T$_2$WI显示正常的前列腺解剖结构

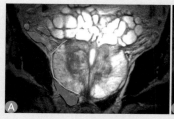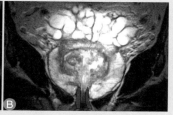

A.外侧静脉丛（蓝色）由蜿蜒的血管结构组成，沿前列腺两侧的精囊腺向外侧延伸，由于蜿蜒的静脉与邻近的前列腺外周脂肪之间形成的多重界面而产生相关的化学偏移，前列腺包膜（黄色）在前列腺周围呈薄的低信号线，是前列腺外侵犯的重要标志，图中也展示了提肛肌（绿色）；B.尿道横纹括约肌（红色）呈正常的外观和走行。

图3.6 T_2WI显示正常的前列腺周围解剖结构

（3）T_2WI上的病变

通常，T_2WI的外周带病变在正常腺体组织高信号的背景下表现为低信号，外周带内的癌灶呈圆形或界限不清的局灶性低信号（图3.7）。但是，这种表现是非特异性的，良性病变如前列腺炎、萎缩、出血、瘢痕和治疗后的改变可能会类似于外周带癌（图3.8）[35]。移行带内的癌灶在检查上面临更大的挑战，因为癌灶和移行带的信号特征可能重叠[36]。这些病灶通常表现为边缘不清的均匀肿块（"擦木炭画征"或"模糊指纹"），并可能呈透镜状、水滴状或针状（图3.9）。高级别恶性肿瘤的T_2信号强度往往低于低级别肿瘤[37]。

前列腺癌可能表现出腺体内和腺体外的侵袭性（前列腺外侵犯）行为，其中常见的转移途径包括精囊腺侵犯和神经血管束侵犯。在T_2WI上明确前列腺包膜的界限至关重要。T_2WI上前列腺包膜的明显分界对于评估至关重要，如肿瘤是在腺体内（T期≤2）还是侵犯到腺体外（T期≥3）。前列腺外侵犯在T_2WI上的特征表现为不对称、增厚或不规则的神经血管束，前列腺包膜的隆起，边缘不规则或尖锐，直肠前列腺角消失，肿瘤–包膜界面>1 cm和前列腺外浸润或膀胱壁侵犯[20]（图3.10）。精囊腺受累在T_2WI上的特征为精囊腺内的局灶性或弥漫性T_2低信号，前列腺底部和精囊腺之间的正常夹角消失，肿瘤直接从前列腺底部延伸到精囊腺周围[20]（图3.11）。

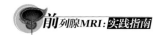

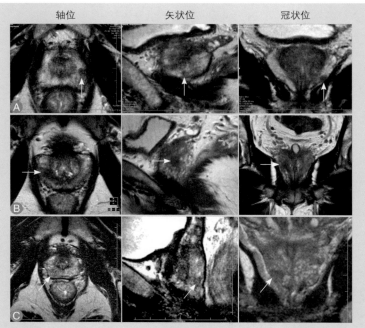

轴位　　　　　　　矢状位　　　　　　　冠状位

轴位（左）、矢状位（中）和冠状位（右）图像显示典型的外周带癌。A.一例69岁患者，PSA为7.95 ng/dL，在左侧外周带尖部有一个局限的低信号结节（Gleason评分为7分的癌）；B.一例74岁患者，PSA升高，主动监测下的图像显示在右侧外周带中部有一个均匀的低信号结节（Gleason评分为9分的癌）；C.一例56岁患者，PSA升高至2.2 ng/dL，在右后侧外周带尖部有一个细微的低信号结节（Gleason评分为7分的癌），DWI能更好地显示病灶。这个病例说明单独的正交平面对于鉴别和显示前列腺癌的重要性，特别是位于底部和尖部附近的前列腺癌。当矢状位和冠状位图像上都证实有结节时，医师应对疾病的诊断更有信心。

图3.7　正交多方位T$_2$WI上的外周带癌

前列腺外侵犯的T$_2$WI评估，在外科手术中具有重要作用。例如，MRI检查在评估患者能否进行保留神经的手术方面具有公认的实用性，并可以降低阳痿和尿失禁的风险。在接受传统开放式前列腺切除术的患者中，MRI检查可提高神经血管束手术的准确性[38]（图3.12）。最近，MRI检查已被证明可以改善机器人辅助腹腔镜下根治性前列腺切除术（robotic-assisted laparoscopic prostatectomy，RALP）中有关神经保留的

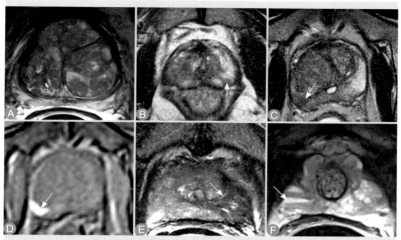

A.良性前列腺增生，在移行带内边缘有清晰的包膜结节，含有更多基质成分的结节通常呈T_2低信号，而含有更多腺体成分的结节呈T_2高信号，位于移行带的囊性萎缩区也呈T_2高信号；B.前列腺炎，在外周带呈带状或楔形T_2低信号（箭头），也可以在T_2WI上表现为弥漫低信号；C.出血，可表现为外周带（箭头）的T_2低信号，与恶性肿瘤类似；D.相应的T_1WI显示特征性的高信号（箭头）证实了出血的诊断；E.纤维化和肉芽肿性炎症，外周带左侧出现大面积低信号（箭头），与前列腺外侵犯的外周带癌相类似，强调了需要将T_2WI与额外的功能成像序列相结合，提高癌症检查的特异性；F.前列腺周围静脉扩张，在其他序列（如ADC或DCE-MRI）上可类似外周带癌，但在高分辨率的T_2WI上可以清楚地识别为具有液体红细胞压积水平的静脉，要确认这一诊断，要注意红细胞压积水平（箭头）的存在。

图3.8 良性前列腺病变和类似癌的T_2WI检查

决策[39]，手术者缺乏在开放手术中赖以确定肿瘤浸润程度的触觉反馈。

2. T_1WI

通常在轴位平面中使用二维或三维梯度回波序列获取T_1WI。这些图像对于活检后前列腺内出血的识别特别有用，表现为T_1WI上的高信号，一般位于外周带和精囊腺内（图3.8D），出血也会引起T_2信号缩短（图3.8C），并可能导致T_2WI上恶性肿瘤的假阳性判断。"出血排除"指出血相关的T_1信号缩短出现在非肿瘤区域。据推测，这与非癌区枸橼酸盐含量升高有关，导致正常前列腺中出血信号衰减的半衰期更长[40]。

出血可能会限制对mpMRI的解释。因此，如果T_1WI序列初步发现

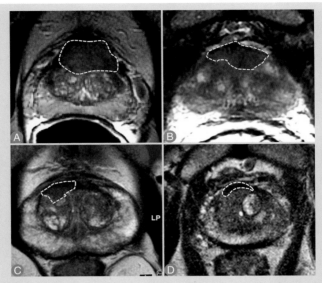

移行带和前纤维肌肉间质肿瘤边缘（虚线圈）通常不像外周带癌那样清晰。A.PSA≥10 ng/mL，病变位于前纤维肌肉间质和移行带中部，表现为体积较大、形状不规则的均匀低信号；B.病变位于前纤维肌肉间质基部，表现为透镜状、边界不清的低信号，边缘模糊（"擦木炭画征"或"模糊指纹"），以右侧边缘为著，患者在接受主动监测后，经靶向活检确诊Gleason评分为7分的癌；C.病变位于前纤维肌肉间质和移行带前部右侧，表现为透镜状的低信号，患者在主动监测下，PSA在过去的2年从2.6 ng/dL上升至4.0 ng/dL（Gleason评分为7分的癌）；D.PSA上升至11.0 ng/mL，病变位于前列腺中部移行带后部，表现为泪滴状的均匀低信号（Gleason评分为7分的癌）。

图3.9 T_2WI显示移行带和前纤维肌肉间质肿瘤

有出血，在临床情况允许的条件下，可以在3～4周重新安排检查[20]。但是，这种方法仍存在争议（详见本章"近期活检之后，MRI检查的时机"）。

T_1WI也用于评估局部淋巴结转移和骨转移，特别是当视野宽广时可以使用。与T_2WI相比，为了增加解剖覆盖面积和减少获取时间，T_1WI的空间分辨率更低，且是可以接受的。注意接受MRI检查的大多数中低危前列腺癌患者的检查或局部分期不需要专门的宽视野T_1WI[20]。

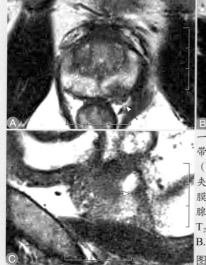
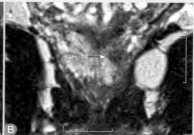

一例51岁患者，PSA为9.9 ng/dL，外周带左后部有一个边界清楚的低信号肿瘤（箭头），与右侧正常的直肠前列腺夹角相比，左侧直肠前列腺夹角可见包膜破坏，符合T$_{3a}$期病变。本例中前列腺外侵犯的肿瘤较多，有助于诊断，T$_2$WI可检出前列腺外侵犯。A.轴位；B.冠状位；C.矢状位。

图3.10 T$_2$WI显示前列腺外侵犯

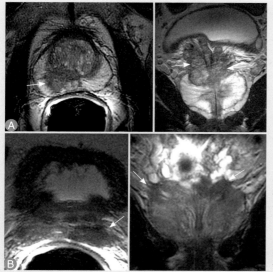

A.轴位T$_2$WI显示不规则低信号肿瘤，累及外周带和移行带右后侧（箭头），冠状位显示累及双侧精囊腺的低信号肿瘤（箭头），前列腺底部和精囊腺之间的正常夹角被阻断；B.轴位T$_2$WI显示位于外周带左后内侧和右后外侧的低信号结节（短箭头），左侧的精囊腺受累（长箭头），底部双侧前列腺外侵犯。轴位（左）和冠状位（右）。

图3.11 T$_2$WI显示精囊腺受累

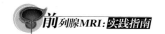
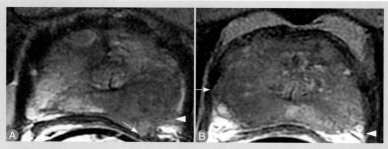

A.一例PSA为4.5 ng/dL且直肠指诊可见结节的患者,轴位显示外周带左侧一个大的低信号肿瘤(Gleason评分为9分的癌),直肠前列腺夹角消失,侵犯左侧神经血管束(三角箭头)和左侧直肠前壁(长箭头),因肿瘤太大,不适合手术,患者接受了放疗;B.一例PSA为3.7 ng/dL且直肠指诊为阴性的患者,轴位显示外周带右侧有大片边界不清的低信号区域(Gleason评分为8分的癌),肿瘤右后外侧缘呈刺状,前列腺外侵犯明显(长箭头),故手术中切除右侧神经血管束,注意左侧神经血管束和左侧直肠前列腺夹角(三角箭头)形态正常,外科医师可以放心地进行左侧保留神经的手术。

图3.12　T$_2$WI显示计划保留神经的手术

3. MRSI

MRSI是一种功能成像技术,可通过影像学检查估算给定生物组织内的代谢物浓度。与其他MR技术一样,MRSI中的信号从^{1}H获得。但是,频谱(而不是单个强度值)在每个体素处采样,并且代谢物的浓度是估计相对大小的峰在特征频率内的光谱。

前列腺癌中某些代谢物的浓度发生了变化,可以作为是否存在恶性肿瘤的生物标志物。与前列腺MRSI最相关的代谢物是枸橼酸盐(在2.6 ppm处以双峰形式存在)、肌酸(3.0 ppm)和胆碱(3.2 ppm)。正常前列腺组织中含量高的枸橼酸盐是由前列腺上皮细胞合成和分泌的,而胆碱的含量低[41](图3.13B)。在前列腺癌中枸橼酸盐的水平由于细胞功能的改变[42-43]和特征性导管形态的丧失而降低[44-45],而胆碱水平由于癌细胞内细胞膜合成和降解的改变而增加[46-47],导致胆碱与枸橼酸盐的比例升高(图3.13A,图3.13C,文后彩图3.13)。

肌酸在健康和恶性肿瘤组织之间的变化较小,很难与胆碱峰分离,因此胆碱和肌酸与枸橼酸的比例[(胆碱+肌酸)/枸橼酸盐,即CC/C]经常被采用。前列腺组织中的多胺,尤其是精胺含量也很高,在胆碱和肌酸之间有一个峰值，通常是重叠的。因此，胆碱、精胺和肌酸与枸橼酸盐比 [（胆碱+精胺+肌酸）/ 枸橼酸盐，即CSC/C] 有时也被使用，因为光谱无法分辨这三个峰[48]。重要的是，强耦合柠檬酸盐和精胺自旋系统的光谱取决于脉冲序列参数和场强。如果适当地考虑了这种依赖性，CSC/C可提供前列腺癌新陈代谢的定量标记，可以在不同的场强、供应商和机构之间进行比较[49]。

与其他MRI检查（如DCE-MRI和DWI）相比，MRSI在技术上更具挑战性，需要具备采集、后处理和解释方面的专业知识才能成功。对MRSI进行全面的描述超出了本章的范围，此处总结了主要的技术因素，读者如果想进一步了解，可以参考任何一篇近期发表的综述[48, 50-51]。

MRSI检出的代谢物浓度比水和脂质的浓度低得多，使其成为一种固有的信噪比低的技术，对硬件和脉冲序列设计都有意义。因此，建议在合理的时间内于1.5 T进行MRSI检查时使用ERC，而在3 T时可以选用ERC（虽然仍然很理想）。除提高信噪比外，在3 T时进行MRSI检查还可以提高光谱分辨率，因为沿光谱的峰间距（或色散）随场强线性

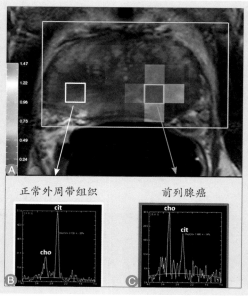

A.MRSI显示前列腺轴位T₂WI上的胆碱-枸橼酸盐比的彩色图；B.含有正常外周带组织体素的MRSI显示胆碱与枸橼酸盐的低比例（正如文中讨论的，胆碱峰经常与邻近的肌酸和多胺，特别是精胺峰重叠）；C.含有肿瘤体素的MRSI显示相对枸橼酸盐、胆碱峰增高，这是前列腺癌的特征之一[27]。

正常外周带组织　　　　前列腺癌

图3.13　正常前列腺组织和前列腺癌的MRSI检查

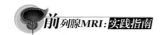

增加[52]。由于MRSI对磁化率的变化高度敏感，在ERC球囊中使用敏感性匹配的液体，并避免活检后出血时的成像尤其重要。

与单一体素或二维技术相比，前列腺MRSI检查使用三维化学位移成像和点分辨自旋回波谱（point-resolved spectroscopy，PRESS）体积进行定位。在获取感兴趣区体积（或PRESS框）时，必须参照T_2WI进行仔细选择，并最大限度地包括前列腺和排除前列腺外组织。这个"框"的定义是连续应用3个板沿x、y和z方向选择性激励脉冲。因为矩形PRESS框不符合前列腺的光滑轮廓，应沿着框的各个角落放置斜饱和带以消除前列腺外组织（尤其是前列腺外脂肪、精囊腺和直肠前壁）的信号，并提供匹配腺体的更好形状（图3.14，文后彩图3.14）。

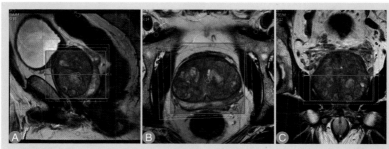

矢状位（图A）、轴位（图B）和冠状位（图C）叠加在T_2WI上的PRESS框（红色矩形）和斜饱和带（蓝色矩形）[27]。

图3.14　T_2WI上的PRESS检查

由于代谢物的线宽会因主场的不均匀性而变宽，因此，最佳的振幅对高质量波谱的获取至关重要。在这种情况下，磁化率的增加使得主场的均匀性更难保持[52]，在3 T时尤其如此。目前，匀场是通过结合使用标准制造商提供的自动垫片，必要时可以沿3个主轴进行手动调整。为了很好地抑制水和脂质，主场的均匀性也是必须的，这是用专门的激发脉冲获得的[52-55]，也可以检查比水和脂肪含量低得多的代谢物的波谱。

MRSI检查的另一个技术挑战是如何达到临床可接受的获取时间。由于波谱必须在没有读数梯度的情况下获得，三维空间编码需要3个嵌套的相位编码循环，导致即使相对较小的矩阵规模也需要很长的采集时间，如有研究显示，在1.5 T时使用0.7 cm³的有效体素需要17 min才能获得

MRSI数据集[56]，可以通过使用加权K空间采集和减少滤波采集时间[57]。在3 T时使用ERC可以在更合理的9 min内获得0.6 cm³的有效体素[58]。考虑到上述技术因素，MRSI检查需要更大的体素 (0.5～1 cm³) 来维持足够的信噪比和合理的采集时间。这具有临床意义，由于与邻近正常组织的部分容积平均效应，体积<0.5 cm³的肿瘤在MRSI检查中可能会漏诊。

MRSI采集完成后，通过特定供应商的软件分析执行包进行手动和自动化的后处理，其中包括来自不同线圈的数据元素的结合、傅里叶变换恢复的空间定位数据、频率和相位修正在前列腺B_0磁场的不均匀性、基线校正未压制的水和脂质信号、模型拟合的波谱数据和集成的各代谢物峰面积来确定每个代谢物的相对浓度[48]。

在选择合适的波谱拟合模型时，必须考虑硬件和采集中使用的脉冲序列，这是上述强耦合枸橼酸盐-精胺自旋系统对场强和脉冲序列参数的依赖造成的[48, 59]。MRSI检查可以显示为一个连续阵列的波谱和代谢物比率以覆盖大部分前列腺。由于其是在同一检查过程中获得的，因此，MRSI检查的光谱数据可以直接叠加在高分辨率的T_2WI上。解剖异常区域（T_2WI低信号）与代谢异常区域（CC/C比值升高）之间的相关性见图3.15。

波谱的解释需要前列腺的区域解剖学知识，如正常的中央带和移行带枸橼酸盐的含量明显低于外周带，而尿道、精囊腺和射精管附近的组织可能含有高水平的胆碱，因为这些结构中存在甘油磷酸酯胆碱[51]。排除无法解释的体素之后（如由于水或脂质抑制不足或被甘油磷酸胆碱污染），MRSI检查采取5分制评分系统，分数越高表示恶性的可能性越大[60-61]。大部分外周带的MRSI检查都被临床医师关注，体素的CC/C＞2个标准差，通常被认为是"可能是恶性的"，而CC/C＞3个以上标准差，则表示"很大可能是恶性"。虽然没有绝对阈值，这些比率受到场强和光谱质量等技术因素的影响[51]。要诊断前列腺癌，应该至少2个相邻体素的CC/C比平均值分别高2～3个标准差。

虽然MRSI检查能够区分前列腺癌和非癌组织[62]，一项精心设计的前瞻性多中心研究未能证明MRSI在前列腺癌的检查和定位方面比传统的T_2WI有任何额外的益处[63]。请注意，这是在1.5 T时MRI系统上完成的，此后，MRSI检查的质量有所提高（如上所述，在模型拟合中适当

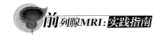

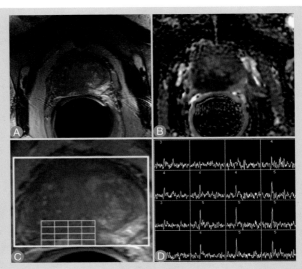

PSA为12 ng/dL，Gleason评分为9分。轴位T_2WI（图A）和ADC图（图B）显示肿瘤在外周带后内侧和移行带后侧呈扩散受限的低信号。与覆盖肿瘤4×4网格体素（图C）对应的MRSI（图D）显示胆碱峰升高、枸橼酸盐峰降低，与前列腺癌一致，光谱自动评分从1~5分，分数越高表示恶性肿瘤的可能性越大。

图3.15 一例64岁前列腺癌患者的MRSI检查

来源：由Antonio Westphalen医师提供。

考虑强耦合的精胺-枸橼酸盐自旋系统）。

　　MRSI检查到的代谢异常可以用于肿瘤分级，这些代谢异常与肿瘤侵袭性（Gleason评分）存在相关性[64]，扩散参数和T_2WI上的信号强度也与肿瘤侵袭性存在类似的相关性[65-66]。MRSI检查也存在局限性，在活检后出血的情况下，MRSI检查易受药敏作用的影响（要求活检和MRI检查之间的间隔至少为8周）[67]。另外，MRSI检查鉴别前列腺癌和良性病变的能力有限，如急性前列腺炎和良性前列腺增生[51]。这些限制导致MRSI检查在大多数检查机构中都是一种可选技术，并未包含在最新的前列腺mpMRI检查指南中（PI-RADS v2）。

　　总之，MRSI检查对于有经验的医师来说是一种潜在的、有用的前列腺癌诊断工具。但是，技术挑战和时间限制了其广泛应用。随着MRI检查的质量和信噪比的不断提高，人们将MRSI检查应用于高级别癌症的诊断，以及用MRSI检查代替DCE-MRI检查以消除注射对比剂的潜在需求。

4.DWI和DCE-MRI

虽然T_2WI检查对前列腺癌具有很高的敏感度[68-69]，但T_2异常信号的特异性较低，因此需要额外的功能成像技术来辅助。DWI和DCE-MRI检查可以提高mpMRI在前列腺癌检出、定位及分期中的准确性。DWI和DCE-MRI将分别在第四章和第五章中详细介绍。

四、提高图像质量、伪影和不足

1.近期活检之后，MRI检查的时机

TRUS引导活检后，常在外周带和精囊腺中观察到出血，81%的患者在活检后3周内发现出血，49%的患者在活检后3周以上发现出血[70]。血液可通过导管系统扩散到比根据活检针数量和轨迹所预期的更大范围，在某些情况下，可能扩散至整个外周带[70]。虽然有研究表明，活检后出血可能会对T_2WI的解释产生不利影响[70]，活检后MRI检查的最佳时机一直存在争议。活检后的改变会随着时间的流逝而减少，因此，医师建议患者在3～10周活检和进行MRI检查[20, 67]。但是，这些延迟并不总是可行的，对于患者和转诊医师来说可能不被接受，会违反治疗时间指南。事实上，多项研究表明，在使用mpMRI检查时，活检后延迟检查时间是不必要的[71-73]。例如，最近的一项研究发现，在有出血的情况下，T_2WI检查的敏感度有下降的趋势，但DWI或DCE-MRI的诊断效能没有显著下降，最重要的是mpMRI检查的整体准确性没有下降[72]。

作为预防措施，目前的指南建议，活检时间和MRI检查之间尽可能推迟6周，但也承认这并不总是可行或必要的[20]。

2.伪影和不足

前列腺MRI检查存在许多伪影，其中一些伪影是ERC特有的。首先，线圈的灵敏度曲线通常会产生"信号闪耀"伪影[18]，被认为是在ERC和直肠后壁软组织之间产生的高信号带（图3.16）。这是紧邻线圈的高信噪比造成的，并可能在外周带上产生强烈的信号梯度，使这个区域更难评估。一个相关的伪像是前列腺内的信号丢失，特别是在良性前列腺增生的情况下，可能会限制对移行带的评估。可以采用多种后处理

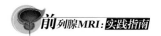

方法来考虑ERC的灵敏度曲线，并在整个图像上产生更均匀的信号[74]。但是，这种矫正是以增加的噪音为代价的，这可能也限制了对前列腺的评估（图3.17）。

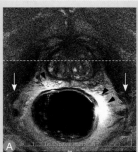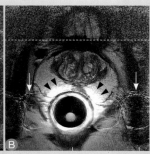

A.使用单通道球囊充气ERC（eCoil，Medrad Inc，Warrendale，PA）获得的图像；B.使用双通道固体可重复使用相控阵ERC（Endo Coil Array，Hologic Inc.，Bedford，MA）获得的图像。两幅图像都显示了特征性的"信号闪耀"伪影，是ERC与直肠后壁及外周带后侧相邻软组织交界处的高信号带（箭头）。请注意两幅图像的前路信号下降，在"噪声带"中可见（虚线），是直肠的距离导致信噪比降低，这些伪影是线圈灵敏度曲线的直接结果，是使用ERC造成的。典型的相位伪影（箭头）被视为复制，或沿相位编码方向（左右）位于ERC和邻近软组织之间的高信号"重影"，这些伪影可能限制对外周带后侧和神经血管束的评估。虽然相位重影在有无ERC的情况下都可能出现，但在使用ERC时更常见，使用刚性线圈时比使用充气ERC更严重。两幅图像的矩阵均为512×320，FOV为14 cm，层厚3 mm，场强1.5 T。

图3.16　轴位T_2WI显示与ERC使用相关的伪影

与其他器官一样，运动是前列腺MRI检查伪影的重要来源。运动伪影有2种形式，即模糊和相位重影。模糊更为直观，其是由于射频激发和回波形成之间的运动（即在一个单一的相位编码步骤内）而产生的，导致移动结构外观的锐度损失。相位重影是相位编码步骤之间的移动产生的。在获取相位编码数据时，由于自旋的位置不一致，导致相位误差的增加。如果运动具有周期分量，则运动组织的复制或"重影"将在整个图像宽度上投射，但仅在相位编码方向上投射，而与运动方向无关。因此，应始终将相位编码分为左、右方向，以便重影不会掩盖对前列腺的评估。虽然在有无ERC时都可以观察到运动伪影，但使用ERC时运动伪影更常见[18]，且更显著。具体来说，与ERC前部有关的相位重

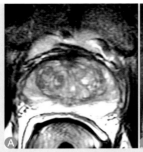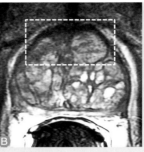

使用ERC在1.5 T时获得的轴位T$_2$WI，患者的前列腺前后径分别为3.2 cm（图A）和5.1 cm（图B）。前列腺增生较严重（虚线框）的患者腺体前部的信噪比（"颗粒化"）会降低，联合使用ERC和表面相控阵线圈提高腺体前部的信噪比，可以部分弥补这一影响。即使是联合使用，在肥胖患者中也可能获得较差的图像质量，因为腺体前部和表面线圈阵列之间的距离在肥胖患者中增加了。

图3.17　良性前列腺增生患者前列腺前部信噪比降低

影和直肠前壁可能会模糊对神经血管束的评估（图3.16）[14, 17-18]。在最近的一项研究中，相较于可充气球囊的ERC，刚性ERC的相位伪影更差[17]。对于这种刚性ERC，负相位重影的影响可以通过调整线圈的角度，引导伪影远离前列腺和神经血管束，并通过对ERC的定位对前列腺施加较小的压力，若压力过大，会在前后位（AP）上压迫腺体，并使相位重影更加接近。其他K空间采样策略，如周期性旋转重叠平行线增强重建（PROPELLER，General Electric Medical或BLADE（Siemens Healthcare）显示虽然降低了图像对比度，但可减少T$_2$WI中的运动伪影[75]。

与前列腺MRI检查相关的另一类伪影与磁化率相关。磁化率是所有材料的特性，表示材料在置于外部磁场时被磁化的程度。当两种磁化率不同的相邻材料并排放置时，它们的磁化程度不同，在主磁场中形成局部梯度或不均匀性。这导致不同敏感度组织之间的界面出现特有的伪影，如空气、骨骼、软组织和某些血液（如含铁血黄素）之间的界面。

在前列腺MRI检查中，磁化伪影可能与直肠内气体、金属植入物、活检后出血或ERC本身有关。这些伪影以几何失真、信号丢失和

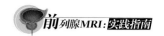

信号堆积的形式出现，由于固有的沿相位编码方向的低带宽，所以在单次平面回波成像（echo planar imaging，EPI），即DWI采集中最为明显[2, 76]。磁化伪影随磁场强度的增加而增加，可能会导致组织明显的体素移位[77]。磁化伪影通常很明显，但也可能很细微，可以模仿外周带的恶性肿瘤（图3.18），通过与多平面T₂WI的密切相关性能够避免这一不足。磁化效应也不利于MRSI的获取，其可导致谱线宽度的扩大和波谱分辨率的损失。基于这些原因，在使用球囊充气ERC进行前列腺MRI检查时，应使用与磁化率匹配的液体，如全氟化碳或钡。大多数充气ERC有双气囊，必须避免气囊内磁化率匹配的液体充盈不足，因充盈不足会在内外球囊之间产生稀薄的间隙，导致磁化伪影的产生（图3.19）。通过在较低的场强（1.5 T）下成像可以将磁化伪影最小化。在3 T时进行DWI检查，通过将单次EPI序列和短回波序列长度相结合减少相位误差，进而降低磁化伪影[2]。

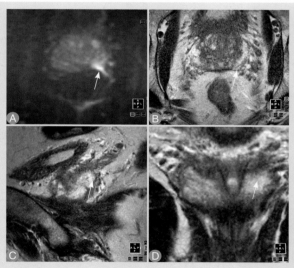

轴位DWI（图A）显示直肠-前列腺交界处的几何变形和信号"堆积"，造成外周带左后外侧产生明显的高信号（箭头）；轴位（图B）、矢状位（图C）和冠状位（图D）T₂WI上未见相应的结节（箭头），证实这是一种人为的扭曲，而不是真正的病变。

图3.18　前列腺癌的磁化伪影

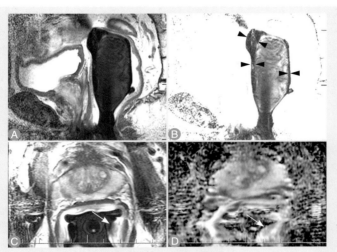

球囊充气的ERC填充与磁化率匹配的钡混悬液，获得前列腺矢状位T_2WI（图A），加厚的开窗（图B）显示在充满钡的内球囊和紧靠直肠壁的外球囊之间有一个薄的低信号空气间隙（箭头），由内球囊中钡充盈不足造成，当使用双球囊和磁化率匹配的钡悬浮液时成为隐患，轴位T_2WI（图C）和ADC图（图D）显示由于空气间隙引起的磁化伪影，如沿直肠左侧壁的几何变形（箭头），ADC图上的伪影更为严重，因其对磁化伪影的敏感度更高。

图3.19　磁化伪影与使用球囊充气的ERC和磁化率匹配钡混悬液时存在的空气间隙相关

　　除上述伪影外，ERC的位置对图像质量也有重要影响。评估图像上ERC的位置是为了证实矢状位上前列腺位于线圈敏感体积的中心（图3.1），并且线圈在轴位平面相对于前列腺没有过度旋转（＞20°）。ERC旋转不良可能导致线圈的敏感体积朝向骶骨侧，甚至向后。因此，线圈的插入和正确定位的评估只能由经过适当培训的人员（放射科医师或经过放射科培训的助手）进行。

五、患者准备

　　为了最大限度地减少与肠蠕动有关的运动伪影，医师建议在前列腺MRI检查之前常规使用解痉剂[20, 78]。最常用的两种药物是山莨菪碱和胰高血糖素。虽然这些药物可能对某些患者有益，但最近研究显示，与不使用解痉剂的MRI检查相比，使用山莨菪碱的患者，其图像有很小

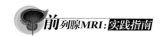

的改善[78-79]，在常规使用这些药物时，应考虑增加的成本和患者的不良反应。

为了最大限度地降低磁化伪影，在进行MRI检查之前，应清除直肠中的气体和粪便。在检查当天，造影前至少2 h，患者虽然可以通过快速灌肠可以消除粪便，但是，一些患者灌肠时可能会刺激肠蠕动而导致运动伪影增加。

为了排出直肠中的空气，可以通过一个小导管进行抽吸减压。有研究显示，在不使用ERC的情况下，患者俯卧位成像时，有助于将直肠中的空气移至远离前列腺的位置。

一些研究者建议，患者在前列腺MRI检查前应至少3天不射精[80]。因为有研究发现射精后即刻可观察到外周带内表观弥散系数（apparent diffusion coefficient，ADC）和T_2的定量变化，而这一变化可能影响前列腺癌的检出[81]。但是请注意，这一发现是在健康的年轻男性中观察到的，需要在老年受试者中（不论有无前列腺癌）进行验证。尽管如此，避免射精通常被建议作为一种预防措施。

六、总结

前列腺mpMRI检查有许多硬件和脉冲序列可供选择。在大多数情况下，在3 T的场强中，不论是否使用ERC，其检查结果都是可以接受的；在1.5 T的场强中，使用ERC的检查可以接受。在1.5 T的场强中，不使用ERC的检查可能对肿瘤的定位有影响，特别是在旧系统上，不提倡用于局部分期。高分辨率T_2WI是mpMRI检查的基础，对肿瘤定位和局部分期（包括前列腺外侵犯的评估）至关重要。DWI和DCE-MRI是功能成像技术，在提高T_2WI的敏感度和特异度方面发挥着重要作用，将在第四章和第五章进行详细介绍。虽然MRSI检查不是目前推荐mpMRI检查的一部分，由于考虑到钆对比剂的成本和安全性，其可作为DCE-MRI检查的替代品，可能在未来被广泛采用。另外，还需要提高MRSI采集图像的稳定性。

参考文献
(遵从原版图书著录格式)

[1] Mazaheri Y, Shukla-Dave A, Muellner A, Hricak H. MRI of the prostate: clinical relevance and emerging applications. J Magn Reson Imaging 2011; 33 (2): 258-274.

[2] Lagemaat MW, Scheenen TW. Role of high-field MR in studies of localized prostate cancer. NMR Biomed 2014; 27(1): 67-79.

[3] Rouvière O, Hartman RP, Lyonnet D. Prostate MR imaging at high-field strength: evolution or revolution? Eur Radiol 2006; 16(2): 276-284.

[4] Kuhl CK, Träber F, Schild HH. Whole-body high-field-strength (3.0-T) MR Imaging in Clinical Practice. Part I. Technical considerations and clinical applications. Radiology 2008; 246(3): 675-696.

[5] Hennig J, Scheffer K. Hyperechoes. Magn Reson Med 2001; 46(1): 6-12.

[6] Hennig J, Weigel M, Scheffer K. Multiecho sequences with variable refocusing flip angles: optimization of signal behavior using smooth transitions between pseudo steady states (TRAPS). Magn Reson Med 2003; 49(3): 527-535.

[7] de Bazelaire CM, Duhamel GD, Rofsky NM, Alsop DC. MR imaging relaxation times of abdominal and pelvic tissues measured in vivo at 3 T: preliminary results. Radiology 2004; 230(3): 652-659.

[8] Gibbs P, Liney GP, Pickles MD, Zelhof B, Rodrigues G, Turnbull LW. Correlation of ADC and T2 measurements with cell density in prostate cancer at 3.0 Tesla. Invest Radiol 2009; 44(9): 572-576.

[9] Fütterer JJ, Scheenen TW, Huisman HJ, Klomp DW, van Dorsten FA, Hulsbergen-van de Kaa CA et al. Initial experience of 3 tesla endorectal coil magnetic resonance imaging and 1H-spectroscopic imaging of the prostate. Investigative Radiology 2004; 39(11): 671-680.

[10] Torricelli P, Barberini A, Cinquantini F, Sighinolfi M, Cesinaro AM. 3-T MRI with phased-array coil in local staging of prostatic cancer. Acad Radiol 2008; 15(9): 1118-1125.

[11] Fütterer JJ, Engelbrecht MR, Jager GJ, Hartman RP, King BF, Hulsbergen-Van de Kaa CA et al. Prostate cancer: comparison of local staging accuracy of pelvic phased-array coil alone versus integrated endorectalpelvic phasedarray coils. Local staging accuracy of prostate cancer using endorectal coil MR imaging. Eur Radiol 2007; 17(4): 1055-1065.

[12] Fütterer JJ, Heijmink SW, Scheenen TW, Jager GJ, Hulsbergen-Van de Kaa CA, Witjes JA et al. Prostate cancer: local staging at 3-T endorectal MR imaging early experience. Radiology 2006; 238(1): 184-191.

[13] Bittencourt LK, Hausmann D, Sabaneeff N, Gasparetto EL, Barentsz JO. Multiparametric magnetic resonance imaging of the prostate: current concepts. Radiol Bras 2014; 47(5): 292-300.

[14] Noworolski SM, Crane JC, Vigneron DB, Kurhanewicz J.. A clinical comparison of rigid and inflatable endorectal-coil probes for MRI and 3D MR spectro-scopic imaging (MRSI) of the prostate. J Magn Reson Imaging 2008; 27 (5): 1077-1082.

[15] deSouza NM, Gilderdale DJ, Puni R, Coutts GA, Young IR. A solid reusable endorectal receiver coil for magnetic resonance imaging of the prostate: design, use,

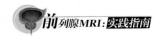

and comparison with an inflatable endorectal coil. J Magn Reson Imaging 1996; 6(5): 801-804.

[16] Noworolski SM, Reed GD, Kurhanewicz J, Vigneron DB. Post-processing correction of the endorectal coil reception effects in MR spectroscopic imaging of the prostate. J Magn Reson Imaging 2010; 32(3): 654-662.

[17] Haider MA, Krieger A, Elliott C, Da Rosa MR, Milot L. Prostate imaging: evaluation of a reusable two-channel endorectal receiver coil for MR imaging at 1.5 T. Radiology 2014; 270(2): 556-565.

[18] Shah ZK, Elias SN, Abaza R, Zynger DL, DeRenne LA, Knopp MV et al. Performance comparison of 1.5-T endorectal coil MRI with 3.0-T nonendorectal coil MRI in patients with prostate cancer. Acad Radiol 2015; 22(4): 467-474.

[19] Heijmink SW, Fütterer JJ, Hambrock T, Takahashi S, Scheenen TW, Huisman HJ et al. Prostate cancer: body-array versus endorectal coil MR imaging at 3 T comparison of image quality, localization, and staging performance. Radiology 2007; 244(1): 184-195.

[20] Barentsz JO, Richenberg J, Clements R, Choyke P, Verma S, Villeirs G et al. European Society of Urogenital Radiology. ESUR prostate MR guidelines 2012. Eur Radiol 2012; 22(4): 746-757.

[21] Hricak H, Choyke PL, Eberhardt SC, Leibel SA, Scardino PT. Imaging prostate cancer: a multidisciplinary perspective. Radiology 2007; 243(1): 28-53.

[22] Schnall MD, Lenkinski RE, Pollack HM, Imai Y, Kressel HY. Prostate: MR imaging with an endorectal surface coil. Radiology 1989; 172(2): 570-574.

[23] Beyersdorff D, Taymoorian K, Knösel T, Schnorr D, Felix R, Hamm B et al. MRI of prostate cancer at 1.5 and 3 T: comparison of image quality in tumor detection and staging. AJR. Am J Roentgenol 2005; 185(5): 1214-1220.

[24] Park BK, Kim B, Kim CK, Lee HM, Kwon GY. Comparison of phased-array 3.0-T and endorectal 1.5-T magnetic resonance imaging in the evaluation of local staging accuracy for prostate cancer. J Comput Assist Tomog 2007; 31 (4): 534-538.

[25] Sosna J, Pedrosa I, Dewolf WC, Mahallati H, Lenkinski RE, Rofsky NM. MR imaging of the prostate at 3 Tesla: comparison of an external phasedarray coil to imaging with an endorectal coil at 1.5 Tesla. Acad Radiol 2004; 11 (8): 857-862.

[26] Torricelli P, Cinquantini F, Ligabue G, Bianchi G, Sighinolfi P, Romagnoli R. Comparative evaluation between external phased array coil at 3 T andendorectal coil at 1.5 T: preliminary results. J Comput Assist Tomog 2006; 30 (3):355-361.

[27] Turkbey B, Merino MJ, Gallardo EC, Shah V, Aras O, Bernardo M et al. Comparison of endorectal coil and nonendorectal coil T2 W and diffusion-weighted MRI at 3 Tesla for localizing prostate cancer: correlation with whole-mount histopathology. J Magn Reson Imaging 2014; 39(6): 1443-1448.

[28] Gibbs P, Tozer DJ, Liney GP, Turnbull LW. Comparison of quantitative T2 mapping and diffusion-weighted imaging in the normal and pathologic prostate. Magnetic Magn Reson Med 2001; 46(6): 1054-1058.

[29] Panebianco V, Sciarra A, Osimani M, Lisi D, Ciccariello M, Salciccia S et al. 2D and 3D T2-weighted MR sequences for the assessment of neurovascular bundle changes after nerve-sparing radical retropubic prostatectomy with erectile function correlation. Eur Radiol 2009; 19(1): 220-229.

[30] Rosenkrantz AB, Neil J, Kong X, Melamed J, Babb JS, Taneja SS et al. Prostate cancer: Comparison of 3D T2-weighted with conventional 2D T2-weighted imaging for image quality and tumor detection. AJR. Am J Roentgenol 2010; 194(2): 446-452.

[31] Lichy MP, Wietek BM, Mugler JP III Horger W, Menzel MI, Anastasiadis A et al. Magnetic resonance imaging of the body trunk using a single-slab, 3-dimensional, T2-weighted turbo-spin-echo sequence with high sampling efficiency (SPACE) for high spatial resolution imaging: initial clinical experiences. Inves-tigative Radiology 2005; 40(12): 754-760.

[32] McNeal JE. The zonal anatomy of the prostate. The Prostate 1981; 2(1): 35-49.

[33] Claus FG, Hricak H, Hattery RR. Pretreatment evaluation of prostate cancer: role of MR imaging and 1 H MR spectroscopy. Radiographics 2004; 24 Suppl 1: S167-S180.

[34] Vargas HA, Akin O, Franiel T, Goldman DA, Udo K, Touijer KA et al. Normal central zone of the prostate and central zone involvement by pros-tate cancer: clinical and MR imaging implications. Radiology 2012; 262 (3): 894-902.

[35] Murphy G, Haider M, Ghai S, Sreeharsha B. The expanding role of MRI in prostate cancer. AJR. Am J Roentgenol 2013; 201(6): 1229-1238.

[36] Puech P, Betrouni N, Makni N, Dewalle AS, Villers A, Lemaitre L. Computer-assisted diagnosis of prostate cancer using DCE-MRI data: design, implementation and preliminary results. Int J Comput Assist Radiol surg 2009; 4(1): 1-10.

[37] Sung YS, Kwon HJ, Park BW, Cho G, Lee CK, Cho KS et al. Prostate cancer detection on dynamic contrast-enhanced MRI: computer-aided diagnosis versus single perfusion parameter maps. AJR. Am J Roentgenol 2011; 197 (5): 1122-1129.

[38] Hricak H, Wang L, Wei DC, Coakley FV, Akin O, Reuter VE et al. The role of preoperative endorectal magnetic resonance imaging in the decision regarding whether to preserve or resect neurovascular bundles during radical retropubic prostatectomy. Cancer 2004; 100(12): 2655-2663.

[39] McClure TD, Margolis DJ, Reiter RE, Sayre JW, Thomas MA, Nagarajan R et al. Use of MR imaging to determine preservation of the neurovascular bundles at robotic-assisted laparoscopic prostatectomy. Radiology 2012; 262(3): 874-883.

[40] Barrett T, Vargas HA, Akin O, Goldman DA, Hricak H. Value of the hemorrhage exclusion sign on T1-weighted prostate MR images for the detection of prostate cancer. Radiology 2012; 263(3): 751-757.

[41] Kurhanewicz J, Swanson MG, Nelson SJ, Vigneron DB. Combined magnetic resonance imaging and spectroscopic imaging approach to molecular imaging of prostate cancer. J Magn Reson Imaging 2002; 16(4): 451-463.

[42] Costello LC, Franklin RB. Concepts of citrate production and secretion by prostate. 1. Metabolic relationships. Prostate 1991; 18(1): 25-46.

[43] Costello LC, Franklin RB. Concepts of citrate production and secretion by prostate: 2. Hormonal relationships in normal and neoplastic prostate. Prostate 1991; 19(3): 181-205.

[44] Kahn T, Bürrig K, Schmitz-Dräger B, Lewin JS, Fürst G, Mödder U. Prostatic carcinoma and benign prostatic hyperplasia: MR imaging with histopathologic correlation. Radiology 1989; 173(3): 847-851.

[45] Schiebler ML, Tomaszewski JE, Bezzi M, Pollack HM, Kressel HY, Cohen EK et al. Prostatic carcinoma and benign prostatic hyperplasia: correlation of high-resolution

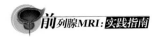

MR and histopathologic findings. Radiology 1989; 172(1): 131-137.

[46] Aboagye EO, Bhujwalla ZM. Malignant transformation alters membrane choline phospholipid metabolism of human mammary epithelial cells. Cancer Res 1999; 59(1): 80-84.

[47] Daly PF, Lyon RC, Faustino PJ, Cohen JS. Phospholipid metabolism in cancer cells monitored by 31 P NMR spectroscopy. J Biol chem 1987; 262 (31):14875-14878.

[48] Kobus T, Wright AJ, Scheenen TW, Heerschap A. Mapping of prostate cancer by 1 H MRSI. NMR Biomed 2014; 27(1): 39-52.

[49] Kobus T, Wright AJ, Weiland E, Heerschap A, Scheenen TW. Metabolite ratios in 1 H MR spectroscopic imaging of the prostate. Magn Reson Med 2015; 73 (1): 1-12.

[50] Posse S, Otazo R, Dager SR, Alger J. MR spectroscopic imaging: principles and recent advances. J Magn Reson Imaging 2013; 37(6): 1301-1325.

[51] Verma S, Rajesh A, Fütterer JJ, Turkbey B, Scheenen TW, Pang Y et al. Prostate MRI and 3D MR spectroscopy: how we do it. AJR. Am J Roentgenol 2010; 194 (6): 1414-1426.

[52] Cunningham CH, Vigneron DB, Chen AP, Xu D, Hurd RE, Sailasuta N et al. Design of symmetric-sweep spectral-spatial RF pulses for spectral editing. Megn Reson Med 2004; 52(1): 147-153.

[53] Mescher M, Merkle H, Kirsch J, Garwood M, Gruetter R. Simultaneous in vivo spectral editing and water suppression. NMR Biomed 1998; 11(6): 266-272.

[54] Schricker AA, Pauly JM, Kurhanewicz J, Swanson MG, Vigneron DB. Dualband spectral-spatial RF pulses for prostate MR spectroscopic imaging. Magn Reson Med 2001; 46(6): 1079-1087

[55] Star-Lack J, Nelson SJ, Kurhanewicz J, Huang LR, Vigneron DB. Improved water and lipid suppression for 3D PRESS CSI using RF band selective inversion with gradient dephasing (BASING). Magn Reson Med 1997; 38(2): 311-321.

[56] Weinreb JC, Blume JD, Coakley FV, Wheeler TM, Cormack JB, Sotto CK et al. Prostate cancer: sextant localization at MR imaging and MR spectroscopic imaging before prostatectomy results of ACRIN prospective multiinstitutional clinicopathologic study. Radiology 2009; 251(1): 122-133.

[57] Heerschap A, Jager GJ, van der Graaf M, Barentsz JO, Ruijs SH. Proton MR spectroscopy of the normal human prostate with an endorectal coil and a double spin-echo pulse sequence. Magn Reson Med 1997; 37(2): 204-213.

[58] Yakar D, Heijmink SW, Hulsbergen-van de Kaa CA, Huisman H, Barentsz JO, Fütterer JJ et al. Initial results of 3-dimensional 1H-magnetic resonance spectroscopic imaging in the localization of prostate cancer at 3 Tesla: should we use an endorectal coil? Invest Radiol 2011; 46(5): 301-306.

[59] Hegde JV, Mulkern RV, Panych LP, Fennessy FM, Fedorov A, Maier SE et al. Multiparametric MRI of prostate cancer: an update on state-of-the-art techniques and their performance in detecting and localizing prostate cancer. J Magn Reson Imaging 2013; 37(5): 1035-1054.

[60] Fütterer JJ, Scheenen TW, Heijmink SW, Huisman HJ, Hulsbergen-Van de Kaa CA, Witjes JA et al. Standardized threshold approach using three-dimensional proton magnetic resonance spectroscopic imaging in prostate cancer localization of the entire prostate. Invest Radiol 2007; 42(2): 116-122.

[61] Jung JA, Coakley FV, Vigneron DB, Swanson MG, Qayyum A, Weinberg V et al. Prostate depiction at endorectal MR spectroscopic imaging: investigation of a standardized evaluation system. Radiology 2004; 233(3): 701-708.

[62] Scheenen TW, Fütterer J, Weiland E, van Hecke P, Lemort M, Zechmann C et al. Discriminating cancer from noncancer tissue in the prostate by 3-dimensional proton magnetic resonance spectroscopic imaging: a prospective multicenter validation study. Investigative Radiology 2011; 46(1): 25-33.

[63] Beyersdorff D, Taupitz M, Winkelmann B, Fischer T, Lenk S, Loening SA et al. Patients with a history of elevated prostate-specific antigen levels and negative transrectal US-guided quadrant or sextant biopsy results: value of MR imaging. Radiology 2002; 224(3): 701-706.

[64] Haider MA, van der Kwast TH, Tanguay J, Evans AJ, Hashmi AT, Lockwood G et al. Combined T2-weighted and diffusion-weighted MRI for localization of prostate cancer. AJR. Am J Roentgenol 2007; 189(2): 323-328.

[65] Kim CK, Park BK, Lee HM, Kwon GY. Value of diffusion-weighted imaging for the prediction of prostate cancer location at 3 T using a phasedarray coil: preliminary results. Invest Radiol 2007; 42(12): 842-847.

[66] Lim HK, Kim JK, Kim KA, Cho KS. Prostate cancer: apparent diffusion coefficient map with T2-weighted images for detection a multireader study. Radiology 2009; 250(1): 145-151.

[67] Qayyum A, Coakley FV, Lu Y, Olpin JD, Wu L, Yeh BM et al. Organ-confined prostate cancer: effect of prior transrectal biopsy on endorectal MRI and MR spectroscopic imaging. AJR. Am J Roentgenol 2004; 183(4): 1079-1083.

[68] Kim JK, Hong SS, Choi YJ, Park SH, Ahn H, Kim CS et al. Wash-in rate on the basis of dynamic contrast-enhanced MRI: usefulness for prostate cancer detection and localization. J Magn Reson Imaging 2005; 22(5): 639-646.

[69] Ocak I, Bernardo M, Metzger G, Barrett T, Pinto P, Albert PS et al. Dynamic contrast-enhanced MRI of prostate cancer at 3 T: a study of pharmacokinetic parameters. AJR. Am J Roentgenol 2007; 189(4): 849.

[70] White S, Hricak H, Forstner R, Kurhanewicz J, Vigneron DB, Zaloudek CJ et al. Prostate cancer: effect of postbiopsy hemorrhage on interpretation of MR images. Radiology 1995; 195(2): 385-390.

[71] Park KK, Lee SH, Lim BJ, Kim JH, Chung BH. The effects of the period between biopsy and diffusion-weighted magnetic resonance imaging on cancer staging in localized prostate cancer. BJU Int 2010; 106(8): 1148-1151.

[72] Rosenkrantz AB, Mussi TC, Hindman N, Lim RP, Kong MX, Babb JS et al. Impact of delay after biopsy and post-biopsy haemorrhage on prostate cancer tumour detection using multi-parametric MRI: a multireader study. Clin Radiol 2012; 67(12): e83-e90.

[73] Tamada T, Sone T, Jo Y, Yamamoto A, Yamashita T, Egashira N et al. Prostate cancer: relationships between postbiopsy hemorrhage and tumor detectability at MR diagnosis. Radiology 2008; 248(2): 531-539.

[74] Belaroussi B, Milles J, Carme S, Zhu YM, Benoit-Cattin H. Intensity non-uni-formity correction in MRI: existing methods and their validation. Med Image Anal 2006; 10(2): 234-246.

[75] Rosenkrantz AB, Bennett GL, Doshi A, Deng FM, Babb JS, Taneja SS, T2-weighted

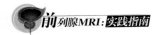

imaging of the prostate: Impact of the BLADE technique on image quality and tumor assessment. Abdom Imaging 2015; 40(3): 552-559.

[76] Mazaheri Y, Vargas HA, Nyman G, Akin O, Hricak H. Image artifacts on prostate diffusion-weighted magnetic resonance imaging: trade-offs at 1.5 Tesla and 3.0 Tesla. Acad Radiol 2013; 20(8): 1041-1047.

[77] Kuhl CK, Gieseke J, von Falkenhausen M, Textor J, Gernert S, Sonntag C et al. Sensitivity encoding for diffusion-weighted MR imaging at 3 T: intraindividual comparative study. Radiology 2005; 234(2): 517-526.

[78] Wagner M, Rief M, Busch J, Scheurig C, Taupitz M, Hamm B et al. Effect of butylscopolamine on image quality in MRI of the prostate. Clin Radiol 2010; 65(6): 460-464.

[79] Roethke MC, Kuru TH, Radbruch A, Hadaschik B, Schlemmer HP. Prostate magnetic resonance imaging at 3 Tesla: Is administration of hyoscine-Nbutyl-bromide mandatory? World J Radiol 2013; 5(7): 259-263.

[80] Sankineni S, Osman M, Choyke PL. Functional MRI in prostate cancer detection. Biomed Res Int 2014; 2014: 590638.

[81] Medved M, Sammet S, Yousuf A, Oto A. MR imaging of the prostate and adjacent anatomic structures before, during, and after ejaculation: qualitative and quantitative evaluation. Radiology 2014; 271(2): 452-460.

(John Conklin and Masoom A. Haider)

第四章

前列腺弥散加权成像

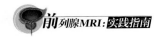

一、简介

传统的T₂WI检查在临床上主要用于前列腺癌的局部分期，以评估肿瘤是否局限在器官内。近几年，随着DCE-MRI、MRSI和DWI序列的出现，形成了mpMRI的概念，并被常规应用于前列腺癌的治疗中[1]。其中，DWI序列目前获得了最广泛的认可，因其在前列腺癌的病灶定位方面具有很高的准确性。具体来说，前列腺癌中管腔的出现、导管空间的丧失及细胞密度的增加，有助于水分子的"自由"扩散，而DWI对此进行了评估[2]。此外，DWI作为肿瘤侵袭性的无创生物标志物，具有潜在作用[3]。本章回顾了DWI检查的技术特点及其在前列腺癌治疗中的作用。

二、技术方面

传统的MRI检查基于水分子（¹H₂O）的¹H信号。人体内的水分子具有恒定的布朗运动，这是DWI研究的一个特性。高浓度的¹H₂O提供了一个强烈的信号，由此可以生成图像。尽管如此，DWI的显像原理与常规MRI不同[4]。DWI评估在2个扩散敏感梯度的间隔内水分子的位移。在简单的液体中，¹H₂O渗漏是"自由的"。而在生物组织中，由于水分子的位移受阻（主要由细胞膜造成），扩散受到限制。水分子运动受限制的程度与细胞密度成正比（图4.1）。

在细胞密度较小的组织中，¹H₂O可以在细胞外间隙相对自由地移动。但是，细胞数量和细胞膜通常在肿瘤组织中增加。细胞膜是疏水性的，对细胞外空间内水分子的运动起阻碍作用，从而导致扩散限制。

要使用DWI测量水分子的运动，最常用的是单次激发平面回波成像的自旋回波脉冲序列（图4.2），该序列会在180°重聚脉冲之前和之后施加等强度的矩形梯度脉冲。第一个梯度脉冲激发水分子的起始相位，静态的水分子将被第二个梯度脉冲完全复位，因而测量信号强度没有任何显著变化。相比之下，移动的水分子因为位移而不会被第二个梯度脉冲完全复位，从而导致获得的DWI信号丢失。这些梯度脉冲的强度大部分是由梯度的振幅决定，由DWI序列的b值反映出来。使用更强的梯度脉冲（用更大的b值表示）可以提高DWI序列对水分子运动的敏感度。

本段提供了用于扫描DWI的样本采集参数。这些参数的选择必须考

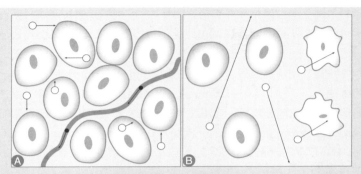

A.具有高细胞密度和完整细胞膜的组织，因细胞外空间很小，细胞外空间（白箭头）内的水分子扩散运动受到阻碍，并且细胞膜也为水分子的"自由"扩散造成了障碍，毛细血管内（红箭头）的水分子也能够通过DWI进行评估，这些水分子移动更快，从而影响扩散指标；B.具有低细胞密度和（或）细胞膜缺陷的组织，细胞外空间增加，水分子的"自由"扩散，尤其是细胞外和细胞内之间空间扩散程度增加。

图4.1 水分子扩散运动示意

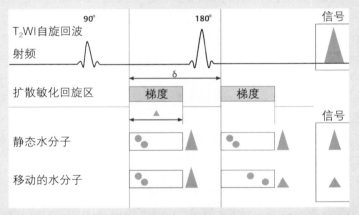

在快速自旋回波序列的180° 重聚脉冲前后分别施加2个强度相同的矩形梯度脉冲。δ（扩散时间）是2个梯度回波之间的时间间隔，Δ（梯度时间）是整个梯度回波应用的时间。静态水分子将被第二个梯度脉冲完全复位，而测量到的信号强度（信号）无任何变化。对于移动的水分子，由于位移，不会被第二个梯度脉冲完全复位，从而导致DWI信号的丢失。

图4.2 水扩散指标示意

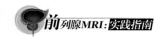

虑DWI上常见的敏感度和失真伪影的存在[4]。例如，应将回波时间设置为尽可能的最小值，以帮助减少此类伪影。降低系数为2（信噪比非常高时为3）的平行成像也有助于减少失真，可以部分降低回波时间，因此，应该常规使用。视野（FOV，约220 mm×220 mm）应缩小到适合前列腺的大小。使用3.0~3.5 mm的层厚和约108×108的矩阵来提供足够的信噪比和空间分辨率，应用过采样来防止在视野降低的情况下可能出现的混叠伪影。由此产生的分辨率（约1.2 mm×1.2 mm×3.5 mm）允许DWI与T₂WI配准，这可能有助于阅片者识别可疑病灶[5]。接收器的带宽在读出方向被设置为1493 Hz，以防止化学位移伪影。在延长的采集持续时间内，多个层面激发和对信号取平均值（如10~20个信号平均值）改善了信号强度和对比度/噪声比（contrast to noise ratio，CNR）。使用先进的系统，有可能为每个b值获得不同数量的信号平均值，从而允许以一种省时的方式在最高b值时获得一个高数值的信号平均值。为了有足够的信号平均值来获得信噪比，5~8 min的总采集时间是比较合理的。无论是在3 T还是在1.5 T[6]场强中，为了提高空间分辨率和减少伪影，可以使用ERC且通过更薄的间隔（2.5 mm）和更小的视野进行成像，但会造成信噪比和CNR的损失。Medve等人的研究表明，较高的空间分辨率（体素大小为3.1 mm³ *vs.* 6.7 mm³）弥补了CNR降低的影响，并提供了更好的病变显著性和整体图像质量[6]。这种序列调整可能有助于提高对小的或者散在分布的前列腺癌的检查效果。

前列腺DWI的定性评估包括对信号衰减程度的评估，该评估包括两组数据：ADC图像和高b值图像。

三、高b值图像

为了增加前列腺内肿瘤灶的显著性，应该常规获取高b值（≥800 s/mm²）的DWI。根据水分子信号衰减程度的差异，较高的b值提供了更好的组织对比。当b值<800 s/mm²时，使用DWI对肿瘤的可视化检查会受到限制，因为在这些b值图像中，T₂WI贡献很大，因此，所显示的信号强度既反映了水分子的扩散，也反映了T₂弛豫时间。良性前列腺组织可能有较长的T₂弛豫时间，因此，在DWI上也会呈现高信号，这可能会掩盖肿瘤灶的高信号（图4.3）。即使在使用高b值

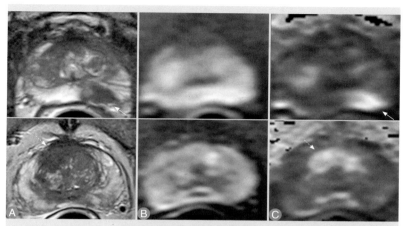

T$_2$WI（图A）显示病变位于外周带左后侧和移行带右前侧，但在b=1000 s/mm^{2}的DWI（图B）上观察不到，部分原因是良性前列腺组织的T$_2$弛豫时间长导致的T$_2$穿透效应。病变在b=1600 s/mm^{2}的DWI（箭头，图C）上可以很好地显示，因为弥散加权的强度更高，减弱了T$_2$穿透效应。实线箭头：外周带左后侧病变；虚线箭头：移行带右前侧病变。

图4.3 T$_2$穿透效应

（800～1000 s/mm^2）时，T$_2$透过效应造成的肿瘤模糊现象也是常见的。一项研究表明，在该b值范围内，只有不到一半的病例可以观察到肿瘤[7]。

提高肿瘤可见度的一种方法是使用短的回波时间（≤90 ms），以降低T$_2$的权重，从而降低T$_2$透过效应。提高肿瘤灶清晰度的更有效方法是选择超高的b值（≥1400 s/mm^2），这会进一步加强扩散加权的效果，对良性前列腺组织有更大的抑制作用（图4.4），因此与标准的高b值相比，超高b值会提高DWI检查前列腺癌的灵敏度（图4.5，文后彩图4.5）。在一项关于41例经活检证实的前列腺癌患者的研究中，在3 T场强中获得了5个不同b值（0、1000 s/mm^2、1500 s/mm^2、2000 s/mm^2、2500 s/mm^2）的DWI检查。Metens等人的研究表明，b值为1500 s/mm^{2}和b值为2000 s/mm^{2}时，肿瘤可见度最高；b值为1500 s/mm^{2}时，CNR最好，因此支持使用超高b值[8]。同样，Katahira等人在一项关于201例已经接受根治性前列腺切除术患者的研究中，通过3个阅片者独立评估后发现，

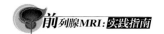

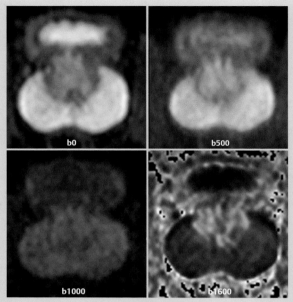

当b值从50 s/mm²（低）增加到500 s/mm²（中），再到1000 s/mm²（高），再到1600 s/mm²（超高，在本例中是计算得到的）时，由于弥散加权强度随b值的升高而升高，良性前列腺组织的抑制作用也逐渐增加。

图4.4　b值对良性前列腺显影的影响

b值为2000 s/mm²的图像敏感度（73.2%）、特异度（89.7%）和准确性（84.2%）显著高于b值为1000 s/mm²的图像（敏感度61.2%、特异度82.6%、准确性75.5%）[9]。这在Rosenkrantz等人的研究中得到了证实，他们的研究纳入了29例患者，同样以根治性前列腺切除术得到的病理报告为"金标准"，由2个阅片者独立观察图像。b值为2000 s/mm²的DWI检查对肿瘤灶的灵敏度明显高于b值为1000 s/mm²时的灵敏度[10]。

　　虽然超高b值对肿瘤的检查有价值，但直接获取这种b值是具有挑战性的。当b值>1000 s/mm²时，伪影可能会非常明显，信噪比也非常低，从而降低了图像质量。在某些系统上为了获取超高b值的图像，可能需要更长的回波时间，从而导致更大的失真伪像。虽然可以使用更多的信号平均值来保持足够的信噪比，但会延长整个扫描时间。在超高b值下，

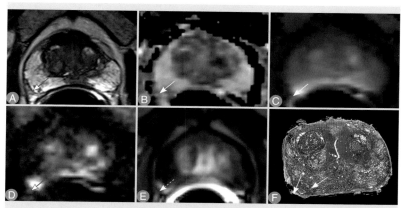

病变在T₂WI（图A）和ADC图（图B）上几乎观察不到；b=2000 s/mm²（图D）与b=1000 s/mm²（图C）的DWI相比，外周带右后侧病变的清晰度增加；DCE-MRI（图E）显示前列腺周围血管区域强化（虚线箭头），但病变内强化不明显；根治性前列腺切除术的组织病理图（图F）显示病变的Gleason评分为4+3分，伴有微小的前列腺外侵犯。实线箭头：外周带右后侧病变。

图4.5 超高b值DWI有助于检出前列腺癌

充分的信噪比可以通过在3 T或1.5 T时使用ERC来提供，为了避免这一限制，可以通过推算DWI曲线的信号衰减来从一组b值较低的图像中计算超高b值（≥1400 s/mm²）。这种方法已经实现了商业化（图4.6）。这些通过计算得到的超高b值可以提供类似于直接获取的超高b值图像的对比度，有助于提高肿瘤的检出，但与标准高b值图像相比，无须额外的采集时间。此外，这些图像避免了在直接获取超高b值图像时出现更大的失真伪影所带来的技术挑战，如不需要对回波时间进行任何调整。有几项研究将活检结果[11-12]或根治性前列腺切除术[13]的病理结果作为标准，展示了计算超高b值图像的临床应用。例如，Maas等人在一项对42例经活检证实的前列腺癌患者的研究中，在3 T场强中使用盆腔相控阵线圈进行成像，直接获取b值为1400 s/mm²的图像和通过计算得到的高b值图像的CNR相似[11]。他们得到的结论是，可以使用计算得到的图像代替在b值为1400 s/mm²时获得的图像，以提高病灶轮廓的显著性。此外，研究者还表明，通过将计算得到的b值提高到5000 s/mm²，可以进

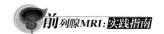

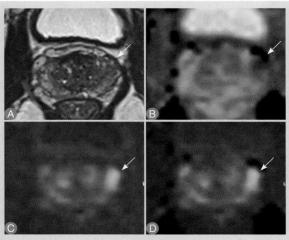

外周带左前侧病变在T₂WI（图A）上显示不清，但在ADC图（图B）上清晰可见；在直接获得的b值（1600 s/mm²）的DWI（图C）、根据b值（分别为50 s/mm²、500 s/mm²和1000 s/mm²）计算得到的b值（1600 s/mm²）的DWI上（图D），病变具有类似的显著性。箭头：病变。

图4.6 通过多b值计算得到超高b值的DWI检查

一步提高病灶轮廓的显著性（图4.7）。

　　Rosenkrantz等人的一项在3 T场强中使用盆腔相控阵线圈成像并获得b值为50 s/mm²、1000 s/mm²和1500 s/mm²的图像的研究也证实了该结果。研究显示，使用计算得到的b值为1500 s/mm²的图像时，与使用直接获取的b值为1000 s/mm²或15000 s/mm²的图像相比，使用前者的质量和诊断性能（良性组织抑制、失真减少、无伪影、灵敏度、肿瘤检出、肿瘤与外周带对比度的阳性预测值）相较于后者是相等或更好的。

　　在对106例经MRI-TRUS融合活检证实的前列腺癌患者的研究中，Grant等人比较了在3 T场强中获得及计算得到的b值为2000 s/mm²的图像[12]。虽然在他们的研究中，计算得到的b值的图像质量略差，但两组图像之间的肿瘤可见度是相似的。

　　考虑到这些因素，目前建议在常规临床方案中加入一些超高b值（≥1400 s/mm²）的图像。由于依赖梯度性能、线圈设计及软件平台，在临床实践中直接获得的b值＞1000 s/mm²的图像可能非常困难。然

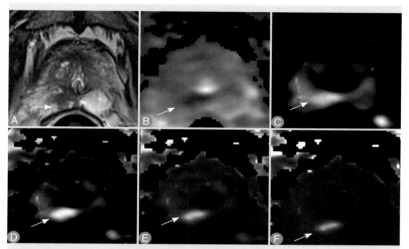

在T_2WI（图A）、ADC（图B）和$b=1000 s/mm^2$的DWI（图C）上显示外周带右后侧病变（箭头）。随着计算得到的b值进一步增加到$2000 s/mm^2$（图D）、$3000 s/mm^2$（图E）和$5000 s/mm^2$（图F），由于良性前列腺的抑制增加，病变和良性周边组织之间的对比度增加（使用法国La Ciotat的Olea Medical Systems得到的b值图像）。箭头：病变。

图4.7　提高计算得到的b值能进一步改善病变的显著性

而，计算得到的高b值图像目前并不适用于所有的MRI系统。因此，实际情况下仍需直接获取这些超高b值的图像，这时需要尽可能地减少相关伪影。减少失真伪影的一个重要措施是确保直肠内没有空气。如果使用ERC，则建议用全氟碳化合物或含锰液体（如菠萝汁）充填线圈，这会大大降低T_2WI和DWI的信号亮度。当不使用ERC时，技术人员应接受培训，指导患者在开始检查前排空直肠，还可以采用其他方法来减少直肠内的气体，包括在检查前1~2 h嘱患者使用直肠泻药，以及当患者躺在手术台上时，使用女性膀胱导管抽吸直肠内的气体。虽然这不是所有检查机构的标准，但在大多数情况下，这种简单的措施可能有助于确保直肠塌陷。

　　MRI硬件和软件的持续改进将提高图像质量和计算得到b值的临床可用性，进而提高mpMRI检查的诊断性能。例如，b值≥$1400 s/mm^2$的图像有助于鉴别前列腺癌与外周带的局灶性前列腺炎（图4.8），也有助

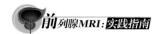

于鉴别移行带的间质性良性前列腺增生结节（图4.9）。

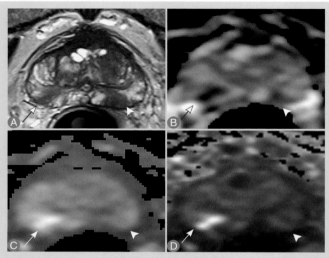

T₂WI（图A）显示外周带右后侧和左后侧信号减低，右侧呈楔形/线形，左侧呈块状，但ADC图（图B）和b=1000 s/mm²的DWI（图C）显示右侧病变弥散受限更明显，计算得到的b=1600 s/mm²的DWI（图D）显示仅右侧病变信号增强。组织病理学检查显示右侧为前列腺癌（Gleason评分为3+4分），左侧为前列腺炎。长箭头：前列腺癌；三角箭头：前列腺炎。

图4.8 前列腺外周带癌与局灶性前列腺炎的鉴别

当b值为1000 s/mm²时，前列腺炎和间质性良性前列腺增生通常在DWI上表现为高信号，而当b值过高时，这种信号（前列腺炎比间质性良性前列腺增生更明显）有可能被抑制。考虑到其相对于这些良性实体扩散受限程度的增加，前列腺癌在超高b值时仍然是高信号。因此，合并b值≥1400 s/mm²的DWI检查可提高前列腺的诊断性能，尤其是在诊断不明病变（PI-RADS评分为3分）时。

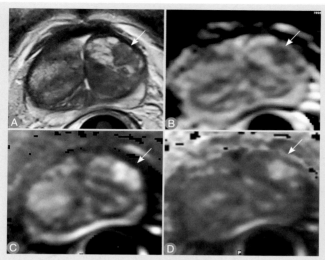

A.移行带左前侧病变在DWI上呈低信号，仅部分被包裹；B.病变在ADC图上呈低信号；C.病变在b=1000 s/mm²的DWI上呈高信号；D.病变在b=2000 s/mm²的DWI上的高信号程度不如在b=1000 s/mm²的DWI中明显。MRI-TRUS融合靶向活检显示为良性前列腺增生结节。箭头：病变。

图4.9 移行带良性前列腺增生结节

四、表观弥散系数图像

医师可以定量分析在不同b值下获得的数据。虽然仅使用2个b值就可以进行这样的分析，但在临床实践中最常见的是获得3个b值，即1个低b值（50 s/mm²或100 s/mm²）、1个中b值（400 s/mm²或500 s/mm²）、1个高b值（800 s/mm²或1000 s/mm²）。对于较低的b值（通常避免b值为0），以避免早期毛细管成分对测量的扩散信号的影响（见下文）。以测量的信号强度的对数为纵轴，将b值设为横轴，通过每个获得的b值的点绘制一条线，这些点的斜率代表了给定组织的ADC值（图4.10）。

ADC被解释为水分子在一个时间尺度上的净位移，反映了在DWI采集过程中应用的扩散敏感梯度。使用几个b值有助于提高曲线的拟合，并使ADC计算的误差最小。目前，MRI系统和工作站可以自动计算每个像素的ADC值，并显示图像。虽然ADC图不受T₂透过效应的干

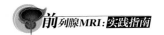
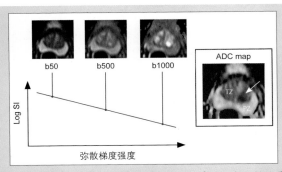

对于在相同解剖位置获取的每个图像体素，根据每个b值绘制信号对数曲线（Log SI）。对所有体素重复此过程，并将结果描述为ADC值的参数图。在ADC图上，正常外周带的ADC值高于移行带内的良性前列腺增生。移行带左后处病变（箭头）毗邻前列腺外科包膜，是前列腺良性增生结节，虽然在b=1000 s/mm²的DWI上显示信号升高、ADC值降低。

图4.10　用单指数DWI数据计算ADC值

扰，但是，测量的ADC值与采集序列期间使用的最高b值成反比。感兴趣区用于在前列腺的可疑病灶内获得ADC的测量值。ADC的值低，表明扩散受限。这些区域在ADC图上表现为低信号，而在DWI上则表现为高信号，这两种情况反映了相同的潜在现象（图4.8～图4.11）。

有研究表明，b值在ADC图上可以优化肿瘤的可视性。Kim等人[14]在一项对48例患者的研究中表明，当最大b值为1000 s/mm²时，ADC图上的局灶性病变比最大b值为2000 s/mm²时更明显。同样，Kitajima等人[15]的研究显示，在26例经活检证实的前列腺癌患者中，使用最大b值为2000 s/mm²计算的ADC图上，病变的显著性并不优于使用最大b值为1000 s/mm²计算得到的结果。此外，Rosenkrantz等人[10]观察到，虽然b值为2000 s/mm²的DWI检查比b值为1000 s/mm²的DWI检查具有更高的诊断能力，但根据这两个b值计算得到的图像质量和灵敏度没有差异（P≥0.309）。

这些发现表明，ADC图的计算不应该包含b值>1000 s/mm²的情况。即使b值高达1000 s/mm²，在此范围内选择最佳的b值仍然存在争议。Thörmer等人[16]于前列腺切除术前在3 T场强中使用ERC评估了41例经活检证实为前列腺癌的患者情况。采用4种b值组合（0～800 s/mm²、

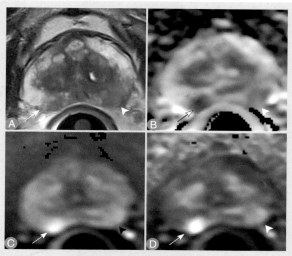

A.T$_2$WI显示外周带右后缘和左后缘区域内信号减弱；B.ADC图仅显示右侧病变呈明显低信号；C.b=1000 s/mm^{2}的DWI显示仅右侧病变呈明显高信号；D.通过计算得到的b=1600 s/mm^{2}的DWI显示右侧病变的显著性进一步增加。靶向活检显示右侧为前列腺癌（Gleason评分为3+4分），左侧为良性组织。长箭头：前列腺癌；三角箭头：前列腺良性组织。

图4.11 外周带的MRI检查

50～800 s/mm^2、400～800 s/mm^2、0～50～400～800 s/mm^2）计算ADC图，由3位独立的放射科医师对每张图进行肿瘤的显著性视觉评估。b值为50～800 s/mm^{2}的ADC图显示肿瘤的显著性最好，其次是b值为0～800 s/mm^{2}时。目前，PI-RADS v2指南建议获取3个b值（低、中、高，如前所述），避免b值为0。虽然其也建议使用超高b值，但这不应作为用于生成ADC图的多b值DWI采集的其中一部分内容。如果不能从所采集的较低b值计算出超高b值，则建议仅在第二次单独的DWI检查中完成超高b值图像的采集，从而将该数据排除在ADC图计算之外。

五、前列腺外周带DWI的定量评价

目前对定量ADC指标的潜在价值已经做了许多研究。与肉眼评估相比，其不仅可以提高肿瘤检出和定位的准确性，而且还可以确定肿瘤的侵袭性。

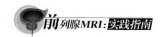
1. 前列腺癌的诊断

一项初步研究表明，前列腺癌的平均ADC值明显低于良性组织[17]。随后，有研究证实了这一显著差异[17~26]，但是，前列腺癌ADC值的差异较大，范围从（0.98±0.22）×10^{-3} mm^2/s到（1.39±0.23）×10^{-3} mm^2/s。造成这种变化的一个因素是研究中对b值的选择，因为使用较高b值计算的ADC值会更低。Vargas等人[27]的研究显示，b值为1000 s/mm^2时的ADC值比b值为700 s/mm^2时低；Kitajima等人[28]的研究显示，b值为2000 s/mm^2时的ADC值比b值为1000 s/mm^2时低。因此，在最大b值为600 s/mm^2下得到的ADC值可能会高于最大b值＞600 s/mm^2的ADC值。但是，即使b值＞600 s/mm^2，使用相似的采集参数之间的ADC值仍然表现出很大的差异。Kumar等人[24]和Desouza等人[22]的研究提供了一个具有代表性的例子，他们仅使用略微不同的方案（5个和4个b值，高b值分别为1000 s/mm^2和800 s/mm^2），肿瘤的平均ADC值在Kumar等人的研究中明显低于Desouza等人的研究[（0.98 ± 0.22）×10^{-3} mm^2/s $vs.$ (1.30±0.30)×10^{-3} mm^2/s]，并且所获得的区分良恶性组织的分界值有很大不同（分别为1.17×10^{-3} mm^2/s $vs.$ 1.36×10^{-3} mm^2/s）。这些研究的另一个共同发现是，虽然良恶性组织之间的ADC值存在显著差异，但很多患者的良恶性组织之间的ADC值存在重叠。Nagel等人[29]的一项研究很好地说明了这个问题，该研究对88例在mpMRI上出现可疑病灶的患者进行了评估（3 T，盆腔相控阵线圈，b值为0、100 s/mm^2、500 s/mm^2、800 s/mm^2），并且在MRI引导下进行活检，共取116个活检点。正常组织的ADC值[（1.22±0.21）×10^{-3} mm^2/s]高于良性前列腺炎[（1.08±0.18）×10^{-3} mm^2/s，$P<0.001$]和前列腺癌[（0.88±0.15）×10^{-3} mm^2/s，$P<0.001$]，但是，前列腺癌和前列腺炎之间有相当大的重叠。低级别癌（Gleason评分＜7分）和高级别癌（任何比值的Gleason 4级）之间的ADC值没有差异，这可能部分解释了ADC值在前列腺癌诊断中的表现差的原因。根据已发表的文章，单纯根据绝对ADC值来区分良恶性组织在目前看来是困难的，甚至是不可能的。因此，前列腺癌的检查在很大程度上仍然依赖于对超高b值的DWI信号强度及对ADC图的肉眼评估，这是PI-RADS v2推荐的。

2. ADC检查与外周带侵袭性肿瘤

目前，许多患者被诊断为惰性或临床无显著意义的前列腺癌，其并不会影响患者的生存率或对患者造成伤害，这在一定程度上与近几十年来进行六分法前列腺活检的男性患者数大幅度增加有关[30]。这些肿瘤虽然不需要根治性治疗，但是有潜在的不良反应，包括尿失禁和阳痿，这些不良反应会极大地影响患者的生活质量。DWI检查、生化检查及病理特征，有助于确定前列腺癌的侵袭性，并帮助预测那些最有可能迅速进展的肿瘤。虽然肿瘤分级是肿瘤侵袭性的主要决定因素（特别是Gleason评分为4或5分），但肿瘤体积和前列腺外侵犯也是重要的考虑因素。

3. 外周带肿瘤ADC图和Gleason评分

虽然许多研究以活检结果作为参考来研究ADC值预测肿瘤Gleason评分的能力[20-23, 31-37]，但是，这类研究并不理想，在约30%的病例中，六分法活检可能会漏掉高Gleason分级。磁共振靶向活检（MRI或MRI-TRUS引导[34]）可能提供一个更合适的参考标准，但也有局限性：少量的Gleason 4级（高达20%）可能会漏诊[38]，根据研究者的经验[39]，Gleason评分为3+4分的肿瘤在融合活检中如果Gleason 4级≥30%，则在根治性前列腺切除术标本的活检中通常Gleason评分会升至4+3分。

因此，ADC值预测Gleason评分和Gleason 4级百分比的能力最可靠的方法是将ADC指标与根治性前列腺切除术标本的活检结果相关联。事实上，在撰写本章时，已有近20项研究证实了这种关联[27, 40-55]。虽然在这些研究中，DWI采集的最大b值为800~1000 s/mm^2，但中间b值的选择存在重要的差异。事实上，许多研究只使用了2个b值（通常为0和1000 s/mm^2）。仅使用2个b值可能（至少部分地）取决于供应商，因为在本章发表时，许多MRI系统都缺乏DWI的多b值设置功能。

所有研究都认为ADC值与Gleason评分呈反比，相关系数从0.32（弱相关）到0.50（中等相关）不等。在具体比较Gleason评分为6分的肿瘤和Gleason评分>7分的肿瘤的ADC值的研究中，与Gleason评分>7分的肿瘤 [ADC值为 $(0.69~0.88)×10^{-3}$ mm^2/s] 相比，Gleason评分为6分的肿瘤的ADC值明显更高，都在$1.0×10^{-3}$ mm^2/s以上。但有一项研究除外，其值为 $(1.0~1.3)×10^{-3}$ mm^2/s。

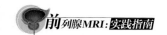

有学者在研究如何提高检查的精确度，探索ADC值对中级别肿瘤（Gleason评分为7分）的诊断能力，这是一项比辨别低级别和高级别肿瘤更大的挑战。TRUS引导下活检的局限性是众所周知的：在手术病理中，至少25%的病例中Gleason评分为6分的肿瘤可以升级到Gleason评分为7分；在20%~66%的病例中，Gleason评分为3+4分的肿瘤可以升级到Gleason评分为4+3分[56]。理论上，DWI检查单个肿瘤中最具侵袭性的病灶会提高区分Gleason评分为3+4分和Gleason评分为4+3分的肿瘤的准确率，这在临床上是非常重要的，因为Gleason评分为4+3分的肿瘤与Gleason评分为3+4分的肿瘤相比，被专家公认为预后较差[57-59]。此外，正如Stamey等人所报道的，Gleason评分为4分的百分比（G4%）也可能提供一个有用的肿瘤侵袭性标志物[60]，并证明G4%每增加10%，根治性治疗后的生物进展就会增加。Cheng等人同样表明，Gleason评分为4分和5分的百分比可以预测根治性前列腺切除术后患者的生存率[61]。

在不同的研究中，ADC值在区分中级别、低级别或高级别肿瘤方面的准确性各不相同。Yoshimitsu等人未发现Gleason评分为6分和7分的肿瘤之间或Gleason评分为7分和8分的肿瘤之间的ADC值有显著差异[55]。也有研究比较了Gleason评分为3+4分和4+3分的肿瘤之间的ADC值，这些研究的结果存在差异。Verma等人[53]和Rosenkrantz等人[50]的研究未显示出两组之间的显著差异，而在4项其他研究中[27, 43, 45, 48]发现了显著差异。这些差异可能不仅与各研究中MRI检查的差异有关，而且与Gleason评分为3+4分的患者中Gleason为4级的不同比例有关，至少是部分相关。直观地说，Gleason为4级的组织成分的肿瘤（达20%~25%）的平均ADC值可能与Gleason评分为6分的肿瘤的平均ADC值相似，因为Gleason为4级的组织成分比较稀疏，从而使得通过标记肿瘤成像范围内扩散更受限的区域作为Gleason为4级的成分实际上是不可能的。此外，在使用ADC值区分中级别、较低级别与较高级别肿瘤的研究中，研究者也注意到亚类之间有很大的重叠，这一点得到了ADC值具有较高标准差的支持。为了避免这些局限性，Rosenkrantz等人最近提出了一种改进的评估ADC图像的方法[50]。在这项研究中，70例患者于根治性前列腺切除术前在3 T场强中使用盆腔相控阵线圈成像。研究者未在单个切片上测量平均ADC值，而是使用内部开发的软件测量整个肿瘤的ADC值，该软件允许将包含肿瘤体素的三维感兴趣区体积（volume of interest，VOI）放置在多个切片上。根据这些测量，具有给定ADC值的体素的数量可以被归为VOI内的体素的总数，从而允许计算反映组织的纹理异质性的所谓的ADC熵值。Gleason评分为4+3分的肿瘤比Gleason评分为3+4分的肿瘤的ADC熵值明显更高，虽然这两组ADC均值无显著差异。

4. ADC比和Gleason评分

ADC比是指肿瘤的平均ADC值与周围参考组织的ADC值之比。ADC比旨在提供ADC测量的患者内归一化，并潜在地补偿与设备相关的变化，从而改善与ADC绝对值相比的判别性能。获得ADC比的一种方法是在对侧良性外周带中放置感兴趣区域，使其与肿瘤处于镜像位置。

与ADC绝对值指标一样，关于ADC比也会出现矛盾的数据。Lebovici等人的一项纳入22例患者在1.5 T场强中使用ERC成像，并且以经会阴20个活检点进行采样的活检方案作为标准所做的研究表明，在外周带中区分Gleason评分8～9分和Gleason评分6～7分的肿瘤时，ADC比表现好于ADC绝对值[62]。在该研究中，高级别肿瘤的平均ADC比（0.40±0.09）明显低于中、低级别肿瘤（0.54±0.09）。此外，利用ADC比区分这两个肿瘤组的曲线下面积（area under curve，AUC）为0.90，而ADC值为0.75。同样，Thormer等人于根治性前列腺切除术前在3 T场强中使用ERC（b值为50 s/mm^2、500 s/mm^2、800 s/mm^2）对45例患者进行了成像，这个研究以0.46的ADC比为临界值，可以正确定性79%的肿瘤，比TRUS引导下的六分法活检更好，后者只能正确定性75%的肿瘤。此外，ADC比的AUC（0.90）优于ADC绝对值的AUC（0.79）。然而，这些结果并不被De Cobelli等人[63]认可，他们在1.5 T场强中使用ERC对39例患者进行检查，并对得到的ADC值、ADC比（b值为0、800 s/mm^2、1600 s/mm^2）及手术后Gleason评分进行了分析。ADC值的AUC为0.92（$P=0.12$），ADC比的AUC为0.86（$P=0.42$），表明ADC比与ADC值相比，AUC未明显增加。最后，Rosenkrantz等人在对58例根治性前列腺癌切除术前患者进行的研究中，两名独立阅片者分别在外周带和移行带进行了ADC值和ADC比评估，结果显示，在

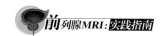

外周带中，ADC值明显优于ADC比，而在移行带中，这两种方法好坏参半[64]。

ADC指标在区分前列腺癌、外周带良性病变，以及评估肿瘤侵袭性的相关性时，Scheenen[65]等人强调了在DWI序列中的2个不同参数。这两个参数影响了扩散敏感梯度的强度：扩散时间，即2个梯度脉冲之间的时间间隔；梯度持续时间，即施加梯度的整个时间间隔（图4.2）。ADC值由这段时间内信号的衰减得到，会受这两个参数的影响。因此，在对ADC图进行目测定性评估后，进行定量ADC值以确定肿瘤特征时必须谨慎。ADC值不仅与扩散时间呈线性关系，还与梯度持续时间的平方成正比。因此，对扩散时间和梯度持续时间相同的患者，应该比较其前列腺癌和良性组织的ADC值。然而，在常规实践中，这种情况难以确定，因为这些参数通过反映其组合的b值被集成在一起，并且放射科医师通常无法获得它们的分离值。

虽然有这些限制，我们建议在使用标准化的DWI检查时，在ADC的测量方面使用2个特定的阈值，就像PI-RADS v2中建议从低b值（$b \neq 0$）、中b值、高b值 [b= (800~1000) s/mm^2，但不能超过] 计算ADC图像一样。首先，ADC值为 (1.1~1.2) × 10^{-3} mm^{2}以上，显著的肿瘤并不常见（图4.12）[66]。其次，如果ADC值<0.850 × 10^{-3} mm^2/s，可以怀疑是Gleason 4级成分超过20%~25%的高级别肿瘤（图4.13，文后彩图4.13）[46]。这两个阈值有助于对PI-RADS 3类病变进行活检，并且可以指示活检未识别的高Gleason评分的成分。

5. ADC和肿瘤体积

有研究以根治性前列腺切除术的病理标本为标准，探讨了DWI检查能否预测肿瘤体积。Mazaheri等人[67]和Isebaert等人[68]分别对42例和75例患者在1.5 T场强中使用ERC进行MRI检查，结果显示，DWI检查结果与肿瘤体积显著相关（分别为0.6和0.75，$P<0.0001$）。在Mazaheri等人的研究中，DWI检查优于T$_2$WI检查，后者与肿瘤体积的相关系数为0.37。同样，Turkbey等[69]在3 T场强中使用ERC对135例患者进行MRI检查的研究显示，肿瘤体积与mpMRI检查显示的肿瘤体积之间呈正相关（Pearson相关系数0.633，$P<0.0001$）。虽然mpMRI检查方案包括DWI序列，但在评估肿瘤体积相关性时，最终的目标区域

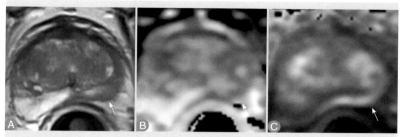

A.T_2WI显示左后外周带病变呈低信号；B.ADC图显示ADC值略降低（ADC=1.25×10^{-3} mm^2/s）；C.计算得到的b=1600 s/mm^{2}的DWI显示信号轻度升高，并未显著高于前列腺内的其他区域，该区域的靶向活检显示为慢性炎症。箭头：病变。

图4.12 ADC检查可用于鉴别前列腺炎和前列腺癌

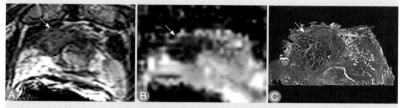

A.T_2WI显示位于前尖部的肿瘤信号降低（箭头）；B.由b值为50～500～1000 s/mm^{2}的DWI得到的ADC图显示病变的ADC值显著降低，ADC值为0.65×10^{-3} mm^2/s；C.根治性前列腺切除术标本的组织病理学检查显示肿瘤的Gleason评分为4+3分（70%为 Gleason 4级）。

图4.13 ADC值可提示肿瘤具侵袭性

是在T_2WI上绘制的。

此类研究局限于总体上强调评估MRI检查和病理之间肿瘤体积的相关性，因为当以个体为基础比较体积时，良好的相关性并不排除估计中的系统性偏差（肿瘤体积低估或高估）。有两项研究表明，当使用统计来探索潜在的系统偏差时，如Bland-Altman图[70]或残差分析，DWI检查在估计肿瘤体积方面存在局限性。

Le Nobin等人[70]在3 T场强中对37例患者使用盆腔相控阵线圈进行mpMRI检查的研究中，通过软件对根治性前列腺切除术病理标本的MRI检查和三维数字重建图像进行配准，比较了MRI和组织病理学体积。该软件未使用完整的载玻片，而是从经典的阶梯切片分析

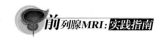

重建了病理载玻片。研究者观察到，ADC图倾向于系统性地低估肿瘤体积，ADC图上测量的肿瘤体积与病理体积之间的平均差为-47%（-143%±49%），该值大于T_2WI对肿瘤体积的评估[T_2WI获得的平均差为-32%（-128%±65%）]。Cornud等人在1.5 T场强中对84例患者使用ERC进行MRI检查的研究中获得了类似的结果[71]，他们用平面测量法测量MRI和病理结果的肿瘤体积。虽然研究显示T_2WI或ADC图估计的肿瘤体积与病理体积显著相关（R^2分别为0.82和0.83），但仍有49%的病例低估了肿瘤体积，平均低估了$0.56\ cm^3$（范围为$0.005 \sim 2.84\ cm^3$）。

这两项研究表明，肿瘤的边界很难被DWI检查到。肿瘤在MRI上延伸到可见部分边界之外的组织通常是稀疏的，具有浸润性的组织学模式，目前任何成像手段都无法可靠地识别[72-73]。因此，当使用ADC检查、T_2WI或两者同时使用来引导肿瘤消融时，靶区应该包含病灶周围的安全边缘而不是仅消融MRI上可见的肿瘤[71]。

六、提高外周带ADC图准确性的DWI检查

1. 双指数扩散（体素内不相干运动现象）或如何在DWI中分离灌注和扩散效应

Le Bihan等人创建了体素内不相干运动（intravoxel incoherent motion，IVIM）模型来描述应用扩散梯度时的双指数信号衰减以代替单指数信号衰减[74]。在此模型中（图4.14）存在2个隔室，毛细血管隔室和组织隔室。在毛细血管隔室内，水分子的运动模拟扩散过程（假扩散），通过使用低b值（$0 \sim 100\ s/mm^2$）得出的特定伪扩散系数（D*或ADC_{fast}）进行评估。D*由信号强度衰减曲线的初始部分表示，该曲线具有陡峭的斜率，与毛细血管内水运动导致的信号强度衰减的性质一致。曲线的第二部分表示b值较高时的水分子的运动，此次斜率不那么陡峭，反映了组织扩散（D或ADC_{low}）。术语"f"对应于流经伪随机定向的毛细血管的水质子所产生的血容量，并被Le Bihan等人称为灌注分数[74]。

与双指数模型的扩散指标D相比，采用单指数模型计算的常规度量ADC受到毛细血管灌注的影响，这在低b值时是显著的。在高b值时，

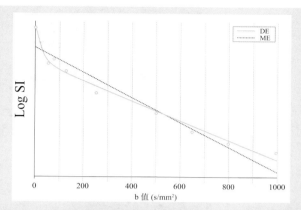

在低b值时，曲线很陡（在左侧的浅绿色矩形框中），但在较高的b值时，曲线不太陡（在中间和右侧的浅绿色矩形框中）。与用于生成ADC的单指数模型（虚线）相比，曲棍球棒形状的双指数曲线（绿实线）与实际采集的DWI数据（绿空心点）拟合更好。

图4.14　双指数弥散加权信号强度的衰减曲线

如果毛细血管信号衰减可以忽略不计，则该分量变得微不足道。另一方面，D*虽然对灌注敏感，但也受到真实组织扩散效应的影响。为了使测量时间可以被接受，需要在b值数和信号平均数之间进行折中，但是对于在应用双指数扩散模型时应该获取的小b值的数量仍然没有共识。在临床实践中，IVIM使用10个b值（0、10 s/mm²、20 s/mm²、30 s/mm²、40 s/mm²、50 s/mm²、100 s/mm²、200 s/mm²、500 s/mm²、1000 s/mm²）。

有几项研究已经将双指数模型应用于前列腺的DWI检查。b值的数量为4～16[33, 75-78]。在3个IVIM参数（D、D*和f）中，D*对前列腺癌和良性组织的鉴别准确率最高。Kuru等人在3 T场强中使用盆腔相控阵线圈和7个b值（0、50 s/mm²、100 s/mm²、150 s/mm²、200 s/mm²、250 s/mm²、800 s/mm²）评估了50例患者（23例非癌症患者和27例经活检证实为癌症的患者）。D*值和ADC值在鉴别良恶性前列腺癌方面表现相似（AUC为0.9），但仅D*值能区分低级别（Gleason评分＜7分）和高级别（Gleason评分＞7分）前列腺癌。

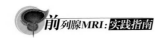

Ricges等人[19]在1.5 T场强中使用ERC对50例患者进行检查的研究显示，比较单独使用b值＜50 s/mm²和11个b值（0、1 s/mm²、2 s/mm²、4 s/mm²、10 s/mm²、20 s/mm²、50 s/mm²、100 s/mm²、200 s/mm²、400 s/mm²、800 s/mm²）得到的单指数和双指数模型。研究者观察到，正常外周带组织［(1.34±0.28)×10⁻³ mm²/s vs. (1.66±0.34)×10⁻³ mm²/s］和前列腺癌组织［(0.82±0.45)×10⁻³ mm²/s vs. (1.33±0.52) mm²/s］的D*值低于ADC值。研究还表明，在b值＜20 s/mm²的情况下，采用全b值范围的双指数模型对所获得的数据具有最好的拟合性。

当最小b值在2个模型中都＞20 s/mm²时，单指数模型能够更好地描述所获得的数据。双指数模型的其他参数（D*和f）表现出很大的差异，相关标准差很大，并且不能区分良恶性组织。研究者认为，使用IVIM模型分离这种高度可变的灌注成分可能会增加扩散系数在前列腺癌诊断中的临床实用性。

在1.5 T时使用ERC（Invivo Corporation，Gainesville，FL）和10个b值（0、10 s/mm²、20 s/mm²、30 s/mm²、40 s/mm²、50 s/mm²、100 s/mm²、500 s/mm²、1000 s/mm²）（TR/TE=4000/70）的研究（未发表的数据）显示，D*值和ADC值表现相同（AUC值分别为0.89和0.91，图4.15，文后彩图4.15）。鉴别前列腺良恶性组织时，ADC值的最佳临界值为1.07×10⁻³ mm²/s（敏感度84%，特异度83%），D*值的最佳临界值是1.19×10⁻³ mm²/s（敏感度86%，特异度83%）。

鉴于上述发现，虽然在获取多个b值时双指数模型可以改进信号强度的数据拟合，但在前列腺癌检查中仍然需要进一步研究以建立比单指数更高诊断效能的模型。

2. 弥散峰度成像

高级别前列腺癌、低级别前列腺癌及良性组织的定量ADC值的重叠可能是ADC标准单指数模型的另一个局限性，即假设水分子位移呈高斯分布。实际上，随着细胞密度的增加并限制水的扩散，水分子的位移被认为是非高斯分布的（图4.16）。"峰度"一词描述了非高斯分布与高斯分布相比的偏差。使用弥散峰度MRI检查可以量化这种偏差。峰度（K）是从最大b值约为2000 s/mm²的DWI中提取，其可以更好地区分前列腺癌和良性组织。为了使水扩散运动的非高斯分布表现出来，需要

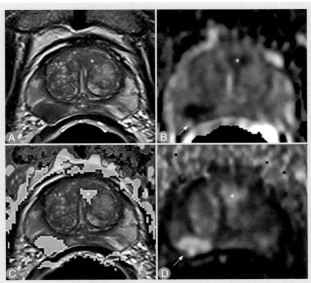

T_2WI（图A）、ADC图（ADC=0.86×10⁻³ mm²/s，图B）、计算得到的b=1600 s/mm²
的DWI（图C）显示典型的外周带病变。颜色编码的双指数模型（图D）显
示较低的D*值（D*=1.20×10⁻³ mm²/s），但不会向ADC值或整体DWI评估增
加额外信息。靶向活检显示肿瘤的Gleason评分为4+3分。请注意：移行带无
包膜的轻度低信号区域（星号）显示所有参数（图B~图D）均异常，虽然
没有进行有针对性的活检，但提示可能是继发性肿瘤。箭头：病变。

图4.15 临床实践中的双指数弥散成像示例

有一个类似的非常高的最大b值。

少数的几项研究已经在临床探索了DK-MRI在前列腺中的应用。
Rosenkrantz等人[80]对47例经活检证实的前列腺癌患者进行评估，他们
使用盆腔相控阵线圈和5个0~2000 s/mm²的b值在3 T场强中成像。癌灶
组织的K值（0.96±0.24）高于良性外周带组织的K值（0.57±0.07），
Gleason评分＞6分的肿瘤K值（1.05±0.26）高于Gleason评分为6分的肿
瘤（0.89±0.20，P＜0.001）。因此，K值在区分癌与良性外周带组织
的敏感度（93.3% vs. 78.5%，P＜0.001）方面优于ADC值，并且相关的
特异性未降低（95.7%，P＞0.99）；在区分Gleason评分等于6分的肿瘤
与Gleason评分＞6分的肿瘤方面，AUC值也明显更高（70% vs. 62%，

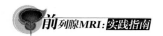

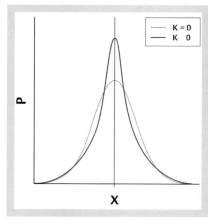

虚线表示高斯分布曲线（峰度=0），就像在"自由"扩散中发生的那样；实线表示峰值更高的非高斯分布曲线（峰度＞0），发生在缺乏"自由"扩散的更复杂的组织环境中。

图4.16　高斯和非高斯分布曲线

$P=0.010$）。

然而，Roethke等人随后的一项研究并未证实这些有希望的结果[81]。研究者使用16通道盆腔相控阵线圈和9个b值（0、50 s/mm²、250 s/mm²、500 s/mm²、750 s/mm²、1000 s/mm²、1250 s/mm²、1500 s/mm²、2000 s/mm²）在3 T的场强中评估了55例患者，以计算K值和D*值（D*代表DK序列的扩散系数，修正后可解释观察到的非高斯扩散行为）。标准ADC值从单独的DW扫描中提取，该扫描协议包括2个b值（0、800 s/mm²）。MRI-TRUS引导下的经会阴活检结果是"金标准"。癌灶组织中的D*值和ADC值显著低于良性组织，而癌灶组织中的K（1.01±0.21）显著高于良性组织（0.76 ± 0.14，$P＜0.05$）。然而，与Rosenkrantz等人[80]相反，ROC分析显示K值和标准ADC值在检查前列腺癌方面无显著差异。在肿瘤侵袭性方面，K值和标准ADC值对Gleason评分为6分和Gleason评分＞6分的肿瘤的鉴别差异有统计学意义（$P＜0.05$）。结果表明，在标准DWI和K值之间无显著差异。

Roethke等人认为与Rosenkrantz等人研究结果的不一致可能与标准ADC值的计算方法有关。即在Rosenkrantz等人的研究中，ADC值通过弥散峰度序列计算得到，而该序列需要延长回波时间（81 ms）来获得序列必需的超高 b值图像。回波时间延长可能会降低SNR，从而对ADC图的图像质量产生负面影响。与之对比的是，ADC图也可通过使用标准b值的常规DWI获得。例如，在Roehke等人的研究中，在采集用于通过单指数模型拟合计算ADC图的DWI数据时，考虑到需要相对低的b值图像，便设置了明显缩短的回波时间（58 ms）。这些研究者们总结到，当ADC图是通过弥散峰度成像获得时，常规ADC图的价值被低估了。

总之，初步数据表明，DK-MRI有可能增强DWI在诊断和评估前列腺癌侵袭性方面的性能，但是，这需要进一步研究以使得该领域早期研究结果之间的差异可以被调和。

3. 弥散张量成像和各向异性

在具有定向结构的组织中，由水分子扩散引起的位移取决于测量位移的方向。垂直于结构的水分子的位移很小，因为水分子必须穿过或绕过结构才能朝这个方向移动。相反，平行于结构的水分子更容易沿着结构移动（图4.17A），因此表现出更大的位移。前列腺至少在一定程度上表现出这种各向异性效应。这种效应（水位移的特定方向性）可以用弥散张量成像（diffusion tensor imaging，DTI）来评估，DTI可以捕捉到独特的扩散方向。对于DTI，必须至少在6个不同方向上进行扩散采集。通过得到的6个来自扩散数据集的结果计算出一个椭球，来表示每个体素的扩散空间方向。计算的各向异性分数（fractional anisotropy，FA）表示扩散椭球偏离球体的程度（图4.17B），与球体表示的各向同性扩散相比，偏差越大表示扩散各向异性越大。

尚未确定DTI相对于标准DWI是否可用于前列腺癌的评估。多项研究评估了正常前列腺的各向异性分数，发现其在移行带的前纤维肌肉间质组织中的含量高于在含上皮的外周带中的含量[82-84]。也有研究表明，前列腺癌患者在放疗后各向异性分数是多变的，可以比正常外周带高[20]、低[85]或不变[86]，各向异性分数在前列腺癌和正常外周带中含量的差异也是如此[84, 87]。因此，需要进一步的研究来确立DTI在显示前列腺癌特征中的作用。

七、移行带的DWI检查

约30%的前列腺癌起源于移行带。仅凭T$_2$WI诊断移行带肿瘤仍然较困难，因为间质性良性前列腺增生呈低信号，可以表现为形态不清或较

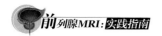

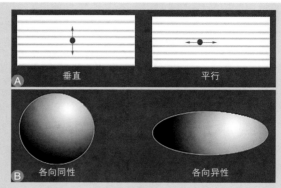

A.DTI评价水分子因扩散而发生位移的方向性（带箭头的黑点），对于具有固有结构定向性的组织，扩散限制在垂直和平行于组织结构定向性方面有所不同；B.各向同性扩散（分数各向异性=0）表示在所有方向上等效的水分子扩散（球体），各向异性扩散（分数各向异性＞0）表示在不同空间方向的可变扩散（椭球），DTI要求至少在6个不同方向上采集扩散数据，以定义弥散张量并评估组织中水分子扩散的各向异性程度。

图4.17　弥散张量成像（DTI）

多结节。在评估移行带病变是否为癌性病变时，必须考虑形状、信号强度、边缘和位置[88]。Chesnais等[89]的一项以前列腺癌切除术标本为标准对117例良性和20例恶性移行带结节进行的研究显示，20例移行带癌患者中有20个肿瘤累及移行带的前部、18个肿瘤累及移行带的尖部，这表明移行带的重要区域需要密切检查以发现可疑病变。

1. 移行带的定性DWI

研究人员以根治性前列腺切除术标本为标准，探索了与T_2WI相比，ADC图的价值。在一些研究中[90-91]，T_2WI和ADC图被同时观察。Yoshizako等人[90]使用ERC和b值为0～1000 s/mm² 的DW序列在场强为1.5 T时评估了26个移行带肿瘤（直径＞10 mm），结果显示T_2WI检查移行带肿瘤的敏感度为61%。在ADC图的辅助下，T_2WI的敏感度提高到81%，尽管该提高并不是很明显。准确率由64%提高到83%，阳性预测值由76%提高到91%。然而，Delong Champ等人[91]在场强为1.5 T时使用ERC对57例患者进行成像的研究显示，T_2WI和ADC图的半定量评估相结合的AUC（0.88）并未大于单独使用T_2WI的AUC（0.84）。

在其他研究中，首先阅读T_2WI，然后在第二阶段阅读T_2WI+ADC图的组合。这些研究结果也不一致。Haider等[92]在1.5 T时使用ERC和b值为0~600 s/mm^{2}的DW序列进行成像的研究报道，与T_2WI相比，DWI对移行带癌的诊断没有改善。两种序列的AUC值均相似（0.79），而T_2WI（36%）和T_2WI+DWI（42%）的敏感度均较低。Hoeks等[28]在3 T时使用ERC和b值为50~500~800 s/mm^{2}的DWI序列对28例患者进行成像，其中有4位放射科医师首先观察了T_2WI，然后与DWI联合进行了评估[93]。T_2WI和T_2WI+ADC图对肿瘤体积>0.5 cm^{3}的检查准确率在所有移行带肿瘤（68% vs. 66%，P=0.85）、Gleason 4/5级肿瘤（79% vs. 72%~75%，P=0.13）或Gleason 2/3级肿瘤（66% vs. 62%~65%，P=0.47）之间没有差异。其对所有肿瘤的敏感度为53%，对高级别肿瘤的敏感度为72%，对低级别肿瘤的敏感度为42%。

Jung等人[94]的一项研究显示，T_2WI和ADC图的结合比单独使用T_2WI表现得更好。研究者使用ERC和b值为0~1000 s/mm^{2}的DW序列在1.5 T时评估了156例移行带肿瘤患者。两位阅片者都在盲法的情况下首先单独评估了T_2WI，然后在4周后，仍然采用盲法评估T_2WI和ADC图。通过观察组合图像，两名阅片者对患者肿瘤的检出率显著提高，AUC从0.60增加到0.71~0.75。T_2WI对肿瘤体积<0.5 cm^{3}和>0.5 cm^{3}的检出敏感度分别为64%和70%~74%。T_2WI+ADC图对肿瘤体积>0.5 cm^{3}和<0.5 cm^{3}的敏感度分别为76%~96%和64%~91%。

两项研究评估了使用超高b值（2000 s/mm^2）获得的DWI定位移行带肿瘤的潜在价值。Katahira等人在3 T时使用盆腔相控阵线圈对201例患者进行了前列腺癌切除术前的影像评估[9]。3位放射科医师以随机方式独立地观察了3组图像：1组T_2WI和2组DWI（一组使用b值为0~1000 s/mm^{2}序列采集，另一组使用b值为0~2000 s/mm^{2}序列采集）。在b值为1000 s/mm^{2}时，AUC从T_2WI的0.68增加到T_2WI+DWI的0.76；在b值为2000 s/mm^{2}的T_2WI+DWI的AUC增加到0.85。同样，Rosnkrantz等人在根治性前列腺切除术前在3 T时使用盆腔相控阵线圈评估了106例移行带癌患者[95]。3位放射科医师首先独立观察T_2WI，然后合并观察b值为1000 s/mm^{2}的DWI和相关的ADC图，最后再合并观

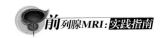

察b值为2000 s/mm² 的DWI。T₂WI联合b值为1000 s/mm² 的DWI后，敏感度从19.4%～33.9%提高到50%～54.8%（$P<0.011$），在加入b值为2000 s/mm²的DWI后进一步增加到62.9%～74.2%（$P=0.013$），显示了超高b值的DWI检查在移行带癌检查中的附加价值。这些结果表明，即使T₂WI检查仍然是移行带PI-RADS评分的主要序列，肿瘤在b值为2000 s/mm²的DWI序列的高信号可能比ADC图上信号的降低更明显。在临床实践中，在超高b值时观察到的高信号（图4.18）有助于提醒放射科医师注意该潜在病变，并有助于激发阅片者利用其余的MRI数据集对该区域进行更详细的分析[96]。从这个意义上讲，即使最终的PI-RADS类别主要由T₂WI确定，使用b值为2000 s/mm²的图像对可疑区域进行初始定位也有助于提高医师对病变检出的信心。

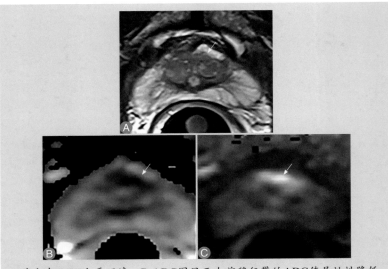

A.病变在T₂WI上看不清；B.ADC图显示左前移行带的ADC值局灶性降低；C.计算得到的b=1600 s/mm²的DWI显示为相应的高信号。靶向活检显示该区域的Gleason评分为3+3分的肿瘤（最大癌核长度为6 mm）。箭头：病变。

图4.18　DWI检查在检出移行带癌中的价值

2. 移行带的定量DWI

许多研究发现，在前列腺癌的诊断中，移行带肿瘤的ADC值明显低于良性前列腺增生的ADC值[90, 97-99]。大多数研究比较了移行带肿瘤和良性结节的ADC值，包括腺性良性前列腺增生（典型表现为高ADC值）和间质性良性前列腺增生（典型表现为低ADC值）。即使有学者在移行带肿瘤中观察到较低的ADC值，也可能无法提供最具临床相关性的研究。这种结节内均匀降低的T_2信号和降低的ADC值可能与肿瘤在一定程度上相似，有助于与间质性良性前列腺增生结节的ADC值比较。在1.5 T时使用ERC和最大b值为1000 s/mm^{2}的研究中，Oto等人报告，移行带肿瘤的ADC值（1.05×10^{-3} mm^2/s）明显低于间质性良性前列腺增生（1.27×10^{-3} mm^2/s）[97]。然而，该发现未得到证实[100]，根据定量ADC鉴别间质性良性前列腺增生和移行带肿瘤仍具有挑战，有待进一步研究。

许多研究已经评估了在移行带内，ADC值和Gleason评分之间的关系[28, 53-54, 94, 101]。Jung等人[94]和Kitajima等人[28]在3 T时使用盆腔相控阵线圈和b值为0~1000 s/mm^{2}的研究中，观察到从Gleason评分为3+4分到Gleason评分为3+3分的肿瘤，平均ADC值从$(1.10~1.23) \times 10^{-3}$ mm^2/s降低到$(0.98~1.12) \times 10^{-3}$ mm^2/s，而在Gleason评分为4+3分和Gleason评分>4+3分的肿瘤中，平均ADC值分别为$(0.87~1.01) \times 10^{-3}$ mm^2/s和$(0.75~0.87) \times 10^{-3}$ mm^2/s。但是，这种趋势在其他几项研究中并未得到证实。例如，Kobus等人[101]和Vos等人[54]在使用DWI和MRSI检查相结合确定移行带肿瘤侵袭性的两项研究显示，与MRSI检查相比，ADC值在确定移行带肿瘤侵袭性方面并未增加价值。此外，Verma等人在1.5 T时使用ERC和b值为0~600 s/mm^{2}的研究中，未发现Gleason评分为3+3分（1.00×10^{-3} mm^2/s）和Gleason评分为3+4分的肿瘤（1.07×10^{-3} mm^2/s）之间的ADC值有显著差异，虽然后者ADC值明显高于Gleason评分为4+3分的肿瘤（0.87×10^{-3} mm^2/s）。在这些研究中，即使在具有不同Gleason评分的肿瘤之间观察到ADC值存在显著差异，标准差也很大，且各组之间在ADC值方面仍存在很大的重叠。

基于这些研究，ADC值对预测移行带肿瘤的侵袭性具有一定的价值，但是与ADC值在评估外周带肿瘤的侵袭性中的作用相比，其局限性更大。

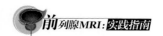

参考文献

(遵从原版图书著录格式)

[1] Hoeks CM, Barentsz JO, Hambrock T et al. Prostate cancer: multiparametric MR imaging for detection, localization, and staging. Radiology 2011; 261 (1): 46-66.

[2] Koh DM, Collins DJ. Diffusion-weighted MRI in the body: applications and challenges in oncology. AJR Am J Roentgenol 2007; 188(6): 1622-1635.

[3] Padhani AR, Liu G, Koh DM et al. Diffusion-weighted magnetic resonance imaging as a cancer biomarker: consensus and recommendations. Neoplasia 2009; 11(2): 102-125.

[4] Neil JJ. Diffusion imaging concepts for clinicians. J Magn Reson Imaging 2008; 27(1): 1-7.

[5] Rosenkrantz AB, Mannelli L, Kong X et al. Prostate cancer: utility of fusion of T_2-weighted and high b-value diffusion-weighted images for peripheral zone tumor detection and localization. J Magn Reson Imaging 2011; 34 (1): 95-100.

[6] Medved M, Soylu-Boy FN, Karademir I et al. High-resolution diffusion-weighted imaging of the prostate. AJR Am J Roentgenol 2014; 203 (1): 85-90.

[7] Rosenkrantz AB, Kong X, Niver BE et al. Prostate cancer: comparison of tumor visibility on trace diffusion-weighted images and the apparent diffu-sion coeffcient map. AJR Am J Roentgenol 2011; 196(1): 123-129.

[8] Metens T, Miranda D, Absil J, Matos C. What is the optimal b value in diffusion-weighted MR imaging to depict prostate cancer at 3T? Eur Radiol 2012; 22(3): 703-709.

[9] Katahira K, Takahara T, Kwee TC et al. Ultra-high-b-value diffusion-weighted MR imaging for the detection of prostate cancer: evaluation in 201 cases with histopathological correlation. Eur Radiol 2011; 21(1): 188-196.

[10] Rosenkrantz AB, Hindman N, Lim RP et al. Diffusion-weighted imaging of the prostate: Comparison of b1000 and b2000 image sets for index lesion detection. J Magn Reson Imaging 2013; 38(3): 694-700.

[11] Maas MC, Fütterer JJ, Scheenen TW. Quantitative evaluation of computed high B value diffusion-weighted magnetic resonance imaging of the prostate. Invest Radiol 2013; 48(11): 779-786.

[12] Grant KB, Agarwal HK, Shih JH et al. Comparison of calculated and acquired high b value diffusion-weighted imaging in prostate cancer. Abdom Imaging 2015; 40(3): 578-586.

[13] Rosenkrantz AB, Chandarana H, Hindman N et al. Computed diffusion-weighted imaging of the prostate at 3 T: impact on image quality and tumour detection. Eur Radiol 2013; 23(11): 3170-3177.

[14] Kim CK, Park BK, Lee HM, Kwon GY. Value of diffusion-weighted imaging for the prediction of prostate cancer location at 3 T using a phased-array coil: preliminary results. Invest Radiol 2007; 42(12): 842-847.

[15] Kitajima K, Kaji Y, Kuroda K, Sugimura K. High b-value diffusion-weighted imaging in normal and malignant peripheral zone tissue of the prostate: effect of signal-to-noise ratio. Magn Reson Med Sci 2008; 7(2): 93-99.

[16] Thörmer G, Otto J, Reiss-Zimmermann M et al. Diagnostic value of ADC in patients with prostate cancer: influence of the choice of b values. Eur Radiol 2012; 22(8):

1820-1828.

[17] Issa B. In vivo measurement of the apparent diffusion coeffcient in normal and malignant prostatic tissues using echo-planar imaging. J Magn Reson Imaging 2002; 16(2): 196-200.

[18] Hosseinzadeh K, Schwarz SD. Endorectal diffusion-weighted imaging in prostate cancer to differentiate malignant and benign peripheral zone tissue. J Magn Reson Imaging 2004; 20(4): 654-661.

[19] Sato C, Naganawa S, Nakamura T et al. Differentiation of noncancerous tissue and cancer lesions by apparent diffusion coeffcient values in transition and peripheral zones of the prostate. J Magn Reson Imaging 2005; 21(3): 258-262.

[20] Gibbs P, Pickles MD, Turnbull LW. Diffusion imaging of the prostate at 3.0 tesla. Invest Radiol 2006; 41(2): 185-188.

[21] Pickles MD, Gibbs P, Sreenivas M, Turnbull LW. Diffusion-weighted imaging of normal and malignant prostate tissue at 3 T. J Magn Reson Imaging 2006; 23(2): 130-134.

[22] deSouza NM, Reinsberg SA, Scurr ED, Brewster JM, Payne GS. Magnetic resonance imaging in prostate cancer: the value of apparent diffusion coeffcients for identifying malignant nodules. Br J Radiol 2007; 80(950): 90-95.

[23] Kim CK, Park BK, Han JJ, Kang TW, Lee HM. Diffusion-weighted imaging of the prostate at 3 T for differentiation of malignant and benign tissue in transition and peripheral zones: preliminary results. J Comput Assist Tomogr 2007; 31(3): 449-454.

[24] Kumar V, Jagannathan NR, Kumar R et al. Apparent diffusion coeffcient of the prostate in men prior to biopsy: determination of a cut-off value to predict malignancy of the peripheral zone. NMR Biomed 2007; 20(5): 505-511.

[25] Mazaheri Y, Shukla-Dave A, Hricak H et al. Prostate cancer: identification with combined diffusion-weighted MR imaging and 3D 1 H MR spectroscopic imaging correlation with pathologic findings. Radiology 2008; 246 (2): 480-488.

[26] Tamada T, Sone T, Jo Y et al. Apparent diffusion coeffcient values in peripheral and transition zones of the prostate: comparison between normal and malignant prostatic tissues and correlation with histologic grade. J Magn Reson Imaging 2008; 28(3): 720-726.

[27] Vargas HA, Akin O, Franiel T et al. Diffusion-weighted endorectal MR imaging at 3 T for prostate cancer: tumor detection and assessment of aggressiveness. Radiology 2011; 259(3): 775-784.

[28] Kitajima K, Takahashi S, Ueno Y et al. Clinical utility of apparent diffusion coeffcient values obtained using high b-value when diagnosing prostate cancer using 3 tesla MRI: comparison between ultra-high b-value ($2000s/mm^{(2)}$) and standard high b-value ($1000s/mm^{(2)}$). J Magn Reson Imaging 2012; 36(1): 198-205.

[29] Nagel KN, Schouten MG, Hambrock T et al. Differentiation of prostatitis and prostate cancer by using diffusion-weighted MR imaging and MR-guided biopsy at 3 T. Radiology 2013; 267(1): 164-172.

[30] Schröder FH, Hugosson J, Roobol MJ et al; ERSPC Investigators. Screening and prostate-cancer mortality in a randomized European study. N Engl J Med 2009; 360(13): 1320-1328.

[31] deSouza NM, Riches SF, Vanas NJ et al. Diffusion-weighted magnetic resonance

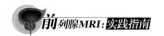

imaging: a potential non-invasive marker of tumour aggressiveness in localized prostate cancer. Clin Radiol 2008; 63(7): 774-782.

[32] Giles SL, Morgan VA, Riches SF, Thomas K, Parker C, deSouza NM. Apparent diffusion coeffcient as a predictive biomarker of prostate cancer progression: value of fast and slow diffusion components. AJR Am J Roentgenol 2011; 196(3): 586-591.

[33] Shinmoto H, Oshio K, Tanimoto A et al. Biexponential apparent diffusion coeffcients in prostate cancer. Magn Reson Imaging 2009; 27(3): 355-359.

[34] Turkbey B, Shah VP, Pang Y et al. Is apparent diffusion coeffcient associated with clinical risk scores for prostate cancers that are visible on 3-T MR images? Radiology 2011; 258(2): 488-495.

[35] Van As N, Charles-Edwards E, Jackson A et al. Correlation of diffusion-weighted MRI with whole mount radical prostatectomy specimens. Br J Radiol 2008; 81(966): 456-462.

[36] Woodfield CA, Tung GA, Grand DJ, Pezzullo JA, Machan JT, Renzulli JF II. Diffusion-weighted MRI of peripheral zone prostate cancer: comparison of tumor apparent diffusion coeffcient with Gleason score and percentage of tumor on core biopsy. AJR Am J Roentgenol 2010; 194(4): W316-W322.

[37] Yağci AB, Ozari N, Aybek Z, Düzcan E. The value of diffusion-weighted MRI for prostate cancer detection and localization. Diagn Interv Radiol 2011; 17 (2): 130-134.

[38] Delongchamps NB, Lefevre A, Bouazza N, Beuvon F, Legman P, Cornud F. Detection of significant prostate cancer with MR-targeted biopsies: Should TRUS-MRI fusion guided biopsies alone be a standard of care? J Urol 2015; 193(4): 1198-1204.

[39] Lanz C, Cornud F, Beuvon F et al. Gleason score determination with TRUS-MRI fusion guided prostate biopsies: are we gaining in accuracy? J Urol 2016; 195(1): 88-93.

[40] Bittencourt LK, Barentsz JO, de Miranda LC, Gasparetto EL. Prostate MRI: diffusion-weighted imaging at 1.5 T correlates better with prostatectomy Gleason Grades than TRUS-guided biopsies in peripheral zone tumours. Eur Radiol 2012; 22(2): 468-475.

[41] Chamie K, Sonn GA, Finley DS et al. The role of magnetic resonance imaging in delineating clinically significant prostate cancer. Urology 2014; 83(2): 369-375.

[42] Donati OF, Afaq A, Vargas HA et al. Prostate MRI: evaluating tumor volume and apparent diffusion coeffcient as surrogate biomarkers for predicting tumor Gleason score. Clin Cancer Res 2014; 20(14): 3705-3711.

[43] Hambrock T, Somford DM, Huisman HJ et al. Relationship between apparent diffusion coeffcients at 3.0-T MR imaging and Gleason grade in peripheral zone prostate cancer. Radiology 2011; 259(2): 453-461.

[44] Itatani R, Namimoto T, Kajihara H et al. Triage of low-risk prostate cancer patients with PSA levels 10 ng/ml or less: comparison of apparent diffusion coeffcient value and transrectal ultrasound-guided target biopsy. AJR Am J Roentgenol 2014; 202(5): 1051-1057.

[45] Itou Y, Nakanishi K, Narumi Y, Nishizawa Y, Tsukuma H. Clinical utility of apparent diffusion coeffcient (ADC) values in patients with prostate cancer: can ADC values contribute to assess the aggressiveness of prostate cancer? J Magn Reson Imaging 2011; 33(1): 167-172.

[46] Kim TH, Jeong JY, Lee SW et al. Diffusion-weighted magnetic resonance imaging

for prediction of insignificant prostate cancer in potential candidates for active surveillance. Eur Radiol 2015; 25(6): 1786-1792.

[47] Kitajima K, Takahashi S, Ueno Y et al. Do apparent diffusion coeffcient (ADC) values obtained using high b-values with a 3-T MRI correlate better than a transrectal ultrasound (TRUS)-guided biopsy with true Gleason scores obtained from radical prostatectomy specimens for patients with prostate cancer? Eur J Radiol 2013; 82(8): 1219-1226.

[48] Nagarajan R, Margolis D, Raman S et al. Correlation of Gleason scores with diffusion-weighted imaging findings of prostate cancer. Adv Urol 2012; 2012:374805.

[49] Oto A, Yang C, Kayhan A et al. Diffusion-weighted and dynamic contrast-enhanced MRI of prostate cancer: correlation of quantitative MR parameters with Gleason score and tumor angiogenesis. AJR Am J Roentgenol 2011; 197 (6): 1382-1390.

[50] Rosenkrantz AB, Triolo MJ, Melamed J, Rusinek H, Taneja SS, Deng FM. Whole-lesion apparent diffusion coeffcient metrics as a marker of percentage Gleason 4 component within Gleason 7 prostate cancer at radical prostatectomy. J Magn Reson Imaging 2015; 41(3): 708-714.

[51] Somford DM, Hambrock T, Hulsbergen-van de Kaa CA et al. Initial experience with identifying high-grade prostate cancer using diffusion-weighted MR imaging (DWI) in patients with a Gleason score ≤ 3 + 3 = 6 upon schematic TRUS-guided biopsy: a radical prostatectomy correlated series. Invest Radiol 2012; 47(3): 153-158.

[52] Thörmer G, Otto J, Horn LC et al. Non-invasive estimation of prostate cancer aggressiveness using diffusion-weighted MRI and 3D proton MR spectroscopy at 3 T. Acta Radiol 2015; 56(1): 121-128.

[53] Verma S, Rajesh A, Morales H et al. Assessment of aggressiveness of prostate cancer: correlation of apparent diffusion coeffcient with histologic grade after radical prostatectomy. AJR Am J Roentgenol 2011; 196(2): 374-381.

[54] Vos EK, Kobus T, Litjens GJ et al. Multiparametric Magnetic Resonance Imaging for Discriminating Low-Grade From High-Grade Prostate Cancer. Invest Radiol 2015; 50(8): 490-497.

[55] Yoshimitsu K, Kiyoshima K, Irie H et al. Usefulness of apparent diffusion coeffcient map in diagnosing prostate carcinoma: correlation with stepwise histopathology. J Magn Reson Imaging 2008; 27(1): 132-139.

[56] Corcoran NM, Hong MK, Casey RG et al. Upgrade in Gleason score between prostate biopsies and pathology following radical prostatectomy significantly impacts upon the risk of biochemical recurrence. BJU Int 2011; 108(8 Pt 2): E202-E210.

[57] Chan TY, Partin AW, Walsh PC, Epstein JI. Prognostic significance of Gleason score 3 + 4 versus Gleason score 4 + 3 tumor at radical prostatectomy. Urology 2000; 56(5): 823-827.

[58] Chandra RA, Chen MH, Zhang D, Loffredo M, D'Amico AV. Age, Comorbidity, and the Risk of Prostate Cancer-Specific Mortality in Men With Biopsy Gleason Score 4 + 3: Implications on Patient Selection for Multiparametric MRI. Clin Genitourin Cancer 2015; 13(4): 400-405.

[59] Merrick GS, Butler WM, Galbreath RW, Lief JH, Adamovich E. Biochemical outcome for hormonenaive patients with Gleason score 3+4 versus 4+3 prostate cancer undergoing permanent prostate brachytherapy. Urology 2002; 60(1): 98-103.

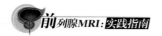
[60] Stamey TA, McNeal JE, Yemoto CM, Sigal BM, Johnstone IM. Biological determinants of cancer progression in men with prostate cancer. JAMA 1999; 281 (15): 1395-1400.

[61] Cheng L, Koch MO, Juliar BE et al. The combined percentage of Gleason patterns 4 and 5 is the best predictor of cancer progression after radical prostatectomy. J Clin Oncol 2005; 23(13): 2911-2917.

[62] Lebovici A, Sfrangeu SA, Feier D et al. Evaluation of the normal-to-diseased apparent diffusion coeffcient ratio as an indicator of prostate cancer aggressiveness. BMC Med Imaging 2014; 14:15.

[63] De Cobelli F, Ravelli S, Esposito A et al. Apparent diffusion coeffcient value and ratio as noninvasive potential biomarkers to predict prostate cancer grading: comparison with prostate biopsy and radical prostatectomy specimen. AJR Am J Roentgenol 2015; 204(3): 550-557.

[64] Rosenkrantz AB, Khalef V, Xu W, Babb JS, Taneja SS, Doshi AM. Does normalisation improve the diagnostic performance of apparent diffusion coeffcient values for prostate cancer assessment? A blinded independent-observer evaluation. Clin Radiol 2015; 70(9): 1032-1037.

[65] Scheenen TW, Rosenkrantz AB, Haider MA, Fütterer JJ. Multiparametric Magnetic Resonance Imaging in Prostate Cancer Management: Current Status and Future Perspectives. Invest Radiol 2015; 50(9): 594-600.

[66] Sonn GA, Chang E, Natarajan S et al. Value of targeted prostate biopsy using magnetic resonance-ultrasound fusion in men with prior negative biopsy and elevated prostate-specific antigen. Eur Urol 2014; 65(4): 809-815.

[67] Mazaheri Y, Hricak H, Fine SW et al. Prostate tumor volume measurement with combined T2-weighted imaging and diffusion weighted MR: correlation with pathologic tumor volume. Radiology 2009; 252(2): 449-457.

[68] Isebaert S, De Keyzer F, Haustermans K et al. Evaluation of semiquantitative dynamic contrast-enhanced MRI parameters for prostate cancer in correlation to whole-mount histopathology. Eur J Radiol 2012; 81(3): e217-e222.

[69] Turkbey B, Mani H, Aras O et al. Correlation of magnetic resonance imaging tumor volume with histopathology. J Urol 2012; 188(4): 1157-1163.

[70] Le Nobin J, Orczyk C, Deng FM et al. Prostate tumour volumes: evaluation of the agreement between magnetic resonance imaging and histology using novel co-registration software. BJU Int 2014; 114 6b:E105-E112.

[71] Cornud F, Khoury G, Bouazza N et al. Tumor target volume for focal therapy of prostate cancer-does multiparametric magnetic resonance imaging allow for a reliable estimation? J Urol 2014; 191(5): 1272-1279.

[72] Langer DL, van der Kwast TH, Evans AJ et al. Intermixed normal tissue within prostate cancer: effect on MR imaging measurements of apparent diffusion coeffcient and T2-sparse versus dense cancers. Radiology 2008; 249 (3): 900-908.

[73] Rosenkrantz AB, Mendrinos S, Babb JS, Taneja SS. Prostate cancer foci detected on multiparametric magnetic resonance imaging are histologically distinct from those not detected. J Urol 2012; 187(6): 2032-2038.

[74] Le Bihan D, Breton E, Lallemand D, Aubin ML, Vignaud J, Laval-Jeantet M. Separation of diffusion and perfusion in intravoxel incoherent motion MR imaging.

Radiology 1988; 168(2): 497-505.

[75] Döpfert J, Lemke A, Weidner A, Schad LR. Investigation of prostate cancer using diffusion-weighted intravoxel incoherent motion imaging. Magn Reson Imaging 2011; 29(8): 1053-1058.

[76] Kuru TH, Roethke MC, Stieltjes B et al. Intravoxel incoherent motion (IVIM) diffusion imaging in prostate cancer-what does it add? J Comput Assist Tomogr 2014; 38(4): 558-564.

[77] Pang Y, Turkbey B, Bernardo M et al. Intravoxel incoherent motion MR imaging for prostate cancer: an evaluation of perfusion fraction and diffusion coeffcient derived from different b-value combinations. Magn Reson Med 2013; 69(2): 553-562.

[78] Quentin M, Blondin D, Klasen J et al. Comparison of different mathematical models of diffusion-weighted prostate MR imaging. Magn Reson Imaging 2012; 30(10): 1468-1474.

[79] Riches SF, Hawtin K, Charles-Edwards EM, de Souza NM. Diffusion-weighted imaging of the prostate and rectal wall: comparison of biexponential and monoexponential modelled diffusion and associated perfusion coeffcients. NMR Biomed 2009; 22(3): 318-325.

[80] Rosenkrantz AB, Sigmund EE, Johnson G et al. Prostate cancer: feasibility and preliminary experience of a diffusional kurtosis model for detection and assessment of aggressiveness of peripheral zone cancer. Radiology 2012; 264(1): 126-135.

[81] Roethke MC, Kuder TA, Kuru TH et al. Evaluation of Diffusion Kurtosis Imaging Versus Standard Diffusion Imaging for Detection and Grading of Peripheral Zone Prostate Cancer. Invest Radiol 2015; 50(8): 483-489.

[82] Gürses B, Kabakci N, Kovanlikaya A et al. Diffusion tensor imaging of the normal prostate at 3 Tesla. Eur Radiol 2008; 18(4): 716-721.

[83] Bourne RM, Kurniawan N, Cowin G, Sved P, Watson G. Microscopic diffusion anisotropy in formalin fixed prostate tissue: preliminary findings. Magn Reson Med 2012; 68(6): 1943-1948.

[84] Xu J, Humphrey PA, Kibel AS et al. Magnetic resonance diffusion characteristics of histologically defined prostate cancer in humans. Magn Reson Med 2009; 61(4): 842-850.

[85] Manenti G, Carlani M, Mancino S et al. Diffusion tensor magnetic resonance imaging of prostate cancer. Invest Radiol 2007; 42(6): 412-419.

[86] Takayama Y, Kishimoto R, Hanaoka S et al. ADC value and diffusion tensor imaging of prostate cancer: changes in carbonion radiotherapy. J Magn Reson Imaging 2008; 27(6): 1331-1335.

[87] Kozlowski P, Chang SD, Meng R et al. Combined prostate diffusion tensor imaging and dynamic contrast enhanced MRI at 3T quantitative correlation with biopsy. Magn Reson Imaging 2010; 28(5): 621-628.

[88] Akin O, Sala E, Moskowitz CS et al. Transition zone prostate cancers: features, detection, localization, and staging at endorectal MR imaging. Radiology 2006; 239(3): 784-792.

[89] Chesnais AL, Niaf E, Bratan F et al. Differentiation of transitional zone prostate cancer from benign hyperplasia nodules: evaluation of discriminant criteria at multiparametric MRI. Clin Radiol 2013; 68(6): e323-e330.

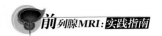

[90] Yoshizako T, Wada A, Hayashi T et al. Usefulness of diffusion-weighted imaging and dynamic contrast-enhanced magnetic resonance imaging in the diagnosis of prostate transition-zone cancer. Acta Radiol 2008; 49 (10): 1207-1213.

[91] Delongchamps NB, Rouanne M, Flam T et al. Multiparametric magnetic resonance imaging for the detection and localization of prostate cancer: combination of T_2-weighted, dynamic contrast-enhanced and diffusion-weighted imaging. BJU Int 2011; 107(9): 1411-1418.

[92] Haider MA, van der Kwast TH, Tanguay J et al. Combined T_2-weighted and diffusion-weighted MRI for localization of prostate cancer. AJR Am J Roentgenol 2007; 189(2): 323-328.

[93] Hoeks CMA, Hambrock T, Yakar D et al. Transition zone prostate cancer: detection and localization with 3-T multiparametric MR imaging. Radiology 2013; 266(1): 207-217.

[94] Jung SI, Donati OF, Vargas HA, Goldman D, Hricak H, Akin O. Transition zone prostate cancer: incremental value of diffusion-weighted endorectal MR imaging in tumor detection and assessment of aggressiveness. Radiology 2013; 269(2): 493-503.

[95] Rosenkrantz AB, Kim S, Campbell N, Gaing B, Deng FM, Taneja SS. Transition zone prostate cancer: revisiting the role of multiparametric MRI at 3 T. AJR Am J Roentgenol 2015; 204(3): W266-W272.

[96] Barral M, Cornud F, Neuzillet Y, et al. Characteristics of undetected prostate cancer on diffusion-weighted MR Imaging at 3-Tesla with a b-value of 2000s/mm: Imaging-pathologic correlation. Diagn Interv Imaging. 2015;92:923-929.

[97] Oto A, Kayhan A, Jiang Y et al. Prostate cancer: differentiation of central gland cancer from benign prostatic hyperplasia by using diffusion-weighted and dynamic contrast-enhanced MR imaging. Radiology 2010; 257(3): 715-723.

[98] Kim CK, Park BK, Kim B. High-b-value diffusion-weighted imaging at 3 T to detect prostate cancer: comparisons between b values of 1,000 and 2,000 s/mm². AJR Am J Roentgenol 2010; 194(1): W33-W37.

[99] Kim JH, Kim JK, Park BW, Kim N, Cho KS. Apparent diffusion coeffcient: prostate cancer versus noncancerous tissue according to anatomical region. J Magn Reson Imaging 2008; 28(5): 1173-1179.

[100] Hoeks CM, Vos EK, Bomers JG, Barentsz JO, Hulsbergenvan de Kaa CA, Scheenen TW. Diffusion-weighted magnetic resonance imaging in the prostate transition zone: histopathological validation using magnetic resonance-guided biopsy specimens. Invest Radiol 2013; 48(10): 693-701.

[101] Kobus T, Vos PC, Hambrock T et al. Prostate cancer aggressiveness: in vivo assessment of MR spectroscopy and diffusion-weighted imaging at 3 T. Radiology 2012; 265(2): 457-467.

(François Cornud)

5

第五章

前列腺动态对比增强磁共振成像

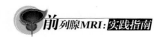

一、简介

前列腺mpMRI检查是一种无创的成像方法，用于临床疑诊或确诊前列腺癌患者的影像评估。DCE-MRI是前列腺mpMRI检查的3个组成序列之一。DCE-MRI由于可以评估肿瘤的血管及毛细血管的通透性，被广泛应用于肿瘤成像领域。本章将对目前DCE-MRI在前列腺癌的诊断中，尤其是在PI-RADS v2指南中的作用进行讨论。

二、DCE-MRI检查的概述

血管生成是肿瘤生长的关键步骤，其主要特点是肿瘤对氧气和营养物质的高需求而引起的血管增生反应。肿瘤血管生成的模式与经典的小动脉-毛细血管-微静脉结构不同。与正常的血管结构相比，肿瘤血管更加杂乱无章和扭曲，且渗透性更高[1]。DCE-MRI检查可以无创地对该新生血管进行评估，该检查需要经静脉注射低分子量钆螯合物，并采集注射前、注射中和注射后的T_1WI快速梯度回波图像。在DCE-MRI检查过程中，对前列腺使用连续的体积采集模式进行扫描。各中心在DCE-MRI扫描的诸多方面存在差异，包括时间分辨率和总扫描时间。时间分辨率的变化与MRI在时间分辨率和空间分辨率之间的内在平衡有关。虽然PI-RADS v2推荐时间分辨率≤15 s，但是很多医疗机构更愿意使用<7 s的时间分辨率。虽然在临床实践中其未被广泛应用，但更快的时间分辨率（约3 s）在临床中已被成功应用。此外，过去普遍使用更长的采集时间，持续5 min或更长。由于较长采集时间的对比剂的动力学特征在PI-RADS v2中被削弱（后面会详细描述），PI-RADS v2更支持较短的DCE-MRI采集时间，最短的采集时间为2 min[2-3]。在维持高时间分辨率的同时，DCE-MRI的空间分辨率也需要调整，以防止体积平均化，并能够对可疑病变进行最佳的描绘。新颖的采集方案，如将DCE-MRI与径向采集、压缩感知和先进的并行成像重建方法相结合，可能在未来进一步优化高空间分辨率和高时间分辨率的组合[4]。由于DCE-MRI的采集受MR设备和线圈的影响，因此，PI-RADS v2总结了可接受的序列参数范围（表5.1）[5]。

表5.1 PI-RADS v2指南推荐的DCE-MRI序列参数

DCE-MRI 序列参数	2D 或 3D T_1W 梯度回波图像（更推荐 3D）
TR/TE	<100 ms/<5 ms
层厚	3 mm，没有间隔
视野	整个前列腺和精囊腺
平面尺寸	≤ 2 mm × ≤ 2 mm
时间分辨率	≤ 10 s（更推荐 <7 s）
总采集时间	≥ 2 min
造影剂剂量	0.1 mmol/kg 标准 GBCA 或相等的高弛豫时间 GBCA
造影剂注射速度	2 ~ 3 cm³/s，图像连续采集

注：GBCA：含钆造影剂；TR：弛豫时间[4]。

三、DCE-MRI检查的评估和解读

DCE-MRI检查可以进行定性、定量或半定量评估。定性评估是最常用的分析DCE-MRI的方法。在定性评估中，肿瘤与周围的前列腺实质相比，会出现对比剂的早期强化，这是由肿瘤血管的渗透性导致的。定性分析需要对动态采集的系列时间点的图像进行观察，从而发现病灶中的早期强化区域[3]。该操作可以通过使用滚轮鼠标在常规的图像存档和通信系统（picture archiving and communication system，PACS）工作站完成，不需要额外的软件。这种定性评估方法最简单，是PI-RADS v2指南推荐的，采用二分法（阴性或阳性）进行评估（表5.2）。阴性是指"缺少早期强化，或者弥漫性强化与T_2WI和（或）DWI的局灶性病灶不符合"。当病灶有局灶性强化，但是T_2WI显示为良性前列腺增生结节时（如在移行带的边界清晰的结节），也被认为是阴性的。阳性是指"局灶的、与周围正常前列腺实质相比早期强化或者同时强化，并且与T_2WI和（或）DWI检查的病灶一致"。因此，在定性分析中，如果病灶出现局灶性早期强化，并且与T_2WI或DWI的异常发现相对应，则被认为是阳性的。在进行DCE-MRI定性评估时，减影成像可以提高强化灶的显著性，以及消除基线T_2WI上活检出血区域的高信号[6]。在对DCE-MRI进行定性评估时，生成的增强后减影成像有助于提高增强病

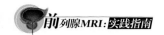

灶的显著性，并消除基线T₁WI上活检后出血区域的增高信号。

表5.2　PI-RADS v2指南中DCE-MRI的评分标准[4]

DCE-MRI 评分	标准
阳性（必须符合所有3项标准）	①局灶性；②与周围正常组织相比，成像早期强化或同时强化；③与 T₂WI 和（或）DWI 上可疑病变位置一致
阴性（符合任一标准即可）	没有早期强化或弥漫性强化，与 T₂WI 和（或）DWI 上病灶不一致，或局灶性强化，对应 T₂WI 上的影像学特点为良性前列腺增生

　　半定量分析是对前列腺感兴趣区内的增强动力学进行分析，包括强化曲线的流入和流出。半定量分析可以用2种不同的方式进行：一种是通过软件对源图像或者其他序列的可疑区域进行计算，得到对比剂动力学的时间-信号强度曲线。另一种方式更为常见，将对比剂强化曲线分为3型，分别是：第一型为持续强化即流入型曲线，是良性前列腺组织典型的强化方式；第二型为强化早期快速上升，此后达到稳定的平台期，即平台型曲线，肿瘤或良性炎性病变均可表现为第二型强化曲线；第三型为强化早期快速上升，此后快速下降（流出），即流出型曲线，这类曲线提示病灶高度怀疑前列腺癌，或者可以通过动态图像数据集转化出一组体素参数图。体素参数图中体素值代表了动态曲线的不同方面，如流入斜率、流出斜率、达峰时间及强化峰值。该图通常以彩色方式叠加在T₁WI或在T₂WI上显示，然后在视觉上评估异常颜色区域，提示半定量灌注指标异常。虽然有合适的软件，半定量方法也相对简单，但其在应用中仍然存在挑战。值得注意的是，这三种曲线类型都可以存在于良性或恶性前列腺病变中，如良性前列腺增生和炎症可以导致血管分布的增加。Hansford等人研究了3位观察者对120例患者的曲线类型分析的诊断性能的评估和观察者间的一致性。虽然所有观察者的受试者操作特征曲线（ROC）相似，但AUC较低 [（0.58±0.04）至（0.63±0.04）]。虽然将第三型曲线与第一型或第二型曲线区分开的

观察者间的一致性很高（0.66＜K＜0.79），并且前列腺癌组优于健康组，但是，将第一型曲线与第二型曲线区分开的观察者间的一致性只有中等程度（0.49＜K＜0.78）。基于这些发现，作者得出结论，这种半定量方法在区分前列腺癌和良性组织方面总体表现不佳[7]。虽然PI-RADS v1认可了半定量方法，但由于其相对于视觉定性方法（包括需要专用软件）的复杂性更高，且可重复性和准确性均存在问题，阻碍了其在临床上的广泛应用，因此PI-RADS v2移除了该方法。

定量分析是最复杂的DCE-MRI评估方法。该方法需要计算一组动力学参数，将增强曲线拟合到多个药代动力学模型中的一个，最常见的是Toft模型。Toft模型参数包括K^{trans}（跨内皮从血管腔运输造影剂到肿瘤间质）、k_{ep}（反向转运造影剂返回血管间隙的参数）、V_p（血浆体积分数与整个组织体积相比）及V_e（肿瘤的血管外、细胞外体积分数），以上参数用于显示前列腺肿瘤及组织的渗透特点。这些参数图通常在个体素的基础上计算得出，也可以叠加在解剖图像上，也可以使用半定量的方法[8]。肿瘤的K^{trans}和k_{ep}高于正常组织。当然，作为一种半定量方法，这些参数是非特异的。在良性病变如良性前列腺增生或炎症中，这些参数也可以升高。此外，定量分析所需要的软件在临床实践中并不普及，对于技术的要求也比较苛刻，如需要测量动脉输入函数以提高K^{trans}估算的精度[9]。DCE-MRI采集参数的可变性及软件包用于执行Tofts模型算法的多样性，导致患者间和患者内计算灌注指标存在差异。这一方法的临床应用由于缺少同行发表的数据或者专家共识的支持，未被PI-RADS v1或v2采纳。

四、DCE-MRI检查在局灶性前列腺癌检出中的作用

10多年来，DCE-MRI检查是mpMRI诊断前列腺癌的重要组成部分（图5.1～图5.4，文后彩图5.2～文后彩图5.4）。早期的研究显示，与单独使用T_2WI检查相比，DCE-MRI检查有很大的优势。例如，在70例接受根治性前列腺切除术的患者中，DCE-MRI和T_2WI检查联合使用对肿瘤的检出率为0.58，而单独使用T_2WI的检出率为0.4。近

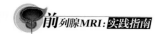

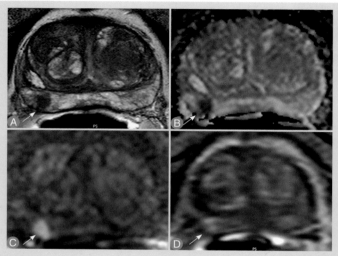

A.轴位T_2WI显示右侧中部外周带呈低信号；B.由DWI得到的ADC显示在同样的位置，病变呈低信号；C.在高b值的DWI上，病变为高信号；D.病变在DCE-MRI上显示为局灶性早期强化。患者通过MRI-TRUS引导下靶向活检为前列腺癌，Gleason评分为4+4分，进行了机器人辅助的前列腺根治术，组织病理学检查显示病变的Gleason评分为3+4分。箭头：病变。

图5.1　一例55岁且PSA为8.98 ng/mL患者的MRI检查

期DCE-MRI在前列腺癌诊断中的作用受到了一些专家的质疑。虽然联合使用T_2WI和DCE-MRI可以提高肿瘤的检出率，但是，只在不到20%的病例中有作用。DCE-MRI对于T_2WI和DWI检查的准确附加价值尚未被大规模研究。一项包含了22个高质量研究的荟萃分析显示，DCE-MRI（0.82~0.86）和DWI（0.84~0.88）的AUC均显著高于T_2WI（0.68~0.77）。虽然与单独使用T_2WI检查相比，DCE-MRI检查提高了肿瘤的检出率，但是与T_2WI和DWI检查联合使用相比，DCE-MRI检查未明显提高对肿瘤的诊断效能。因此，简单的联合使用仅包括T_2WI和DWI的检查序列，不包括DCE-MRI序列，就足以检查出肿瘤[10]。另一项荟萃分析比较了DWI和DCE-MRI在同一患者群中诊断前列腺癌的准确性。该研究纳入了5项符合标准的265例患者[10]。DWI和DCE-MRI检查的合并敏感度分别为58.4%（95% *CI*，53.5%~63.1%）和55.3%

（95%CI，50.4%～60.1%），而合并特异度分别为89.0%（95%CI，87.2%～0.7%，译者注：疑错，应为0.7%～87.2%）和87.9%（95%CI，86.0%～89.6%）。在受试者操作特征曲线分析中，DWI和DCE-MRI的检查性能非常相似，DWI的AUC为0.810（P=0.059），DCE-MRI

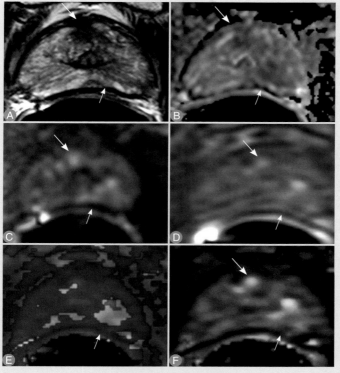

A.轴位T$_2$WI显示中线前部移行带病变呈低信号和左侧尖部外周带病变呈稍低混杂信号；B.ADC图显示中线移行带病变和左侧尖部外周带病变呈低信号；C.b=2000 s/mm^{2}的DWI显示中线移行带病变和左侧尖部外周带病变呈高信号；D.DCE-MRI显示2个病变内存在局灶性强化，但与左侧尖部外周带病变相比，中线移行带病变增强更局限；E.K^{trans}图仅定位左侧尖部外周带病变；F.k$_{ep}$图定位了2个病变。患者进行了MRI-TRUS引导下靶向活检，组织病理学检查显示这两个病变的Gleason评分为3+4分。长箭头：移行带病变；短箭头：外周带病变。

图5.2 一例65岁且PSA为7.3 ng/mL患者的MRI检查

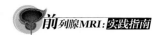

的AUC为0.786（*P*=0.079），两种序列的特异度都高于敏感度[11]。这些结果提示DCE-MRI并不优于DWI检查。

目前，由美国放射学院（American College of Radiology，ACR）

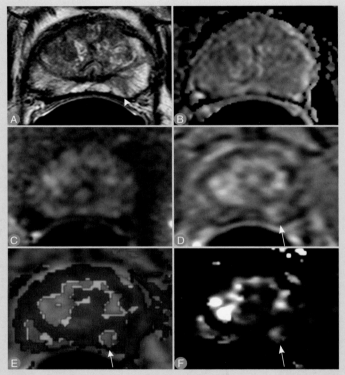

轴位T$_2$WI（图A）显示在外围带（左侧更突出）有一个片状异常信号（凹底箭头）；由DWI得到的ADC图（图B）和b=2000 s/mm^{2}的DWI（图C）显示在外周带无病变；DCE-MRI（图D）证实了左侧尖部至中部外周带存在局灶性强化；源自DCE-MRI的K^{trans}（图E）和k$_{ep}$（图F）图也定位了左侧尖部至中部外周带病变。左侧尖部至中部外周带病变局灶性强化，与T$_2$WI左侧的局灶性异质性病变（黄箭头，图A）相对应。患者通过MRI-TRUS引导下靶向活检，组织病理学检查显示左侧尖部至中部外周带病变的Gleason评分为3+4分。请注意：整个右侧外周带在K^{trans}图（图E）和k$_{ep}$图（图F）上被误编码为阳性。白箭头：外周带病变。

图5.3　一例69岁且PSA为9.6 ng/mL患者的MRI检查

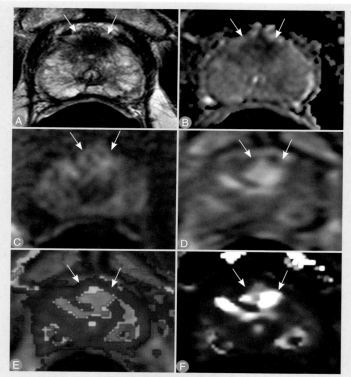

轴位T$_2$WI（图A）显示在中线前方移行带存在线状低信号；病变在由DWI得到的ADC图（图B）弥漫性低信号，在b=2000 s/mm^{2}的DWI（图C）上分别显示为弥漫性高信号；DCE-MRI显示中线前方移行带病变局灶性强化（图D）；源自DCE-MRI的K^{trans}（图E）和k$_{ep}$（图F）图也定位了中线前方移行带病变。患者通过MRI-TRUS引导下靶向活检，组织病理学检查显示中线前方移行带病变的Gleason评分为4+4分。箭头：病变。

图5.4　一例69岁且PSA为9.6 ng/mL患者的MRI检查

及欧洲泌尿生殖放射学会（European Society of Urogenital Radiology，ESUR）制定的PI-RADS v2指南建议，DCE-MRI检查只影响外周带不确定病变的诊断（PI-RADS评分为3分）。对于此类病变，当DCE-MRI呈阳性时，病变总评分将升为4分。虽然PI-RADS v2支持报告移行带病变的DCE-MRI评分，但是DCE-MRI评分目前在任何情况下都未影响移行

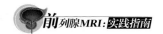

带病变的整体评分。这是由于良性前列腺增生常见富血供现象，包括快速流入-流出式强化类型，限制了DCE-MRI在移行带的诊断价值。多项研究均显示DCE-MRI在移行带中缺乏诊断价值（图5.5，文后彩图5.5，图5.6，文后彩图5.6)[12]。

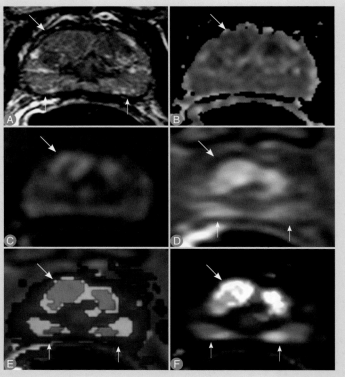

轴位T_2WI（图A）、由DWI得到的ADC图（图B）和b=2000 s/mm²的DWI（图C）显示右侧尖部内前方移行带病变（也影响了左侧前方移行带）；DCE-MRI（图D）显示病变强化；从DCE-MRI得出的K^{trans}（图E）和k_{ep}（图F）图定位了前方移行带病变。患者通过MRI-TRUS引导下靶向活检，组织病理学检查显示前方移行带病变的Gleason评分为4+4分。请注意：外周带在T_2WI上显示为斑驳的异常信号（与炎性变化一致），在DCE-MRI、K^{trans}和k_{ep}图上呈假阳性的高强化信号。长箭头：移行带内的病变；短箭头：外周带内的病变。

图5.5　一例63岁且PSA为11 ng/mL患者的MRI检查

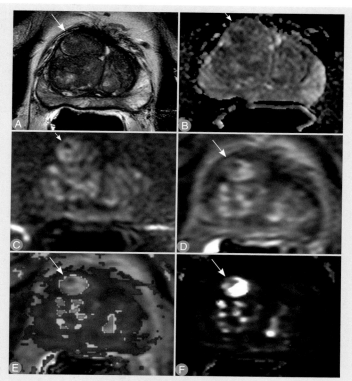

轴位T$_2$WI（图A）显示右侧内前方移行带病变呈边界清晰的低信号；该病变在由DWI得到的ADC图（图B）b=2000 s/mm^{2}的DWI（图C）上表现为弥散性高信号；DCE-MRI（图D）显示右侧内前方移行带病变呈局灶性强化；源自DCE-MRI的K^{trans}和k$_{ep}$（图F）图也定位了右侧内前方移行带病变。该病变为良性前列腺增生结节，在原始DCE-MRI和定量DCE-MRI上显示为假阳性。箭头：病变。

图5.6　一例65岁且PSA为16 ng/mL患者的MRI检查

　　尽管如此，PI-RADS v2仍建议对于T$_2$WI和DWI检出的可疑病灶，应仔细进行DCE-MRI评估[4]。换言之，DCE-MRI检查具有高对比度和高空间分辨率，有助于初步识别潜在的异常并吸引阅片者对这一区域加强关注，然后对病灶在T$_2$WI和DWI上进行更仔细地评估。在DCE-MRI上发现病灶，而在其他序列没有对应病灶时，考虑该病灶为良性病变，并且在PI-RADS v2中也没有对应的评分，DCE-MRI检查有助于评估在

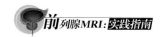

其他序列上发现的模棱两可或具挑战性的病灶，并提高阅片者对细微病灶的诊断信心（图5.3，图5.7，文后彩图5.7）。特别是DCE-MRI检查对于发现前列腺在解剖学上难以评估的区域的病变可能有用，如中心区域、远端尖部、前纤维肌肉间质及包膜下新月形病变（图5.7，图5.8，文后彩图5.8）。例如，一项研究观察了健康人的第一或第二型动力学曲线中心区域，表明在该区域中存在第三型曲线区域可能有助于区分

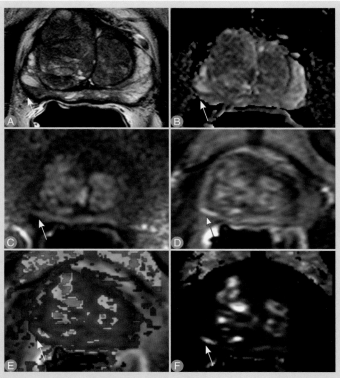

轴位T$_2$WI（图A）显示右中线外周带病变呈线性低信号；该病变在由DWI得到的ADC图（图B）表现为弥漫性低信号，在b=2000 s/mm^{2}的DWI（图C）上表现为弥散性高信号；DCE-MRI（图D）证实右中线外周带病变局灶性强化；源自DCE-MRI的K^{trans}（图E）和k$_{ep}$（图F）图显示了右中线外周带病变。患者通过MRI-TRUS引导下靶向活检，组织病理学检查显示右中线外周带病变的Gleason评分为4+4分。箭头：病变。

图5.7　一例65岁且PSA为16 ng/mL患者的MRI检查

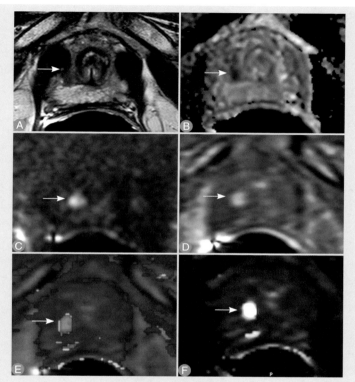

轴向T$_2$WI（图A）显示右侧远端尖前部外周带病变呈低信号；该病变在由DWI得到的ADC图（图B）上表现为弥漫性低信号，在b=2000 s/mm^{2}的DWI（图C）上表现为弥漫性高信号；DCE-MRI（图D）证实右侧远端尖前部外周带病变局灶性强化；源自DCE-MRI的K^{trans}（图E）和k$_{ep}$（图F）图定位了右侧远端尖前部外周带病变。患者通过MRI-TRUS引导下靶向活检，组织病理学检查显示右侧远端尖前部外周带病变的Gleason评分为4+3分。箭头：病变。

图5.8 一例70岁且PSA为4.6 ng/mL患者的MRI检查

正常的中央区组织和中心区肿瘤。此外，高级别或浸润型肿瘤在DWI或ADC上不易显示，在DCE-MRI上可能有异常发现[13]。因此，需要进一步的研究来明确DCE-MRI在mpMRI检查中的确切附加价值。基于上述临床应用，放射科医师仍然可能认为DCE-MRI是一个有用的序列。最后，当由于技术原因成像不佳时，DCE-MRI可以作为主要参数替代序

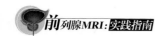

列（如T_2WI运动伪影、失真、磁化伪影或DWI/ADC的低信噪比）。

虽然DCE-MRI检查也可以评估前列腺癌的恶性程度，但是，目前尚未达成共识。虽然有研究显示，DCE-MRI参数与恶性程度密切相关，但是也有研究显示两者没有关联。例如，在一项45例进行了DCE-MRI检查的前列腺癌患者的队列研究中，将肿瘤分为低级别（Gleason评分为2或3分）、中间级别（继发或三发Gleason评分为4分，不包括Gleason评分为5分的组成部分）或高级别（原发Gleason评分为4分和或Gleason评分为5分的病变）。DCE-MRI被视为T_2WI的叠加参数，并从肿瘤的半定量和药代动力学模型参数中提取了均值和四分位数[14]。在外周带低级别和高级别肿瘤之间，流入的第75个百分位数值（以下称p75）、流出的平均值及K^{trans}的p75存在显著差异。受试者操作特征曲线显示区别外周带低级别前列腺癌与中级别和高级别前列腺癌的参数为流入的p75、K^{trans}和k_{ep}（AUC=0.72）。由于本研究纳入的移行带肿瘤数量有限，因此研究结果仅适用于外周带。其得出结论，在3 T时DCE-MRI得到的定量参数（K^{trans}和k_{ep}）和半定量参数（流入和流出）可用于评估前列腺外周带肿瘤的恶性程度。在18例局部前列腺癌患者中，研究人员还进行了微血管和局部淋巴组织学参数与DCE-MRI的药代动力学参数的相关性研究[14]，将K^{trans}、V_e、k_{ep}与免疫组化描绘的微血管密度（micro vessel density，MVD）、二尖瓣面积（mitral valve area，MVA）、二尖瓣脱垂（mitral valve prolapse，MVP）、淋巴管密度（lymphatic vessel density，LVD）、淋巴管面积（lymph vessel area，LVA）及管腔血管周长（luminal vascular perimeter，LVP）进行相关性分析[15]，发现微血管参数绝对值与DCE-MRI参数之间无相关性。相比而言，肿瘤与正常组织（对微血管进行个体化校正）的k_{ep}比值与MVD（相关系数=0.61，P=0.007）、MVP（相关系数=0.54，P=0.022）均显著相关。在淋巴管参数中，仅LVA显示出与k_{ep}呈负相关（相关系数=-0.66，P=0.003）[15]。

DCE-MRI评估肿瘤侵袭性的部分困难在于处理和解读方法的多样性，这也是将此方法应用于临床的一个挑战。另一方面，Oto等人对73例前列腺切除术患者进行研究，评估了DWI和DCE-MRI与前列腺癌恶性程度的相关性。结果显示，虽然ADC值与Gleason评分之间呈中度负相关（r=-0.376，P=0.001），但是DCE-MRI的参数如K^{trans}、V_e、k_{ep}、

V_p与Gleason评分或VEGF之间无相关性。DCE-MRI检查在评估前列腺癌的恶性程度方面的潜力，仍需要进一步研究[16]。

五、DCE-MRI检查在生化复发前列腺癌患者中的作用

根治性前列腺切除术或放疗可治愈大多数前列腺癌患者，但15%~30%接受过治疗的患者在随诊过程中会出现生化复发。如果未及时发现和医治，生化复发可能会导致病灶转移并最终导致患者死亡。手术或放疗后的前列腺mpMRI的影像学特点与治疗前完全不同（图5.9，图5.10，文后彩图5.10)[17]，正常的前列腺解剖特征可能已经完全消失，手术夹、近距离放疗或外部光束辐射的基准标记可能会导致DWI严重失真。因此，对于此类患者，DCE-MRI检查变得尤为重要。其最重要的影像学特点为手术区域出现早期强化灶（主要在耻骨联合附近的尿道或在残余前列腺内）。此种增强通常通过定性评估发现，其他评估

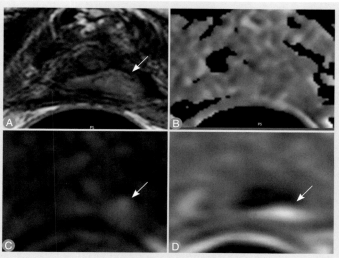

患者20余年前行根治性前列腺切除术。轴位T_2WI（图A）显示在前列腺切除床位置存在中等信号强度的软组织；该病变在由DWI得到的ADC图（图B）上显示不清，在b=2000 s/mm²的DWI（图C）上表现为高信号，在DEC-MRI（图D）上出现早期明显强化。患者通过MRI-TRUS引导下靶向活检，组织病理学检查显示为前列腺癌复发。箭头：病变。

图5.9 一例74岁且PSA为0.98 ng/mL患者的MRI检查

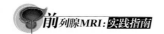

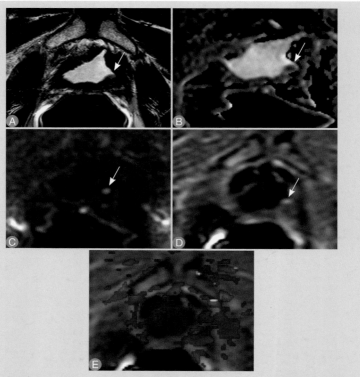

Gleason评分为4+4分的根治性前列腺切除术后2年复查。轴位T$_2$WI（图A）显示膀胱左侧壁耻骨联合水平上方病变呈中等信号；该病变在由DWI得到的ADC图（图B）上表现为弥漫性低信号，在DWI（图C）上表现为弥漫性高信号；DCE-MRI显示病变内局灶性强化（图D）；源自DCE-MRI的K^{trans}（图E）和k$_{ep}$图（未显示）未见任何病变。患者通过MRI-TRUS引导下靶向活检，组织病理学检查显示为前列腺癌复发。箭头：病变。

图5.10　一例71岁且PSA为0.14 ng/mL患者的MRI检查

方法可能会有帮助。Panebianco等人已在242例前列腺切除术后复发的患者中验证mpMRI检查在局部复发中的作用。验证方法为：对126例患者进行体外照射治疗后，其PSA下降（平均PSA为1.3 ng/mL，病灶大小为4～8 mm）；对116例患者进行了超声引导下穿刺活检（平均PSA为2 ng/mL，病灶大小为9～15 mm）[18]。在第一组患者中，联合T$_2$WI和

DCE-MRI进行诊断的敏感度和特异度分别为98%和94%，而在第二组患者中，其敏感度和特异度分别为100%和97%。研究的结论为：DCE-MRI检查是确定前列腺切除术后复发病灶最可靠的检查序列。

一项荟萃分析评估了MRI检查在对前列腺癌患者接受体外放疗或根治性治疗后进行随访的有效性[18]。该研究在768项研究中选取了14项符合标准的研究[19]。7项关于前列腺切除术后患者行mpMRI检查的研究显示，病灶检出的总敏感度和特异度分别为82%（95% CI，78%～86%）和87%（95% CI，81%～92%）。在亚组分析中，与T$_2$WI检查相比，DCE-MRI检查显示出更高的总敏感度（85%；95% CI，78%～90%）和特异度（95%；95% CI，88%～99%）。9项研究显示，EBRT治疗后的患者mpMRI检查随访的敏感度为82%（95% CI，75%～88%），特异度为74%（95% CI，64%～82%）[9]。与T$_2$WI检查相比，DCE-MRI检查的敏感度（90%；95% CI，77%～97%）和特异度（81%；95% CI，64%～93%）更高。虽然荟萃分析纳入的研究数量有限，但是结果仍显示DCE-MRI检查是目前经过根治性前列腺切除术治疗后生化复发患者的最重要的检查[19]。

六、DCE-MRI检查的挑战

DCE-MRI检查面临多项挑战。在mpMRI检查中，由于DCE-MRI检查需要注射含钆对比剂，因此是相对有创的检查，并且在引起患者对比剂过敏方面的风险较低，如严重肾衰竭患者，尤其是接受透析治疗肾脏系统性纤维化的患者。此外，最近的一篇论文显示，在肾功能正常的患者中静脉注射含钆对比剂可能会导致钆沉积在神经元。DCE-MRI检查还增加了检查的费用，不仅是对比剂和注射对比剂相关设备的费用，还有因此所导致的检查时间的增加[20]。另一项限制是之前提到过的，肿瘤与癌前病变、良性前列腺增生或前列腺炎的强化模式有重叠（图5.5，图5.11，文后彩图5.11，图5.12，文后彩图5.12）。最后，不同的医疗机构在DCE-MRI的采集、后处理及解读之间存在差异性。PI-RADS v2希望能够标准化DCE-MRI检查的应用，并通过对结果的视觉二分法分类简化DCE-MRI的评估。

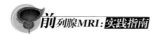

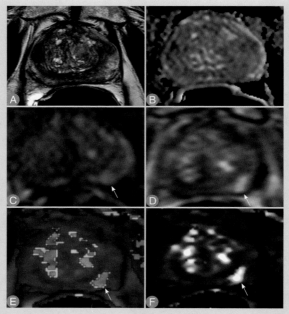

轴位T_2WI（图A）和由DWI得到的ADC图（图B）上显示双侧外周带异质性信号，没有局灶性强化；在b=2000 s/mm^{2}的DWI（图C）上显示左侧中部外周带可见局灶性稍高信号；DCE-MRI显示左侧中部外周带呈灶性强化（图D）；源自DCE-MRI的K^{trans}（图E）和k_{ep}（图F）图也定位了左侧中部外周带病变。患者通过MRI-TRUS引导下靶向活检，组织病理学检查显示左侧中部外周带病变表现出明显异常的腺体，高度怀疑为前列腺癌。箭头：左侧中部外周带病变。

图5.11　一例70岁且PSA为4.6 ng/mL患者的MRI检查

七、总结

总之，根据PI-RADS v2，DCE-MRI检查当前被视为前列腺mpMRI检查中的标准组成序列。虽然目前其在未经治疗的前列腺癌患者检查中的作用还存在疑问，但是，DCE-MRI检查的确切价值仍是一项要积极研究的课题。DCE-MRI检查对外周带不确定性病灶的评估会影响整个PI-RADS评分，并且有助于病灶在其他序列上的定位。此外，DCE-MRI检查在根治性前列腺切除术治疗后生化复发患者的检查和定位中具有核心作用。

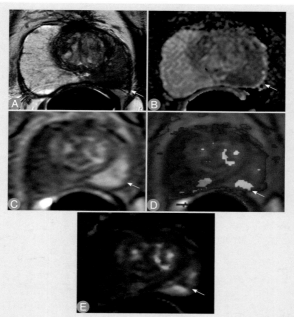

轴位T$_2$WI（图A）显示左侧前列腺外周带大片低信号区，由DWI得到的ADC图（图B）和 DCE-MRI（图C）显示病变内弥漫性强化；源自DCE-MRI的K^{trans}（图D）和k$_{ep}$（图E）图显示左侧外周带病变不均匀强化。患者通过MRI-TRUS引导下靶向活检，组织病理学检查显示为慢性肉芽肿性前列腺炎。箭头：左侧外周带病变。

图5.12　一例61岁且PSA为4.3 ng/mL患者的MRI检查

参考文献

（遵从原版图书著录格式）

[1] Folkman J. Tumor angiogenesis: therapeutic implications. N Engl J Med 1971; 285(21): 1182-1186.

[2] Ocak I, Bernardo M, Metzger G et al. Dynamic contrast-enhanced MRI of prostate cancer at 3 T: a study of pharmacokinetic parameters. AJR Am J Roentgenol 2007; 189(4): 849.

[3] Turkbey B, Pinto PA, Mani H et al. Prostate cancer: value of multiparametric MR imaging at 3 T for detection histopathologic correlation. Radiology 2010; 255(1): 89-99.

[4] American College of Radiologists (ACR) Prostate Imaging-Recording and Data Systems, version 2. http://www.acr.org/~/media/ACR/Documents/PDF/QualitySafety/Resources/PIRADS/PIRADS%20V2.pdf. Accessed June 30, 2015.

[5] Rosenkrantz AB, Geppert C, Grimm R et al. Dynamic contrast-enhanced MRI of the prostate with high spatiotemporal resolution using compressed sensing, parallel

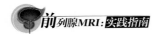

imaging, and continuous golden-angle radial sampling: preliminary experience. J Magn Reson Imaging 2015; 41(5): 1365-1373.

[6] Türkbey B, Thomasson D, Pang Y, Bernardo M, Choyke PL. The role of dynamic contrast-enhanced MRI in cancer diagnosis and treatment. Diagn Interv Radiol 2010; 16(3): 186-192.

[7] Hansford BG, Peng Y, Jiang Y et al. Dynamic Contrast-enhanced MR Imaging Curve-type Analysis: Is It Helpful in the Differentiation of Prostate Cancer from Healthy Peripheral Zone? Radiology 2015; 275(2): 448-457.

[8] Choyke PL, Dwyer AJ, Knopp MV. Functional tumor imaging with dynamic contrast-enhanced magnetic resonance imaging. J Magn Reson Imaging 2003; 17(5): 509-520.

[9] Noworolski SM, Vigneron DB, Chen AP, Kurhanewicz J. Dynamic contrast-enhanced MRI and MR diffusion imaging to distinguish between glandular and stromal prostatic tissues. Magn Reson Imaging 2008; 26(8): 1071-1080.

[10] Tan CH, Hobbs BP, Wei W, Kundra V. Dynamic contrast-enhanced MRI for the detection of prostate cancer: meta-analysis. AJR Am J Roentgenol 2015; 204 (4): W439-W448.

[11] Haghighi M, Shah S, Taneja SS, Rosenkrantz AB. Prostate cancer: diffusion-weighted imaging versus dynamic-contrast enhanced imaging for tumor localization a meta-analysis. J Comput Assist Tomogr 2013; 37(6): 980-988.

[12] Hoeks CM, Hambrock T, Yakar D et al. Transition zone prostate cancer: detection and localization with 3-T multiparametric MR imaging. Radiology 2013; 266(1): 207-217.

[13] Hansford BG, Karademir I, Peng Y et al. Dynamic contrast-enhanced MR imaging features of the normal central zone of the prostate. Acad Radiol 2014; 21 (5): 569-577.

[14] Vos EK, Litjens GJ, Kobus T et al. Assessment of prostate cancer aggressiveness using dynamic contrast-enhanced magnetic resonance imaging at 3 T. Eur Urol 2013; 64(3): 448-455.

[15] van Niekerk CG, van der Laak JA, Hambrock T et al. Correlation between dynamic contrast-enhanced MRI and quantitative histopathologic microvascular parameters in organ-confined prostate cancer. Eur Radiol 2014; 24 (10): 2597-2605.

[16] Oto A, Yang C, Kayhan A et al. Diffusion-weighted and dynamic contrast-enhanced MRI of prostate cancer: correlation of quantitative MR parameters with Gleason score and tumor angiogenesis. AJR Am J Roentgenol 2011; 197 (6): 1382-1390.

[17] Cha D, Kim CK, Park SY, Park JJ, Park BK. Evaluation of suspected soft tissue lesion in the prostate bed after radical prostatectomy using 3 T multiparametric magnetic resonance imaging. Magn Reson Imaging 2015; 33(4): 407-412.

[18] Panebianco V, Barchetti F, Sciarra A et al. Prostate cancer recurrence after radical prostatectomy: the role of 3-T diffusion imaging in multiparametric magnetic resonance imaging. Eur Radiol 2013; 23(6): 1745-1752.

[19] Wu LM, Xu JR, Gu HY et al. Role of magnetic resonance imaging in the detection of local prostate cancer recurrence after external beam radiotherapy and radical prostatectomy. Clin Oncol (R Coll Radiol) 2013; 25(4): 252-264.

[20] McDonald RJ, McDonald JS, Kallmes DF et al. Intracranial Gadolinium Deposition after Contrast-enhanced MR Imaging. Radiology 2015; 275(3): 772-782.

(Baris Turkbey, Sandeep Sankineni, and Peter L. Choyke)

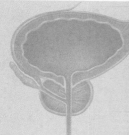

第六章

前列腺影像报告和数据系统

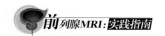

一、简介

虽然mpMRI检查是定位临床显著性前列腺癌最敏感且最特异的成像技术，但是，医师对前列腺mpMRI检查的影像学表现、影像学报告解读的差异一直阻碍其临床的应用。为解决这些差异，ESUR发布了一套指南——前列腺影像报告和数据系统（prostate imaging-reporting and data system，PI-RADS)[1]。

自2012年首次发布以来，PI-RADS已在各种临床实践和研究中得到了验证[2-4]。然而，由于技术的进步，专家们也发现了PI-RADS的局限性。为了更新和改进初始版PI-RADS，ACR、ESUR和AdMeTech基金会共同合作，于2015年发布了PI-RADS第二版（PI-RADS v2)[5]。PI-RADS v2包含了前列腺mpMRI检查的影像学表现、技术规范的相关信息及术语。本章将重点介绍PI-RADS v2所采用的前列腺mpMRI检查的评估标准，以实现前列腺癌的检出和诊断。

二、PI-RADS 评分

根据目前mpMRI、MRI靶向活检的应用和表现，PI-RADS v2将临床显著性癌定义为在病理上Gleason评为≥7分（包括3+4分，其中Gleason 4级的成分突出但不占主导地位）、体积>0.5 cm^{3}或出现前列腺包膜外侵犯。

PI-RADS v2有以下5个评分。

- 1分——非常低（极不可能存在临床显著性前列腺癌）。
- 2分——低（不太可能存在临床显著性前列腺癌）。
- 3分——中等（不确定是否存在临床显著性前列腺癌）。
- 4分——高（可能存在临床显著性前列腺癌）。
- 5分——很高（很可能存在临床显著性前列腺癌）。

PI-RADS综合T$_2$WI、DWI和DCE-MRI上的影像学特征判断病变存在临床显著性前列腺癌的可能性（概率），并对成像结果进行5分制评分。对于前列腺中的每一个可疑病变，T$_2$WI和DWI检查均采用5分制进行评估，而DCE-MRI则采用阳性和阴性结果进行评估。然后，使用适用于外周带或移行带的PI-RADS v2评分表格，将这三个参数（T$_2$WI、DWI，有时用DCE-MRI）进行整合，并且为每个病变对应PI-RADS v2

评分，以评估其为临床显著性前列腺癌的可能性。

值得注意的是，前列腺中可能既有恶性组织，也有良性组织。目前，其mpMRI特征可能有一些重叠。PI-RADS v2评分为1分的病变不能排除有临床显著性前列腺癌的可能性，只是表明极不可能是前列腺癌。同理，PI-RADS v2评分为5分，但不能证明病变是临床显著性前列腺癌，而是表明其可能性很高。目前，尚未给出每个PI-RADS v2评分的肿瘤概率范围。随着PI-RADS v2的应用和改进，这在未来有可能实现。

PI-RADS v2评分仅基于mpMRI检查的结果，而未考虑其他因素，如血清PSA、直肠指诊、病史或治疗选择。但是，这些因素及当地医院的选择、医师的诊疗经验及患者的病史，都可能会决定患者的相关治疗，包括是否进行活检。

三、DWI评分

通过比较病变的信号强度与其所在区域内正常前列腺组织的平均信号，DWI评分可分为1~5分。尽管如此，DWI的表现应该始终与T_2WI、T_1WI和DCE-MRI的表现相关。表6.1提供了如何根据DWI检查的结果将病变评为1~5分。该标准包括的因素有：①病变的形状和边缘；②信号的强度；③病变的大小；④高b值DWI和ADC的观察结果（图6.1，图6.2）。

在外周带，病变的PI-RADS v2评分主要基于DWI评分（表6.1，图6.1）。

如果病变DWI评分为4分，T_2WI评分为2分，则PI-RADS v2评分应为4分。对于DWI评分为3分的病灶，DWI评分和PI-RADS v2评分的上述相关性出现例外，当病变的DCE-MRI评分为阳性时，患者的PI-RADS v2评分则提高到4分（可能存在临床显著性前列腺癌）。有关DCE-MRI阳性和阴性评分的定义，请参阅"本章DCE-MRI评分"。

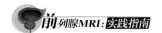

表 6.1　外周带PI-RADS v2评分

DWI 评分	T₂WI 评分	DCE-MRI 评分	PI-RADS 评分
1	任何[a]	任何	1
2	任何	任何	2
3	任何	−	3
		+	4
4	任何	任何	4
5	任何	任何	5

注：“任何[a]”指1~5分的任何评分；“+”指DCE-MRI呈阳性；“−”指DCE-MRI呈阴性[5]。

评分	表现	DWI	ADC 图
1	病变在 ADC 图和高 b 值的 DWI 上无异常（即正常）		
2	病变在 ADC 图上呈不明显的低信号（箭头）		
3	病变在 ADC 图上呈局灶性的轻－中等低信号（箭头），在高 b 值的 DWI 上呈中等－轻度高信号（箭头）		
4	病变在 ADC 图上呈局灶性的低信号（箭头），在高 b 值的 DWI 上呈明显高信号，在轴位图上病变直径＜ 1.5 cm		
5	与 4 分相同，但病变最大径≥ 1.5 cm（箭头），或有明显的包膜外侵犯		

图 6.1　外周带病变DWI和ADC的评分[5]

评分	表现	DWI	ADC 图
1	病变在 ADC 图和高 b 值的 DWI 上无异常（即正常）	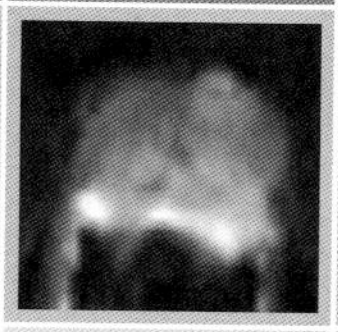	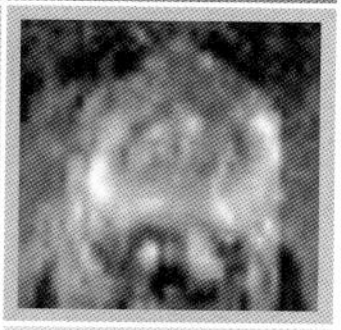
2	病变在 ADC 图上呈不明显的低信号	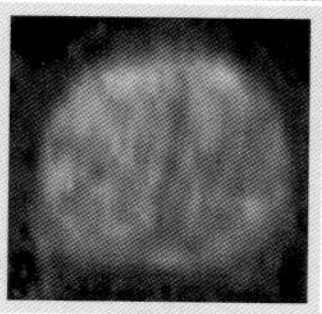	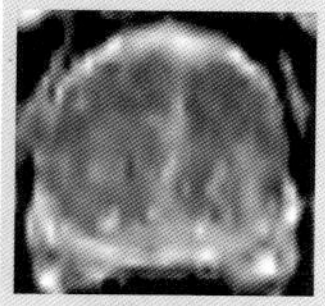
3	病变在 ADC 图上呈局灶性的轻 - 中等低信号（箭头），在高 b 值的 DWI 上呈中等 - 轻度高信号	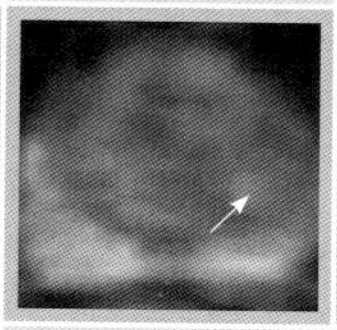	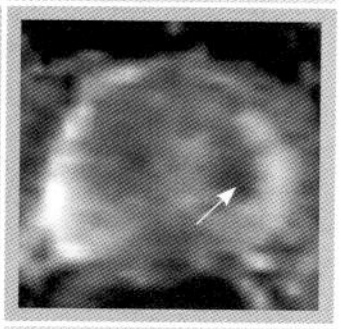
4	病变在 ADC 图上呈局灶性的明显低信号（箭头），在高 b 值的 DWI 上呈明显高信号，在轴位图像上表现为直径 < 1.5 cm	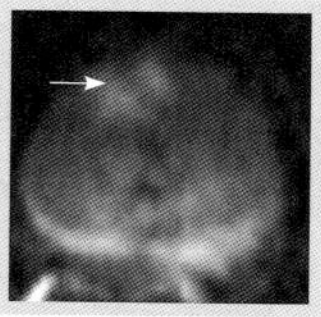	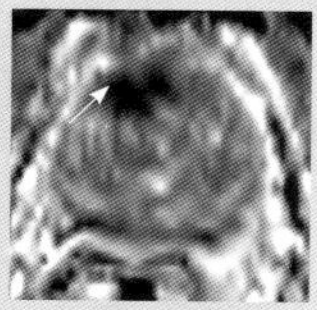
5	与 4 分相同，但病变最大径 ≥ 1.5 cm（箭头），或有明显的包膜外侵犯	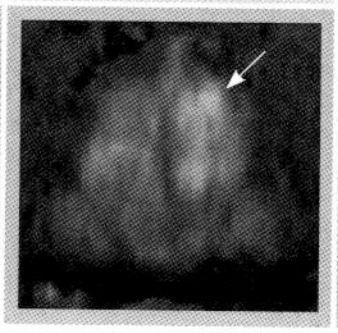	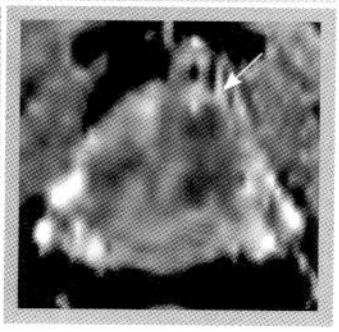

图6.2　移行带病变DWI和ADC的评分[5]

　　某些良性病变表现为局灶性ADC低信号。医师熟悉这些病变及其典型的MRI表现对于做出适当的PI-RADS评分至关重要。例如，虽然纤维化、钙化和出血在T₂WI和ADC上都是低信号，但在DWI上也会表现为明显低信号，基本上排除了临床显著性前列腺癌的可能。良性前列腺肥大的PI-RADS评分是一个更大的挑战。移行带或外周带内的包裹性、局限性和圆形结节通常分别代表良性前列腺增生或突出性良性前列腺增生，无论其ADC/DWI信号如何。但是，良性前列腺增生结节可能缺乏

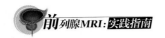

部分或全部良性特征，并表现为明显的ADC低信号，使得良性前列腺增生结节的评估变得困难，而这种情况并不少见。这是公认的mpMRI检查的局限性，通常需要影像学医师具备丰富的专业知识和经验。

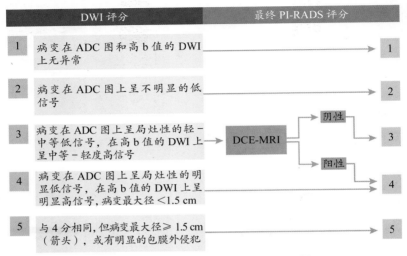

图6.3　外周带病变PI-RADS评分的流程[5]

四、T₂WI评分

虽然T_2WI评分也使用5分制，但是在外周带和移行带之间每个评分的定义略有不同，如图6.4和图6.5所示。

T_2WI检查时，在外周带的临床显著性前列腺癌通常表现为圆形或边界不清的低信号灶，许多良性病变可能也会有类似的表现，包括前列腺炎、出血、腺体萎缩、良性增生、活检相关的瘢痕及激素治疗或消融后的改变。医师应仔细观察其他序列，以得到正确的诊断。

在移行带的前列腺癌的诊断更为困难。当存在良性前列腺增生时，移行带由大量腺体（T_2高信号）和间质组织（T_2低信号）组成，导致信号不均匀，在良性间质增生区中识别T_2低信号肿瘤对医师来说具有挑战性。在移行带的肿瘤具有典型的T_2WI特征，包括边界不清的中等低信号（"擦木炭画征"或"模糊指纹征"）、边缘毛刺、透镜状、缺乏完整的低信号包膜，以及侵犯尿道括约肌和前纤维肌肉间质。出现的征象越多，临床显著性前列腺癌的可能性就越高。

评分	表现	T₂WI
1	病变呈均匀的高信号（正常）	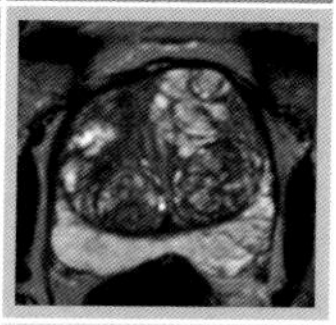
2	病变呈"线样"（箭头）、楔形，或弥漫性轻度低信号，通常边界不清	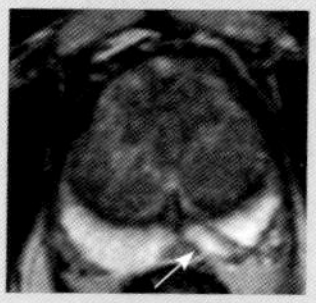
3	病变呈不均匀的信号或非包裹性、圆形、中等低信号（箭头）	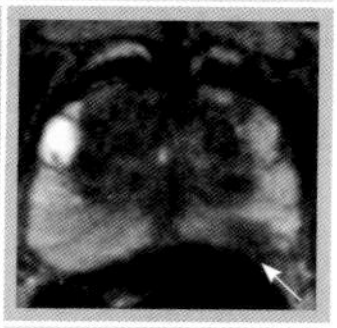
4	病变呈包裹性、局限于前列腺的均匀中等低信号，病变最大径 <1.5 cm（箭头）	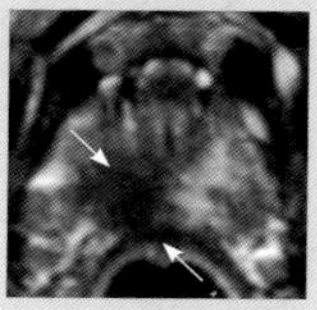
5	与 4 分相同，但病变最大径 ≥ 1.5 cm（箭头），或有明显的包膜外侵犯	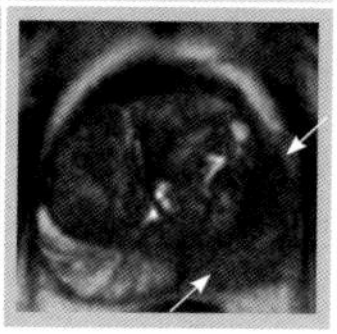

图 6.4　外周带病变的T₂WI评分[5]

　　DWI是外周带病变的主要评分序列，T₂WI是移行带病变的主要评分序列（表6.2，图6.6），如果移行带病变的T₂WI评分是4分、DWI评分是2分，那么PI-RADS v2评分应该是4分。与外周带中的情况类似，在移行带病变中，当T₂WI评分为3分时，T₂WI评分和PI-RADS评分的这种关联出现例外，而DWI评分成为关键（对于移行带T₂WI评分为3分的病变，当DWI评分为5分时，病变的PI-RADS v2评分则提高到4分）。

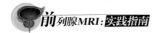

前列腺MRI:实践指南

评分	表现	T₂WI
1	病变呈均匀的中等信号（正常）	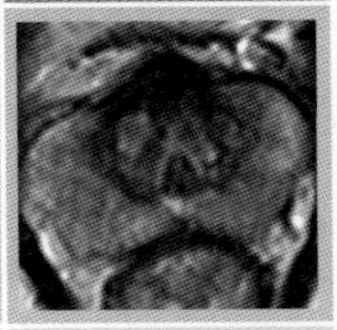
2	病变呈局灶性的低信号或信号不均匀的包裹性结节（箭头）	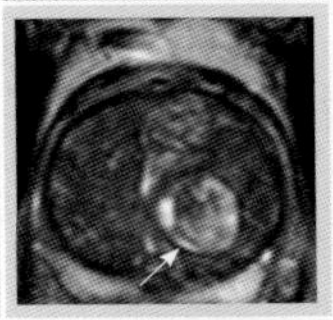
3	病变呈边界不清的不均匀的信号灶（箭头），包括其他不能评为2、4、5分的病变	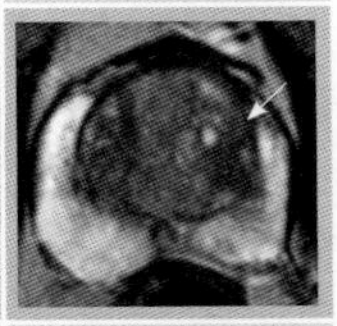
4	透镜状或非局灶性中等信号（箭头），病变最大径<1.5 cm	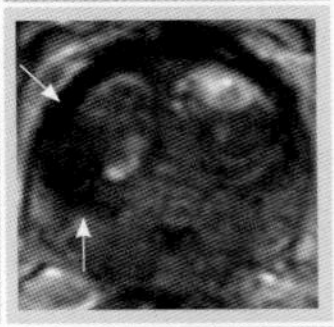
5	与4分相同，但病变最大径≥1.5 cm（箭头），或有明显的包膜外侵犯	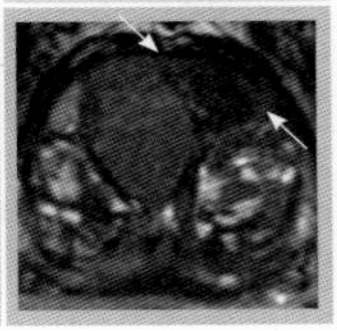

图 6.5　移行带病变的T₂WI评分[5]

表6.2　移行带PI-RADS v2评分

T₂WI 评分	DWI 评分	DCE-MRI 评分	PI-RADS v2 评分
1	任何[a]	+ 或 –	1
2	任何	+ 或 –	2
3	≤ 4	+ 或 –	3
	5	+ 或 –	4
4	任何	+ 或 –	4
5	任何	+ 或 –	5

注："任何[a]"指1~5分的任何评分，"+"指DCE-MRI呈阳性；"–"指DCE-MRI呈阴性[5]。

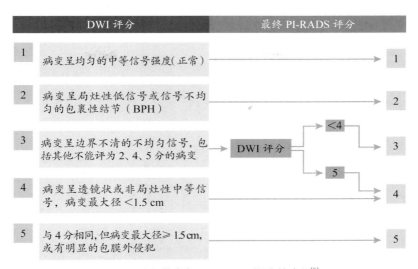

图6.6 移行带病变PI-RADS v2评分的流程[5]

确定病变的位置至关重要，因为PI-RADS v2评分中移行带的主要评分序列是T_2WI，外周带的主要评分序列为DWI。在某些区域明确描述病变的起源可能比较困难，这些起源包括前列腺底部中央带（central zone，CZ）、外周带的交界区、尖部外周带和移行带，以及相关前纤维肌肉间质。此外，外周带和移行带的肿瘤都可能超出解剖学边界（如显示出侵袭性行为），导致评估更为复杂。其他的侵袭性行为包括超出分区、侵犯精囊腺或侵犯前列腺外组织（前列腺外侵犯）。

五、DCE-MRI评分

DCE-MRI的阳性定义：在周围正常前列腺组织强化之前或同时出现局灶强化，并且有对应的DWI和（或）T_2WI上的信号异常（图6.7）。一般情况下，这种增强发生在股动脉内出现造影剂后10 s内，虽然其可能因造影剂注射速率、心输出量、用于获取图像的时间分辨率和其他因素的不同而变化。请注意，该评分仅考虑局部早期强化的存在，因此洗脱的存在、动力学曲线类型（如曲线类型为1、2和3）或来源于药代动力学模型（如来源于Tofts模型的K^{trans}）的其他高级灌注参数并不影响DCE-MRI评分。

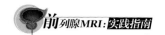

表现		平扫	增强	ADC 图
阴性	病变无早期强化或弥漫性强化，在 T_2WI 和（或）DWI上无对应的信号或局灶性强化，且在相应 T_2WI 上表现为良性前列腺增生	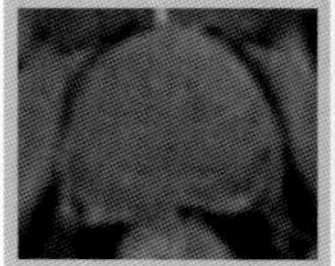	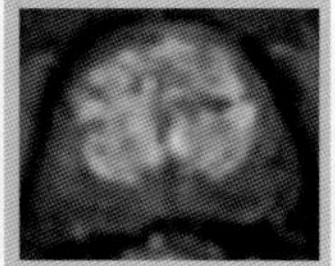	
外周带阳性	病变比邻近正常前列腺组织强化更早或同时（箭头），且在 T_2WI 和（或）DWI上有相应的可疑信号（箭头）		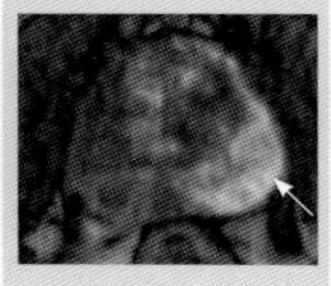	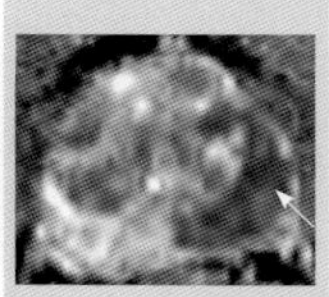
移行带阳性	病变表现与外周带病变表现相同（箭头）	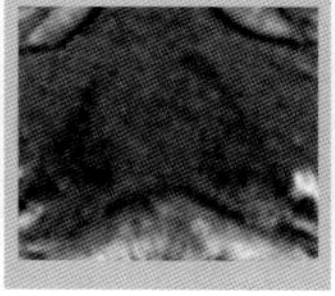	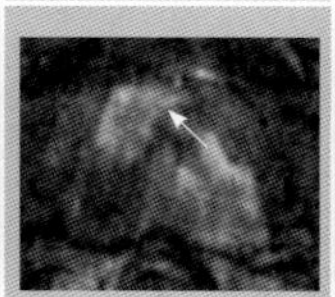	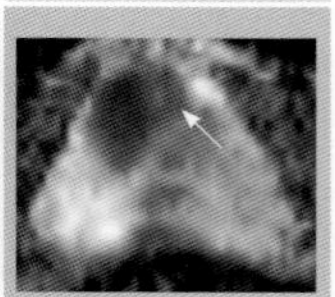

图6.7　病变的DCE-MRI评分[3]

　　一些良性病变的DCE-MRI可以呈阳性。良性前列腺增生是最常见的病变，偶尔表现出早期强化，根据其在T_2WI上的良性表现（圆形、局限性和包裹的边界），通常能做出正确诊断。弥漫性非局部早期强化且无对应的特定T_2WI或DWI异常信号，通常见于前列腺炎，在DCE-MRI上也被认为是良性征象。

　　当T_2WI和DWI检查具有诊断价值时，DCE-MRI检查在确定PI-RADS v2评分中起次要作用。因此，当外周带病变具有低（PI-RADS 1或2分）或高（PI-RADS 4或5分）的临床显著性前列腺癌可能性时，DCE-MRI并不影响评分。然而，当外周带病变的DCE-MRI呈阳性时，DWI评分为3分，而PI-RADS v2评分最终升级为4分。DCE-MRI评分并不影响移行带病变的最终PI-RADS v2评分。

六、PI-RADS v2评分为未知的病变

各种技术和（或）患者因素可能会严重影响mpMRI检查。根据不同的评分方案，mpMRI检查的3个组成部分（T_2WI、DWI、DCE-MRI）中的一个或多个可能是次优的或不需要的。T_2WI检查是3个序列中较为稳定的，很少缺乏，如果缺乏可能会无法评估。DWI和（或）DCE-MRI检查不足，经常出现。如果两者都不充分或缺失，则评估上应主要确定前列腺外侵犯的分期。如果这两个序列中的一个不充分或缺失，那么PI-RADS v2评分应该为X，并且根据X级评分、病灶位置和以下备选方案对病灶进行评分（表6.3～表6.5）。

表6.3 无DWI时外周带病变的PI-RADS v2评分

T_2WI 评分	DWI 评分	DCE-MRI 评分	PI-RADS v2 评分
1	X[a]	+ 或 −	1
2	X	+ 或 −	2
3	X	−	3
		+	4
4	X	+ 或 −	4
5	X	+ 或 −	5

注："X[a]"代表图像无法满足评估；"+"指DCE-MRI呈阳性；"−"指DCE-MRI呈阴性[5]。

表6.4 无DCE-MRI时周带病变的PI-RADS v2评分（由DWI评分决定）

DWI 评分	T_2WI 评分	DCE-MRI 评分	PI-RADS v2 评分
1	任何[a]	X	1
2	任何	X	2
3	任何	X	3
4	任何	X	4
5	任何	X	5

注："任何[a]"指1～5分的任何评分；"X"代表图像无法满足评估[5]。

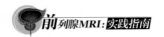

表6.5　充分DCE-MRI时移行带病变的PI-RADS评分

T₂WI	DWI	DCE-MRI	PI-RADS 评分
1	任何 ª	X	1
2	任何	X	2
3	≤ 4	X	3
	5	X	4
4	任何	X	4
5	任何	X	5

注："任何ª"指1～5分的任何评分；"X"代表图像无法满足评估[5]。

七、mpMRI上的良性病变

前列腺内的很多异常信号为良性病变。

1. 良性前列腺增生

良性前列腺增生出现在移行带，但是在外周带可以发现外生性和突出的良性前列腺增生结节。良性前列腺增生可表现为带状和（或）边缘清晰的包裹性圆形结节。腺性为主的良性前列腺增生结节和囊肿萎缩表现为中等到明显的T_2高信号，并可以通过信号和包膜与恶性肿瘤相鉴别。基质为主的良性前列腺增生结节表现为T_2低信号。许多前列腺增生结节表现为混杂的信号。前列腺增生结节在DCE-MRI上可能是高度富血管性的，在DWI上可以显示一系列的信号强度。

2. 出血

出血在T_1WI上表现为局灶性或弥漫性的高信号，在T_2WI上表现为等至低信号。慢性出血在所有MRI序列上表现为低信号。外周带和（或）精囊腺出血很常见，尤其是在活检后。

3. 囊肿

囊肿可能含有"单纯"的液体成分，在T_2WI上呈明显的高信号，在T_1WI上呈低信号。囊肿内如果包含血液或蛋白质等成分，可能表现出多种信号特征，包括T_1WI上的高信号。

4. 钙化

可见的钙化在所有MRI序列上均表现为显著低信号。

5. 前列腺炎

前列腺炎可导致外周带在T_2WI和ADC上信号减低。前列腺炎也可能增加灌注，导致DCE-MRI检查结果呈假阳性。前列腺炎在形态学上通常呈带状、楔形、模糊或弥漫性，而不是局灶性、圆形、椭圆形或不规则的。前列腺炎在ADC上的信号减低，通常不像肿瘤灶那样显著且局限。

6. 萎缩

由于外周带腺体组织丢失而导致萎缩，通常表现为T_2WI上的低信号和ADC上的轻度信号减低。其ADC值一般不像在肿瘤中表现得那样低，并且受累的前列腺组织经常出现轮廓回缩。

7. 纤维化

纤维化可能与T_2WI上的楔形或带状低信号区有关。

此外，影像学医师，尤其是没有经验的医师，容易将某些正常解剖结构误诊为可疑肿瘤。其中一个特别值得注意的结构是中央带，影像学医师必须认识到这是一个不同于移行带的区域，也是前列腺MRI检查中常见的发现。中央带是前列腺基底部中后侧射精管周围的一个组织，表现为T_2WI信号和ADC信号降低，从而可能模拟该区域的病变[6-7]，可以通过其解剖位置（在基底部中后侧）、对称性、圆锥形、与射精管的关系及缺乏快速强化的特点来识别[8]。其他可能造成诊断陷阱的解剖结构为位于包膜附近的周围神经、血管，以及前纤维肌肉间质、外周带与移行带之间的纤维性假包膜和后中线前列腺两叶之间的筋膜，所有这些都可能表现出良性增生，因此，对某些影像学医师来说，这像是一种可疑的病变[6-7]。影像学医师在前列腺MRI检查方面的经验可通过对既往的病理报告进行随访来提高，并有助于避免这样的诊断陷阱[9-11]。

8. 报告

PI-RADS v2的主要目标是对疑诊为前列腺癌的患者提高肿瘤检出、定位、特征和风险分层的能力。为了实现这些目标，医师必须以清晰、简洁和结构化的方式来传达mpMRI的检查结果。缺乏标准化的术语和报告是限制MRI检查被广泛应用的一大障碍。PI-RADS v2中有许多建议，有助于减少图像解释的变异性、简化术语和规范内容。

医师应始终报告前列腺的体积，因其有助于计算PSA密度（PSA/前

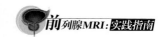

列腺体积）并影响治疗决策。前列腺的体积可以通过手动或自动分割来确定，也可以使用椭圆的公式来计算：最大前后径×最大左右径×最大上下径×0.52。

测量病变的正确方法一直是研究和争论的主题，与组织学相比，现有的方法低估了肿瘤的体积和范围。无论如何，病变测量的标准化应该有助于磁共振-病理的相关性研究[12-13]。对于PI-RADS v2，外周带病变应在DWI上测量（外周带的"主要"序列），移行带病变应在T$_2$WI测量（移行带的"主要"序列）。如果在DWI（外周带）或T$_2$WI（移行带）上测量病变时遇到困难或有争议，则应在显示可疑病变最佳的序列上进行测量。无论如何，MRI检查报告应清楚地说明用于测量的图像编号和序列。

MRI检查报告的最低要求是在轴位图像上报告病变的最大尺寸。如果可疑病变的最大尺寸在矢状位或冠状位图像上，则还应报告该测量值和成像平面。如果在轴位图像上未清晰地显示病变，则应该报告该病变显示最佳的平面上的测量结果，或记录病变的体积。

由于前列腺癌通常是多灶性的，在分区图上最多可以标出4个PI-RADS评分为3、4或5分的病灶。如果有4个以上的可疑病变，则应只报告4个具有临床显著性癌可能性最高（即PI-RADS评分最高）的病变。

从临床角度来看，在多灶性肿瘤患者中，标志病变是指导致患者出现任何不良肿瘤结局的肿瘤灶。在MRI检查中，被指定为标志病变的病灶可能会具备最高的Gleason评分，出现前列腺外侵犯，或导致手术切缘阳性[14-16]，具有最高PI-RADS v2评分的病变应被指定为标志病变。如果有2个或多个病变具备最高的PI-RADS v2评分，则标志病变应该是出现前列腺外侵犯的病变。因此，具有前列腺外侵犯的较小病变应被定义为标志病变，即使存在具有相同PI-RADS v2评分的更大病变。如果没有病变存在前列腺外侵犯，则PI-RADS v2评分最高的病变应考虑为标志病变。

对PI-RADS 2分的额外病变或明确良性病变（如囊肿）的报告是非必需的，虽然这可能有助于作为标志来指导后续活检或在后续mpMRI检查中跟踪病变。

报告的每个病变都应在分区图上进行定位，该分区图由39个分区组成：36个用于前列腺，2个用于精囊腺，1个用于外尿道括约肌（图6.8）。

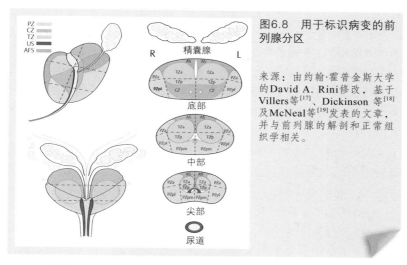

图6.8 用于标识病变的前列腺分区

来源：由约翰·霍普金斯大学的David A. Rini修改，基于Villers等[17]、Dickinson等[18]及McNeal等[19]发表的文章，并与前列腺的解剖和正常组织学相关。

• 前列腺在轴位上被穿过中心的垂直线（由前列腺尿道定位）分成左右两半，并被穿过腺体中间的水平线分成前后两半。

• 前列腺基底部、中部和尖部的左右外周带分为三部分：前部（a）、中后部（mp）和侧后部（lp）。

• 前列腺基底部、中部和尖部的左右移行带分为两部分：前部（a）和后部（p）。

• 前纤维肌肉间质（anterior fibromuscular stroma，AFMS）在前列腺基底部、中部和尖部分为左右两部分。

• 精囊腺（seminal vesicles，SV）分为左右两部分。

将前列腺和相关结构分成几个部分使报告标准化，有助于MRI引导下靶向活检和治疗、病理相关性和研究的精确定位。该分区图应附在放射学报告（电子版或纸质版）上，并清楚地标记已识别的可疑病变。如果一个可疑的病变超出了相应的区域，那么所有涉及的相邻区域都应该在分区上标识（作为一个单独的病变）。此外，术语"中央腺体"不应用于指示可疑病变的位置。虽然该术语既往被用来统称MRI检查上的移

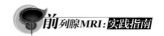

行带和中央带，但其并不代表病理学家所参考的一个直接的前列腺解剖结构或区域。此外，MRI检查可以很容易地区分移行带和中央带，并对具体的区域加以说明。

9. 总结

PI-RADS v2旨在促进前列腺MRI检查的标准化，其不是一个全面的前列腺癌诊断文件，应结合其他资料进行诊断。例如，不能在患者治疗后使用MRI检查可疑的复发性前列腺癌，在主动监测期间监测疾病进展，或者使用MRI评估与前列腺癌有关的其他部分（如骨骼系统）。

此外，有多种用于前列腺癌评估和局部分期的新技术，无疑将影响未来的解读方案。这些新技术主要为磁共振光谱成像（MR spectroscopic imaging，MRSI）、弥散张量成像（diffusion tensor imaging，DTI）、弥散峰度成像（diffusion kurtosis imaging，DKI）、部分ADC的多重b值评估、体素内不相干运动（intravoxel incoherent motion，IVIM）、血氧水平依赖（blood oxygenation level-dependent，BOLD）成像、静脉注射超小型超顺磁性氧化铁制剂（ultrasmall superparamagnetic iron oxide，USPIO）和磁共振-正电子发射断层扫描（magnetic resonance imaging-positron emission tomography，MRI-PET）。随着相关数据和经验的获得，这些新技术可能会被纳入未来版本的PI-RADS中。

参考文献

（遵从原版图书著录格式）

[1] Barentsz JO, Richenberg J, Clements R et al. European Society of Urogenital Radiology. ESUR prostate MR guidelines 2012. Eur Radiol 2012; 22(4): 746-757.

[2] Rosenkrantz AB, Kim S, Lim RP et al. Prostate cancer localization using multiparametric MR imaging: comparison of Prostate Imaging Reporting and Data System (PI-RADS) and Likert scales. Radiology 2013; 269(2): 482-492.

[3] de Rooij M, Hamoen EHJ, Fütterer JJ, Barentsz JO, Rovers MM. Accuracy of multiparametric MRI for prostate cancer detection: a meta-analysis. AJR Am J Roentgenol 2014; 202(2): 343-351.

[4] Arumainayagam N, Ahmed HU, Moore CM et al. Multiparametric MR imaging for detection of clinically significant prostate cancer: a validation cohort study with transperineal template prostate mapping as the reference stand-ard. Radiology 2013;

268(3): 761-769.

[5] American College of Radiology. MR Prostate Imaging Reporting and Data System version 2.0. Accessed June 2015, from http://www.acr.org/Quality-Safety/Resources/PI-RADS.

[6] Rosenkrantz AB, Verma S, Turkbey B. Prostate cancer: top places where tumors hide on multiparametric MRI. AJR Am J Roentgenol 2015; 204(4): W449-56.

[7] Vargas HA, Akin O, Franiel T et al. Normal central zone of the prostate and central zone involvement by prostate cancer: clinical and MR imaging implications. Radiology 2012; 262(3): 894-902.

[8] Hansford BG, Karademir I, Peng Y et al. Dynamic contrast-enhanced MR imaging features of the normal central zone of the prostate. Acad Radiol 2014; 21 (5): 569-577.

[9] Garcia-Reyes K, Passoni NM, Palmeri ML et al. Detection of prostate cancer with multiparametric MRI (mpMRI): effect of dedicated reader education on accuracy and confidence of index and anterior cancer diagnosis. Abdom Imaging 2015; 40(1): 134-142.

[10] Akin O, Riedl CC, Ishill NM, Moskowitz CS, Zhang J, Hricak H. Interactive dedicated training curriculum improves accuracy in the interpretation of MR imaging of prostate cancer. Eur Radiol 2010; 20(4): 995-1002.

[11] Seltzer SE, Getty DJ, Tempany CM et al. Staging prostate cancer with MR imaging: a combined radiologist-computer system. Radiology 1997; 202 (1): 219-226.

[12] Bratan F, Melodelima C, Souchon R et al. How accurate is multiparametric MR imaging in evaluation of prostate cancer volume? Radiology 2015; 275 (1): 144-154.

[13] Le Nobin J, Orczyk C, Deng FM et al. Prostate tumour volumes: evaluation of the agreement between magnetic resonance imaging and histology using novel co-registration software. BJU Int 2014; 114 6b:E105-E112.

[14] Ahmed HU. The index lesion and the origin of prostate cancer. N Engl J Med 2009; 361(17): 1704-1706.

[15] Karavitakis M, Winkler M, Abel P, Livni N, Beckley I, Ahmed HU. Histological characteristics of the index lesion in whole-mount radical prostatectomy specimens: implications for focal therapy. Prostate Cancer Prostatic Dis 2011; 14(1): 46-52.

[16] Weinreb JC, Barentsz JO, Choyke PL et al. PI-RADS Prostate Imaging-Reporting and Data System: 2015, Version 2. Eur Urol 2016; 69(1): 16-40.

[17] Villers A, Lemaitre L, Haffner J, Puech P. Current status of MRI for the diagnosis, staging and prognosis of prostate cancer: implications for focal therapy and active surveillance. Curr Opin Urol. 2009 May; 19(3): 274-282.

[18] Dickinson L, Ahmed HU, Allen C, Barentsz JO, Carey B, Futterer JJ, Heijmink SW, Hoskin PJ, Kirkham A, Padhani AR, Persad R, Puech P, Punwani S, Sohaib AS, Tombal B, Villers A, van der Meulen J, Emberton M. Magnetic resonance imaging for the detection, localisation, and characterisation of prostate cancer: recommendations from a European consensus meeting. Eur Urol. 2011 Apr; 59(4): 477-494.

[19] McNeal JE. Normal histology of the prostate. Am J Surg Pathol. 1988 Aug; 12(8): 619-633.

(Michael Spektor and Jeffrey C. Weinreb)

第七章

前列腺癌的分期和手术计划

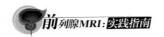

一、简介

任何分期系统的目标都是根据恶性疾病现有的资料来评估患者的预后和生存特征，以及对适当的治疗方式进行分层。癌症分期系统将癌症累及范围分级，为临床医师和患者提供个体化的预后量化手段，并在全球对接受常规治疗或参与临床试验的患者进行比较[1]。前列腺癌有几种不同的分期系统，TNM分期（tumor，nodal-involvement，metastasis）是其中使用最广泛的。TNM分期系统是由AJCC和国际抗癌联盟（Union for International Cancer Control，UICC）建立和维护的。前列腺癌的TNM分期系统于1992年被首次颁布[2]，AJCC发布的前列腺癌TNM分期系统（2010）见表7.1[3]。

表7.1　AJCC发布的前列腺癌TNM分期系统

分期定义
原发肿瘤（T）临床分期
T_x：原发肿瘤无法评估
T_0：无原发肿瘤证据
T_1：不能扪及和影像学检查难以发现的临床隐匿性肿瘤
T_{1a}：在 5% 或更少的切除组织中偶然发现的肿瘤
T_{1b}：在 5% 以上的切除组织中偶然发现的肿瘤
T_{1c}：穿刺活检证实的肿瘤（如由于 PSA 升高）
T_2：肿瘤局限于前列腺内 a
T_{2a}：肿瘤限于单侧叶的 1/2 或更少
T_{2b}：肿瘤侵犯超过单侧叶的 1/2，但仅限于单侧叶
T_{2c}：肿瘤侵犯两侧叶
T_3：肿瘤突破前列腺包膜 b
T_{3a}：前列腺包膜外侵犯（单侧或双侧）
T_{3b}：肿瘤侵犯精囊腺（单侧或双侧）
T_4：肿瘤固定或侵犯除精囊腺外的其他邻近结构，如外括约肌、直肠、膀胱、肛提肌和（或）骨盆壁
区域淋巴结（N）临床分期
N_x：区域淋巴结无法评估
N_0：无区域淋巴结转移
N_1：区域淋巴结转移

分期定义
远处转移（M）^c 临床分期

M_0：无远处转移

M_1：远处转移

M_{1a}：非区域淋巴结的转移

M_{1b}：骨转移

M_{1c}：其他部位转移，伴或不伴骨转移

注：a：穿刺活检发现的单叶或双叶肿瘤，但不可扪及或影像学检查不能发现的肿瘤定为 T_{1c}；b：肿瘤侵犯前列腺尖部或前列腺包膜但未突破包膜的定为 T_2，而非 T_3；c：当有多处转移时，使用最晚期的 pM_{1c} 分类，"p"代表"前列腺" [3]。

盆腔淋巴结转移对恶性肿瘤患者的预后有重要影响。根据现有的治疗方案，即使是单个淋巴结微转移的前列腺癌患者也通常被认为不能进行手术[4]。淋巴结的状态很大程度上决定了医师对肿瘤的处理方案。在低风险前列腺癌患者中淋巴结受累率很低，为0.5%～0.7%[5-6]。淋巴结清扫结果显示，T_2 期的10%～25%的前列腺癌患者有淋巴结转移。最近的数据表明，当根治性前列腺切除术作为初始治疗时，扩大盆腔淋巴结清扫术可以治愈淋巴结少量受累的前列腺癌患者[7]。

影像学检查已经成为癌症研究、临床试验和医疗实践中不可或缺的工具，MRI检查是应用最广泛的前列腺癌检查方法。虽然超声可以提供实时数据，但其高度依赖操作人员，需要操作人员具有丰富的经验。而MRI检查使前列腺检查更标准，并附加多种功能成像技术，如DWI、质子波谱成像及DCE-MRI，为观察肿瘤特征提供了一种独特视角。

本章重点介绍MRI检查在评估前列腺外侵犯、精囊腺受累、淋巴结转移及神经保留术中的作用。

二、前列腺癌的分期

目前，前列腺癌的临床分期依赖于直肠指诊、PSA筛查及经直肠超声检查。通过这些变量来确定临床分期，并使用TNM分期系统来表示（表7.1）。

T_{1a} 期和 T_{1b} 期的肿瘤不能通过前列腺的直肠指诊识别，通常在经尿

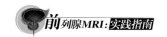

道前列腺切除术或因良性前列腺肥大行前列腺切除术所切除的组织中偶然发现。

这些分期的肿瘤通常被称为偶发癌，其在因良性疾病而接受手术的患者中被发现的概率为8%~12%[8-9]。T_{1a}或T_{1b}期前列腺癌患者很少死于该病，而是死于其他与年龄相关的疾病。如果直肠指诊正常且经直肠超声检查未发现病变，由于PSA升高进行穿刺活检而诊断为前列腺癌的患者可定为T_{1c}期。

T_{2a}~T_{2c}期前列腺癌患者经直肠指诊可扪及局限于前列腺的结节，或在影像学上发现一个或多个肿瘤。这类前列腺癌患者有治愈的可能。T_2期前列腺癌的自然病程已被证明与66%确诊患者的10年局部进展率、33%确诊患者的转移进展率有关[11]。

T_3期前列腺癌由于有前列腺外侵犯，比局限于前列腺内的肿瘤预后更差，根治性前列腺切除术为T_3期患者提供了良好的预后。术前MRI检查可以帮助预测是否有前列腺外侵犯，并提供前列腺外侵犯的位置信息，以便制定手术方案。根据前列腺外侵犯的程度，高达50%的患者会发生淋巴转移。

由于直肠指诊和PSA筛查预测T_3期前列腺癌的价值有限，因此，许多成像方式被用于提高局部分期的准确性。CT、PET及MRI检查已被用于改善T_3期前列腺癌的预测。

在淋巴结受累的情况下，前列腺癌的预后取决于N分期而非T分期。研究表明，单纯手术治愈率一般不超过30%[12]。在盆腔淋巴结切除术中可以发现不同程度的淋巴结转移。该组患者进展的中位时间为11~24个月。就患者的生存时间而言，激素治疗是否推迟或立即开始似乎并不重要。据报道，早期激素治疗可使中位进展时间延长至5年，尽管这是以患者的不良反应为代价的。

三、局部分期

局部分期通过检查前列腺包膜和精囊腺来确定。前列腺mpMRI检查是目前最准确的前列腺癌术前分期的成像方式[13]。与其他成像技术相比，MRI检查对评估前列腺内病变（T_2期，图7.1）、前列腺外侵犯（图7.2）、精囊腺受累（T_3期，图7.3）及前列腺周围组织的浸润（T_4

期，图7.4）都有更高的准确性。对于已确诊前列腺癌的患者，确定肿瘤的局部分期及肿瘤在腺体内的定位是前列腺MRI检查的一个重要作用[14]。在撰写本文之前的10年间，前列腺MRI检查的焦点从肿瘤分期转移到病变定位。肿瘤位置、包膜受累、肿瘤体积和神经血管束的完整性等信息比单纯的分期更加重要。随着技术的进步，在手术方案中结

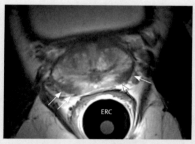

肿瘤位于前列腺中部外周带，PSA为6.8 ng/mL，使用ERC的轴位T_2WI显示局限于前列腺内的双侧边界清晰的低信号区（箭头，T_2期前列腺癌，Gleason评分为3+4分）。

图7.1　一例经活检证实为双侧前列腺癌的63岁患者的MRI检查

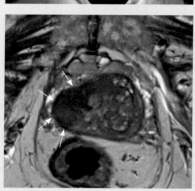

右叶为Gleason评分为3+4分的肿瘤，左叶6针活检组织都为良性，PSA为28 ng/mL，直肠指诊显示为T_2期前列腺癌。患者在未使用ERC的情况下进行了T_2WI检查，显示前列腺右侧叶有一巨大肿块，有明显的前列腺外侵犯征象（箭头，T_{3a}期前列腺癌）。

图7.2　一例经活检证实为前列腺癌的74岁患者的MRI检查

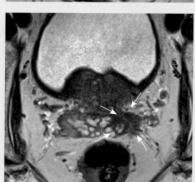

PSA为9.5 ng/mL，左叶病变Gleason评分为4+3分，场强在3 T时T_2WI显示左侧精囊腺病变呈低信号（箭头），符合精囊腺受累表现（T_{3b}期前列腺癌）。

图7.3　一例经活检证实为前列腺癌的66岁患者的MRI检查

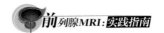
合所有这些信息成为可能。

　　为了证明使用昂贵的成像方式如MRI检查的合理性，患者的预后应通过术前分期得到改善[13]。为实现这一目标，分期准确性应较高，其结果会影响诊断甚至影响治疗方案，而替代疗法应提高患者的预期寿命和生活质量。

　　在局部分期中，T_2WI是最重要的检查序列（图7.5）。与其他前列腺MRI检查序列（如DWI、MRSI和DCE-MRI）相比，T_2WI检查具有最高的平面内空间分辨率，因此，其在包膜和神经血管束受累评估中至关重要。由于已发表的研究之间存在很大的差异，因此，无法对前列腺癌分期的MRI检查进行单一的整体准确性描述[15]。在一项荟萃分析中，虽然前列腺癌局部分期（T_2期 vs. T_3期）MRI检查的ROC曲线的最大灵

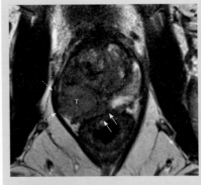

PSA为9.3 ng/mL，Gleason评分为4+4分，轴位T_2WI显示前列腺右叶有一巨大肿瘤（T），有侵入右侧耻骨直肠肌（虚线箭头）和可能侵犯直肠壁（实线箭头）的证据（T_4期前列腺癌，前列腺周围结构受到侵犯）。

图7.4　一例71岁前列腺癌患者的MRI检查

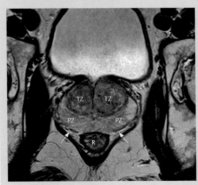

外周带信号强度比移行带强，直肠（R）位于前列腺的后方，箭头：包膜。

图7.5　一例健康男性前列腺的轴位T_2WI检查

敏度和特异度为71%～74%[15-16]，但是，考虑到各中心分期表现的异质性，该总结有一定的局限性，因此，应用到个人的MRI检查的局部分期表现可能会有所不同。此外，由于个别研究报告不完整，因此，在文献中没有完全解释这种分期表现异质性的基础。尽管如此，有研究认为使用ERC和多平面成像的快速自旋回波成像提高了分期性能[15]。

MRI检查序列在低场强下使用常规体部线圈或相控阵表面线圈进行，虽然这缺乏足够的分辨率和信噪比来识别前列腺及其周围组织的精细解剖结构，无法确保准确的分期[17]，但是，随着线圈技术的改进、场强的提高及检查序列的发展使分期准确性提高。目前，在3 T时使用ERC的MRI检查被认为是前列腺癌局部分期最可靠的无创检查方法[13、18-21]。

使用ERC的MRI检查进行局部分期最具效益的是T_3期PSA为4～20 ng/mL，Gleason评分为5～7分的中等风险的前列腺癌患者[22]。这组患者使用ERC的MRI检查是有用的，因为选择何种治疗（如前列腺切除术、放疗和激素治疗）最有可能取决于影像学检查结果。将MRI检查结果纳入临床列线图，有助于提升对肿瘤累及范围的预测，从而改善患者的治疗选择[23]。理想情况下，前列腺MRI检查应具有较低的前列腺外侵犯假阳性率，以确保更少的（如果有的话）患者被剥夺潜在的治疗选择。有学者指出，所有考虑进行根治性前列腺切除术的患者都应该进行具有高特异度的MRI检查，以指导最终的治疗选择[19]。但是，受各种因素的影响，这种传统思维正在发生变化。首先，保留神经的根治性前列腺切除术目前通常作为局限性前列腺癌的常规治疗方法。此外，泌尿外科医师现在更倾向于考虑对可疑前列腺外侵犯患者进行根治性前列腺切除术，尽管其手术切缘会更宽。在这种情况下，由于MRI检查具有更高的敏感度，其对前列腺外侵犯可能是合适的。因为过度诊断前列腺外侵犯并不妨碍患者在这些医疗机构进行手术，并且降低了这些患者的阳性切缘风险。

1. 采集协议

由于活检后出血（图7.6）降低了定位精度和分期准确性，因此，前列腺MRI检查应在活检至少4～6周后进行[24-26]。当活检后出现广泛改变时，出血可用于辅助检查。即在广泛出血之外的区域，T_2WI检查显示均匀的低信号，那么该区域很有可能是肿瘤[27]。

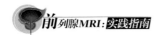

一般情况下，在场强为1.5 T时使用盆腔相控阵线圈和ERC的组合，而在场强为3 T时使用盆腔相控阵线圈或ERC或二者的组合进行检查。虽然在3 T时使用ERC进行检查的必要性存在争议，但是与使用盆腔相控阵线圈相比，在场强为1.5 T和3 T时均使用ERC（图7.7，图7.8）可以提高前列腺MRI检查的质量和分期性能[28]。患者虽然对ERC耐受性良好，但插入时仍会感觉不舒服[29]。ERC对成像的主要不利影响是增加肠道运动伪影的发生率，从而导致成像质量下降[21]。在ESUR制定的前列腺MRI检查指南中，ERC和盆腔相控阵线圈的组合被认为能提供极好的信噪比，是最先进的成像技术[30]。

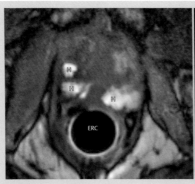

T₁WI上前列腺右侧和左侧外周带的高信号区（H）表示活检后血肿。

图7.6　前列腺活检后出血的T₁WI检查

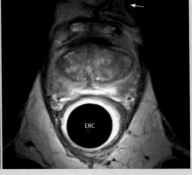

轴位T₂WI显示在前列腺前部和耻骨区出现信号减低（箭头）。

图7.7　使用ERC的轴位T₂WI检查

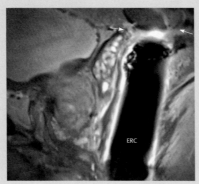

矢状位T₂WI的伪影与使用ERC、肠道运动均有关（箭头）。由于MRI采集使用从头至脚的梯度磁场，这些伪影并不会降低前列腺本身的图像质量。

图7.8　使用ERC的矢状位T₂WI检查

该成像扫描时规定至少包括2个平面的高分辨率T₂WI序列，以及轴位DWI和DCE-MRI检查，且最好与T₂WI解剖成像序列有相同的层厚和层间隔。

2. T₂WI

T₂WI提供了最佳的前列腺分区解剖和包膜信息（图7.5，图7.9）[31]。T₂WI解剖成像序列以小视野覆盖整个前列腺和精囊腺采集数据。没有证据支持在T₂WI序列中使用脂肪抑制技术是有用的。实际上，使用频率选择性脂肪抑制技术并不能显著提高前列腺外侵犯的诊断，还会降低信噪比，其可能会限制解剖细节的可视性及降低前列腺包膜的清晰度。此外，脂肪信号强度的抑制会导致前列腺周围解剖平面的清晰度降低，并且会降低前列腺脂肪内神经血管束等结构的可视性。前列腺外肿瘤及其周围脂肪的对比度也可能会降低[32]。

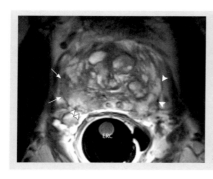

活检证实为前列腺癌，位于右侧外周带（Gleason评分为4+3分，长箭头），前列腺包膜在T₂WI上是一层很薄的膜（凹底箭头）。

图7.9　一例75岁前列腺癌患者的轴位T₂WI检查

在局部侵袭性肿瘤中，区分穿透前列腺包膜但精囊腺完好的肿瘤（T₃ₐ期）和精囊腺受累的肿瘤（T₃ᵦ期）对患者的预后和治疗至关重要[33]。此外，根据TNM分期系统，肿瘤侵犯但未穿透包膜被分为T₂期而非T₃期[34]。

在T₂WI上，前列腺外侵犯可以通过肿瘤直接延伸到前列腺周围的脂肪而被发现。前列腺外侵犯的间接影像标准包括神经血管束的不对称（图7.10，图7.11）、直肠前列腺角消失、肿瘤向前列腺周围脂肪隆起（图7.12）、肿瘤与包膜表面广泛接触（>1.5 cm，图7.13）和包膜回缩[35-38]（表7.2）。虽然有这些间接标准，MRI检查对局部分期的敏感度（14.4%～100%）和特异度（67%～100%）因操作技术和患者的不同有很大差异[36]。这种异质性也反映了局部分期的准确性可能受前

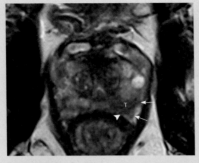

T$_{3a}$期前列腺癌位于左侧外周带,有微小的前列腺外侵犯,T$_2$WI显示肿瘤(T)较外周带信号强度减低,左侧直肠前列腺角不对称(凹底箭头),部分包膜膨出(长箭头)。

图7.10 一例64岁前列腺癌患者的MRI检查

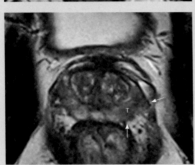

肿瘤位于左侧外周带(Gleason评分为5+3分),T$_2$WI显示肿瘤(T)信号强度低于外周带,并可见包膜膨出(箭头)。

图7.11 一例71岁T$_{3a}$期前列腺癌患者的MRI检查

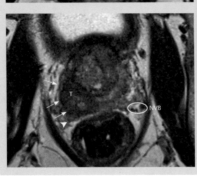

肿瘤位于右侧外周带(Gleason评分为7分,PSA为5.7 ng/mL),T$_2$WI显示右侧外周带巨大肿块(T)、右侧直肠前列腺角消失(凹底箭头)及左侧正常的神经血管束(NVB,圆圈),病变明显向前列腺外侵犯(箭头)。

图7.12 一例56岁T$_{3a}$期前列腺癌患者的MRI检查

列腺外侵犯的影响,MRI检查对明确的前列腺外侵犯具有较高的准确性,而对局灶性或局部前列腺外侵犯的准确性则较为有限。显微镜下的前列腺外侵犯可能会出现假阴性结果,而患者之间的包膜外观、显示程度存在正常变异和异质性时,可能会出现前列腺外侵犯的假阳性结果(图7.14,图7.15)。考虑到这些因素,只有当直接和(或)肉眼可见前列腺外侵犯时，MRI检查才能对前列腺外侵犯做出明确诊断。因此，只有在先前发现有继发性和（或）间接表现时，医师才应诊断为前列腺外侵犯。

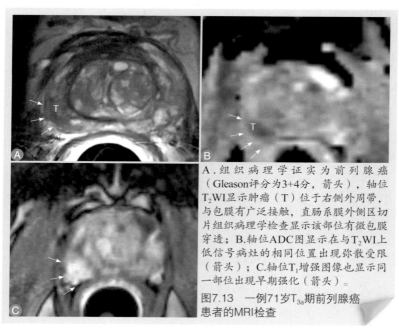

A.组织病理学证实为前列腺癌（Gleason评分为3+4分，箭头），轴位T_2WI显示肿瘤（T）位于右侧外周带，与包膜有广泛接触，直肠系膜外侧区切片组织病理学检查显示该部位有微包膜穿透；B.轴位ADC图显示在与T_2WI上低信号病灶的相同位置出现弥散受限（箭头）；C.轴位T_1增强图像也显示同一部位出现早期强化（箭头）。

图7.13 一例71岁T_{3a}期前列腺癌患者的MRI检查

表7.2 前列腺外侵犯的预测标准

不对称或累及神经血管束
直肠前列腺角消失
包囊膨出
明显前列腺外肿瘤
肿瘤破坏前列腺包膜
肿瘤与包膜广泛接触（>15 mm）

　　在前列腺癌患者中，精囊腺受累与肿瘤的高复发率、治疗的高失败率有关。据报道，这些患者的进展率为40%～95%[39]。精囊腺受累在MRI检查上具有高敏感度和特异度，包括精囊腺内低信号（图7.3）和

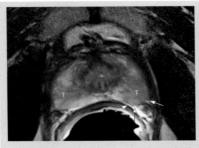

活检证实为双侧前列腺癌（Gleason 评分为左3+4分，右3+3分），T_2WI 显示肿瘤（T）与包膜广泛接触，左侧包膜突起（箭头），阅片者建议归为最低的 T_{3a} 期，组织病理学诊断为 T_{2c} 期肿瘤。肿瘤在MRI上被正确定位。虽然在MRI上有前列腺外侵犯的间接征象，但左侧外周带的肿瘤并没有侵犯前列腺包膜。

图7.14　一例54岁前列腺癌患者的MRI检查

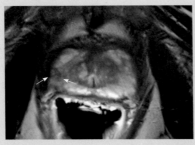

活检证实为前列腺癌（Gleason评分为4+3分），患者在行根治性前列腺切除术前进行了MRI检查，T_2WI 显示右侧尖部病变（箭头），病变极少与包膜接触，未见前列腺外侵犯征象。组织病理学显示右侧尖部 T_{3a} 期肿瘤，微小前列腺外侵犯（0.5 mm）的存在可能是MRI检查呈假阴性的原因。

图7.15　一例63岁前列腺癌患者的MRI检查

（或）无法保留精囊腺正常结构（图7.16[40-41]，表7.3）。前列腺基底部肿瘤（图7.17）也与精囊腺受累的发病率增加有关[42]。此外，射精管扩张和前列腺精囊腺之间的夹角消失，虽然不敏感，但对精囊腺受累有很高的特异度。当在MRI检查中发现这些特征时，便高度提示精囊腺受累[41]。另外，有研究表明，前列腺基底部肿瘤、前列腺外侵犯和精囊腺受累的特征相结合，比任何单独的影像学特征更有助于检测精囊腺受累。然而，这个最能检测精囊腺受累的特征组合对不同的阅片者来说是不同的。总体而言，精囊腺受累检查的敏感度和特异度分别为23%～80%和81%～99%。假阴性可能是微肿瘤沿导管延伸、淀粉样变沉积或精囊腺纤维化、瘢痕形成导致的。

　　使用ERC的MRI检查的征象及对征象解读的准确性与放射科医师的经验和亚专科的培训有关[34]。几项研究表明，在前列腺MRI诊断方面完成专门训练的放射科医师比一般的体部放射科医师更能准确地定位肿瘤[13, 43-44]。因此，虽然MRI检查为前列腺癌患者的治疗决策提供

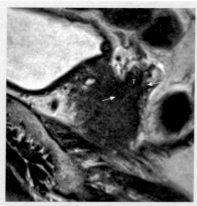

PSA为9.5 ng/mL，活检证实为左侧前列腺癌，Gleason评分为4+3分，矢状位T$_2$WI显示左侧精囊腺可见低信号病变（T，箭头），符合肿瘤侵犯（T$_{3b}$期前列腺癌）。

图7.16　一例66岁前列腺癌患者在3 T时的T$_2$WI检查

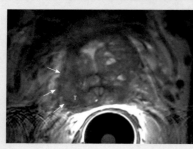

右侧精囊腺受累（Gleason评分为8分，PSA为15.7 ng/mL），T$_2$WI显示前列腺右叶基底部一巨大肿瘤（T，箭头），这一特征高度提示精囊腺受累。

图7.17　一例53岁T$_{3b}$期前列腺癌患者的MRI检查

表7.3　精囊腺受累的预测标准

缺乏正常的精囊腺结构
精囊腺内局灶性或弥漫性低信号区域
精囊腺内低信号，引起占位效应
射精管扩张，呈低信号
矢状位前列腺与精囊腺之间的夹角消失
肿瘤的低信号从前列腺基底部延伸到精囊腺

了价值，但由经验丰富、经过亚专科培训及具有前列腺MRI诊断专业知识的放射科医师进行影像学阅片同样重要，他们是前列腺影像学检查的一部分[45]。一项研究表明，放射科医师解释前列腺MRI检查的准确性可以通过交互式专业培训课程提高[43]。在该研究中，经过个性化反馈和教学式讲座后，放射科学员对肿瘤的局部分期方面有了显著提

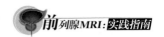
高。此外，在早期的报道中，观察者间对前列腺MRI检查报告的解读具有不稳定性，但目前MRI检查技术和放射科医师的技能都已经有了大幅度改善[17]。Yu等人报道，使用ERC的MRI和MRSI检查的联合应用降低了观察者间的不稳定性，并且对于经验较少的放射科医师来说，显著提高了对前列腺癌外侵犯的诊断能力[46]。最后，由泌尿生殖肿瘤亚专科的放射科医师对前列腺MRI检查报告进行重新解读，也能提高对前列腺癌外侵犯的诊断能力[47]。

3. 功能性MRI检查

虽然关于"DCE-MRI检查在提高肿瘤分期表现方面的价值"的文献尚不多见，但当DCE-MRI与T_2WI检查联合应用于不明确的包膜外侵犯、精囊腺受累和神经血管束受累的患者时，DCE-MRI检查确实改善了局部分期表现（图7.18）。此外，DCE-MRI检查对缺乏经验的放射科医师来说可改善局部前列腺癌的分期准确性[48]。动态减影对比增强的使用ERC的MRI检查提高了前列腺外侵犯和精囊腺受累的分期准确性（分别为84%和97%），其中评估神经血管束受累的准确性为97%[49]。

DWI和T_2WI检查有助于提高精囊腺受累诊断的特异度和阳性预测值[40]（图7.19）。在T_2WI之外使用DWI和ADC检查提高了前列腺外侵犯术前检查的准确性。此外，有无前列腺外侵犯患者的ADC值也有显著差异[50]。ADC值的中位数、第10百分位数和第25百分位数与前列腺外侵犯的存在显著相关，或许能用于前列腺癌患者的术前评估[51]。在一项研究中，DWI对前列腺外侵犯的单侧评估显示出与T_2WI检查相当的准确性，而且对缺乏经验的放射科医师来说，对前列腺外侵犯<2 mm的情况有更高的敏感度[52]。DWI和T_2WI检查的结合也提高了医师对精囊腺受累的诊断能力[53]。

在T_2WI中加入三维MRSI检查可以提高经验丰富和经验缺乏的阅片者预测前列腺外侵犯的准确性（单独T_2WI与联合成像相比，经验丰富阅片者的诊断曲线下面积从0.78增加到0.86，缺乏经验阅片者的诊断曲线下面积从0.62增加到0.75[46]）。

虽然这些功能序列可能不直接显示前列腺外侵犯和（或）受累的神经血管束，但这些序列可以通过定位显著肿瘤来提高分期表现，显著肿瘤代表了任何前列腺外侵犯的可能位置。此外，所获得的功能信息可用于指导和提醒缺乏经验的放射科医师对某一特定区域进行检查。考虑到这些因素，前列腺癌的常规分期在DCE-MRI和DWI检查被广泛应用后可能得到改善。

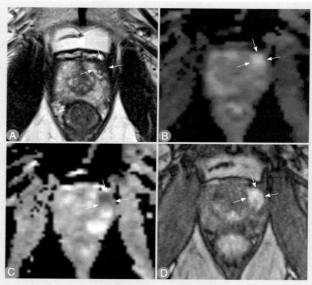

A.T₂WI显示前列腺左侧前角有微小病变；B.同一水平轴位高b值（b=1400 s/mm²）的DWI显示该区域高信号强度；C.轴位ADC图显示扩散受限；D.轴位T₁增强与T₂WI上低信号病灶在同一位置的肿瘤显示早期强化。功能性MRI检查可以引起放射科医师的注意，从而在T₂WI上观察该区域。因此，功能性MRI检查可以定位肿瘤，也可以促使放射科医师在这个特殊位置更仔细地检查包膜，而在这个病例中没有前列腺外侵犯的征象。箭头：病变。

图7.18 一例经活检证实为前列腺癌的62岁患者接受了前列腺分期的MRI检查

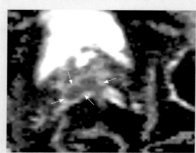

ADC图显示右侧精囊腺内弥散受限（箭头），这有助于提高精囊腺受累诊断的特异性和阳性预测值。

图7.19 一例75岁右侧精囊腺受累的T₃ᵦ期前列腺癌患者的MRI检查

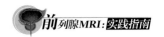

4. 场强

3 T与1.5 T相比，信噪比的增加为MRI检查提供了选择，如更快的成像、更高的空间分辨率或二者的结合。随后，在3 T时MR设备引进促进了前列腺MRI检查在临床的应用。此外，在3 T时使用外相控阵线圈的图像质量可能相当于在1.5 T时使用ERC的图像质量[54]。通过1.5 T时使用ERC和盆腔相控阵线圈的组合，信噪比增加了，但提高了MRI检查在前列腺癌检查和分期中的作用[15]。

因此得出结论，在3 T时ERC与外相控阵线圈结合使用可以进一步提高空间分辨率，与在3 T时单独使用外相控阵线圈或在1.5 T时使用相控阵线圈和ERC的组合相比，可能会产生卓越的图像质量。前列腺T_2WI检查的价值取决于肿瘤的可视性、前列腺包膜及评估其空间关系的能力。在很大程度上，T_2WI检查受到可实现的空间分辨率和组织对比的影响，导致一些研究者认为更高的空间分辨率会有更好的前列腺MRI表现[55]。

在3 T时使用ERC可引起信噪比增加，并显示出极大的潜力，可以提高T_2WI和MRSI检查的空间分辨率，也可以提高动态增强T_1WI序列的空间和时间分辨率[56]。对于有经验的放射科医师来说，前列腺癌在3 T时的定位准确率为94%，高于在1.5 T时的定位准确率。同样，高空间分辨率的T_2WI检查也提供有关包膜和可能的包膜侵犯信息。事实上，在3 T时仅使用ERC的分期表现优于使用盆腔相控阵线圈。

人们已经研究了在更高场强时使用ERC的必要性，因为运动相关伪影和近场伪影（均与ERC相关）会降低图像质量。Heijmink等人比较了体部线圈和ERC在3 T时T_2WI的图像质量，以及对前列腺癌定位和分期的准确性[57]，发现在使用ERC时明显存在更多的运动伪影。然而，使用ERC的其他图像质量特征均有显著提升（$P<0.001$）。使用ERC的MRI检查显著提高了分期的ROC曲线下的面积，提高了经验丰富的阅片者对局部晚期疾病的敏感度，从7%提高到73%~80%，同时保持了97%~100%的高特异度。此外，组织病理学上小至0.5 mm的前列腺外侵犯能使用ERC的MRI准确地检查出来。使用ERC的MRI检查使某些方面显著提升，如包膜轮廓、神经血管束、直肠前列腺角及病变的可视性，都改善了分期表现。这些差异解释了在所有阅片者中对局部晚期疾

病敏感度提高的原因。他们的研究表明，无论是经验丰富还是缺乏经验的放射科医师，在3 T时使用ERC的MRI检查都显著提高了图像质量，再加上更高的空间分辨率，又显著提高了定位和分期性能。

四、外科计划及神经保留手术

前列腺癌有多种治疗方法，如放疗、根治性前列腺切除术、热疗和局部治疗。前列腺癌能否准确定位影响手术的调整以减少阳性边缘和整体肿瘤预后的改善。根治性前列腺切除术是对局限于前列腺内或T_3期疾病的一种明确的治疗。该手术的目的是在手术切缘阴性的患者中较好地控制肿瘤，同时保留控制排尿和勃起功能。

保留神经的根治性前列腺切除术即保留了沿前列腺后外侧走行的神经血管束。对于术前前列腺外侵犯的风险较低、希望保持勃起功能的患者来说，该手术是标准的治疗方式，而且还可以改善尿失禁[58-60]。神经保留术的主要风险是可能导致更高的切缘阳性率[61-62]，这是由于前列腺癌最常发生在外周带，通常在前列腺后方、被膜之下[63]。前列腺MRI检查可以指导医师是否选择神经保留术。一项研究显示，在接受mpMRI检查的术中冰冻切片分析的患者中，手术切缘阳性率明显较低[64]。此外，McClure等人报道，MRI检查发现从非保留神经入路转换到保留神经入路的患者，均未见同侧阳性切缘[65]。重要的是要认识到，关于是保留或切除同侧神经，还是进行筋膜间剥离、只切除部分神经，外科医师能根据不同部位做单独的决定，这表明MRI检查的价值在于协助单侧特异性手术方案。通过举例说明这种细微差异，如果MRI检查显示某侧叶有巨大肿块或肿瘤有广泛的包膜接触，即使没有直接显示明显的前列腺外侵犯，外科医师可以选择执行一个略微更宽的切除只切除该侧的部分神经。

对于前列腺较大、骨盆较窄且较深的患者，预计机器人辅助腹腔镜前列腺切除术的难度会更大。通过展示骨盆解剖，MRI检查可以预测手机器人辅助腹腔镜前列腺切除术的难度，可以作为一项有价值的辅助检查[66]。此外，在开放式根治性前列腺切除术中，外科医师通常使用人工识别神经血管束的触觉反馈来决定切除的范围及是否保留神经血管束以维持患者的功能[67]。相比之下，在机器人辅助腹腔镜前列腺切除术中，

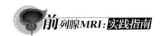

外科医师缺乏开放式手术中所获得的触觉反馈。因此，当外科医师在进行机器人辅助腹腔镜前列腺切除术时，医师可能倾向于将神经血管束从包膜中剥离出来，以实现在合适的患者中进行神经保留手术，但缺乏触觉反馈可能会影响手术结果[65]。但是，与血清PSA和直肠指诊等传统预测指标相比，前列腺MRI检查提供了详细的空间定位，这可以协助外科医师个性化地调整切除范围[63]。

五、淋巴结的分期

淋巴结转移是疾病复发和进展的一个强有力的预测因子，也直接影响患者对治疗方案的选择[68]。淋巴结转移的影像学检查对于有较高转移风险的患者是有必要的，特别是PSA＞20 ng /mL、 Gleason评分＞7分和（或）临床肿瘤分期为T_3期及以上的患者（高危组）。

外科盆腔淋巴结清扫结合组织病理学检查是目前评估淋巴结最可靠的方法。在术前检查淋巴结转移和分期是一种无创、可靠的方法，可能使临床医师转向低侵袭性的治疗策略。由于正常淋巴结和异常淋巴结在MRI上的信号强度和在CT上的密度相似，目前转移性淋巴结的识别主要基于大小而较少基于形状进行鉴别[69]（图7.20）。基于大小的标准通常会导致漏诊正常大小淋巴结的转移[70]，以及将增大的良性反应性淋巴结过度诊断为转移（图7.21）。其他可疑转移淋巴结的形态学特征主要为淋巴结呈圆形而非椭圆形、无脂肪淋巴结门及淋巴结边缘不清。

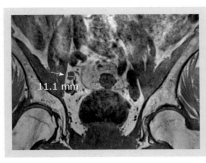

患者放疗5年后，PSA升高至3.9 ng/mL，短轴T_1WI显示肿大淋巴结（11.1 mm，箭头），活检证实为转移性腺癌。

图7.20　一例78岁前列腺癌患者的MRI检查

基于形态学标准的CT和MRI检查淋巴结转移的敏感度很低，如在一项研究中约为36%[69]。导致敏感度低的部分原因可能是通常淋巴结≥1 cm才能诊断淋巴结转移。尽管如此，基于形态学评估的特异度约

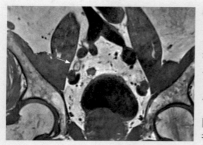

Gleason评分为5+4分，PSA为32 ng/mL，冠状位T₁WI显示右侧髂总动脉附近有一肿大淋巴结（11 mm，箭头），该淋巴结保留了突出的脂肪淋巴门，是一个良性的形态学特征。在CT引导下进行活检，发现一个无转移证据的反应性淋巴结。

图7.21　一例81岁前列腺癌患者的MRI检查

为82%[71]。当需要确诊时，CT和MRI检查可指导可疑淋巴结的细针穿刺活检。

DWI检查也被用于评估盆腔淋巴结[72]（图7.22），并有助于检出那些不满足传统诊断标准的小淋巴结转移。此外，淋巴结内ADC值在鉴别良、恶性方面可能优于传统的诊断标准。然而，DWI和ADC检查良、恶性淋巴结的特征仍有重叠，DWI检查淋巴结转移可能导致假阳性率升高。因此，需要进一步验证其在淋巴结评估中的作用。

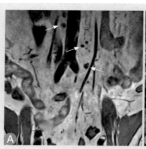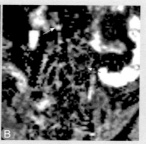

A.冠状位T₁WI显示主动脉旁无肿大的淋巴结（箭头，最大淋巴结短轴为7 mm），根据传统的大小和形状标准，这些淋巴结会被认为是良性的；B.同一水平冠状位ADC图显示左侧主动脉旁淋巴结弥散受限，而右侧主动脉旁淋巴结没有表现出弥散受限（箭头）。患者接受了主动脉旁局部放疗，随后PSA反应性降至0.3 ng/mL。

图7.22　一例曾行根治性前列腺切除术和放疗且PSA迅速升高
（达8.2 ng/mL）的68岁患者的MRI检查

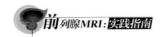

　　淋巴顺磁性氧化铁纳米对比剂［用于磁共振淋巴管造影（magnetic resonance lymphography，MRL）］的引入改善了淋巴结的检查[70, 73]。这种对比剂是一种冷冻的干燥氧化铁剂，在生理盐水中重新构成，通过缓慢滴注静脉给药，可在门诊进行。MRL检查可在注射对比剂24 h后进行，用对比增强的模式来评估要鉴别的淋巴结。静脉注射后，颗粒慢慢从血管外渗至间质，经淋巴管转运至淋巴结，最终被巨噬细胞内化。因此，该对比剂具有巨噬细胞特异性。一旦进入正常功能的淋巴结，巨噬细胞内的氧化铁纳米颗粒会降低正常淋巴结组织的信号强度，由于氧化铁诱导的T2*磁敏感效应，从而产生信号下降或阴性对比增强。在与恶性细胞相关的淋巴结区域，巨噬细胞被癌细胞所取代。因此，这些区域没有摄取氧化铁纳米颗粒。此外，由于肿瘤组织中血管通透性和扩散增加，氧化铁纳米颗粒极少渗漏到恶性转移区的细胞外空间，导致这些部位局部浓度低且颗粒不聚集。与CT相比，MRL在检查淋巴结转移方面具有更高的敏感度和阴性预测价值[74]。在一项研究中，MRL检查正确识别了所有淋巴结转移的患者，而逐个淋巴结分析的敏感度明显高于常规MRI检查（90.5% vs. 35.4%）[75]。在有淋巴结转移中–高度临床风险的患者中，在MRL检查呈阴性后，发生淋巴结转移的概率非常低（<4%），因此可以省去盆腔淋巴结清扫[74]。

　　PET是一种很有前景的对淋巴结具有评估作用的检查方式，可以弥补mpMRI检查的局限性（详见第十一章）。例如，PET/CT利用镓（68Ga）标记的前列腺特异性膜抗原（prostrate specific membrane antigen，PSMA）配体与表达PSMA的前列腺癌细胞的亲和力，是一种新兴的检查淋巴结转移的成像方式[76]。68Ga-PSMA PET/CT最显著的优势可能是在低PSA水平下对小淋巴结转移具有较高的敏感度[76]，这见于治疗后出现生化复发的患者。68Ga-PSMA PET/CT是一种很有前景的对淋巴结具有评估作用的检查方式，但转移淋巴结的大小仍然对其诊断准确性有重大影响[77]。

参考文献
（遵从原版图书著录格式）

[1] Edge SB, Compton CC. The American Joint Committee on Cancer: the 7th edition of the AJCC cancer staging manual and the future of TNM. Ann Surg Oncol 2010; 17(6): 1471-1474.

[2] Beahrs OH, Henson DE, Hutter RVP, Kennedy BJ eds. American Joint Committee on Cancer Staging Manual. 4th ed. Philadelphia, PA: Lippincott; 1992.

[3] Edge S, Byrd DR, Compton CC, Fritz AG, Greene FL, Trotti A. AJCC Cancer Staging Manual. 7th ed. New York, NY: Springer; 2010.

[4] Messing EM, Manola J, Sarosdy M, Wilding G, Crawford ED, Trump D. Immediate hormonal therapy compared with observation after radical prostatectomy and pelvic lymphadenectomy in men with node-positive prostate cancer. N Engl J Med 1999; 341(24): 1781-1788.

[5] Berglund RK, Sadetsky N, DuChane J, Carroll PR, Klein EA. Limited pelvic lymph node dissection at the time of radical prostatectomy does not affect 5-year failure rates for low, intermediate and high risk prostate cancer: results from CaPSURE. J Urol 2007; 177(2): 526-529, discussion 529-530.

[6] Makarov DV, Humphreys EB, Mangold LA et al. Pathological outcomes and biochemical progression in men with T1c prostate cancer undergoing radical prostatectomy with prostate specific antigen 2.6 to 4.0 vs 4.1 to 6.0 ng/ml. J Urol 2006; 176(2): 554-558.

[7] Briganti A, Blute ML, Eastham JH et al. Pelvic lymph node dissection in prostate cancer. Eur Urol 2009; 55(6): 1251-1265.

[8] Bhojani N, Boris RS, Monn MF, Mandeville JA, Lingeman JE. Coexisting prostate cancer found at the time of holmium laser enucleation of the prostate for benign prostatic hyperplasia: predicting its presence and grade in analyzed tissue. J Endourol 2015; 29(1): 41-46.

[9] Nunez R, Hurd KJ, Noble BN, Castle EP, Andrews PE, Humphreys MR. Incidental prostate cancer revisited: early outcomes after holmium laser enucleation of the prostate. Int J Urol 2011; 18(7): 543-547.

[10] Huang Y, Isharwal S, Haese A et al. Prediction of patient-specific risk and percentile cohort risk of pathological stage outcome using continuous prostate-specific antigen measurement, clinical stage and biopsy Gleason score. BJU Int 2011; 107(10): 1562-1569.

[11] Whitmore WF Jr.. Natural history of low-stage prostatic cancer and the impact of early detection. Urol Clin North Am 1990; 17(4): 689-697.

[12] Fleischmann A, Schobinger S, Schumacher M, Thalmann GN, Studer UE. Survival in surgically treated, nodal positive prostate cancer patients is predicted by histopathological characteristics of the primary tumor and its lymph node metastases. Prostate 2009; 69(4): 352-362.

[13] Fütterer JJ. MR imaging in local staging of prostate cancer. Eur J Radiol 2007; 63(3): 328-334.

[14] Scheenen TW, Rosenkrantz AB, Haider MA, Fütterer JJ. Multiparametric Magnetic Resonance Imaging in Prostate Cancer Management: Current Status and Future

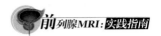
Perspectives. Invest Radiol 2015; 50(9): 594-600.

[15] Engelbrecht MR, Jager GJ, Laheij RJ, Verbeek AL, van Lier HJ, Barentsz JO. Local staging of prostate cancer using magnetic resonance imaging: a meta-analysis. Eur Radiol 2002; 12(9): 2294-2302.

[16] Sonnad SS, Langlotz CP, Schwartz JS. Accuracy of MR imaging for staging prostate cancer: a meta-analysis to examine the effect of technologic change. Acad Radiol 2001; 8(2): 149-157.

[17] Rifkin MD, Zerhouni EA, Gatsonis CA et al. Comparison of magnetic resonance imaging and ultrasonography in staging early prostate cancer. Results of a multi-institutional cooperative trial. N Engl J Med 1990; 323(10): 621-626.

[18] Otto J, Thörmer G, Seiwerts M et al. Value of endorectal magnetic resonance imaging at 3 T for the local staging of prostate cancer. Rofo 2014; 186(8): 795-802.

[19] Fütterer JJ, Engelbrecht MR, Jager GJ et al. Prostate cancer: comparison of local staging accuracy of pelvic phased-array coil alone versus integrated endorectalpelvic phased-array coils. Local staging accuracy of prostate cancer using endorectal coil MR imaging. Eur Radiol 2007; 17(4): 1055-1065.

[20] Fütterer JJ, Barentsz JO, Heijmink SW. Value of 3-T magnetic resonance imaging in local staging of prostate cancer. Top Magn Reson Imaging 2008; 19 (6): 285-289.

[21] Fütterer JJ, Heijmink SW, Scheenen TW et al. Prostate cancer: local staging at 3-T endorectal MR imaging early experience. Radiology 2006; 238(1): 184-191.

[22] Engelbrecht MR, Jager GJ, Severens JL. Patient selection for magnetic resonance imaging of prostate cancer. Eur Urol 2001; 40(3): 300-307.

[23] Wang L, Hricak H, Kattan MW, Chen HN, Scardino PT, Kuroiwa K. Prediction of organ-confined prostate cancer: incremental value of MR imaging and MR spectroscopic imaging to staging nomograms. Radiology 2006; 238(2): 597-603.

[24] Ikonen S, Kivisaari L, Vehmas T et al. Optimal timing of postbiopsy MR imaging of the prostate. Acta Radiol 2001; 42(1): 70-73.

[25] Kaji Y, Kurhanewicz J, Hricak H et al. Localizing prostate cancer in the presence of postbiopsy changes on MR images: role of proton MR spectroscopic imaging. Radiology 1998; 206(3): 785-790.

[26] White S, Hricak H, Forstner R et al. Prostate cancer: effect of postbiopsy hemorrhage on interpretation of MR images. Radiology 1995; 195(2): 385-390.

[27] Barrett T, Vargas HA, Akin O, Goldman DA, Hricak H. Value of the hemorrhage exclusion sign on T1-weighted prostate MR images for the detection of prostate cancer. Radiology 2012; 263(3): 751-757.

[28] Haider MA, Krieger A, Elliott C, Da Rosa MR, Milot L. Prostate imaging: evaluation of a reusable two-channel endorectal receiver coil for MR imaging at 1.5 T. Radiology 2014; 270(2): 556-565.

[29] Engelbrecht MR, Barentsz JO, Jager GJ et al. Prostate cancer staging using imaging. BJU Int 2000; 86 Suppl 1:123-134.

[30] Barentsz JO, Richenberg J, Clements R et al. European Society of Urogenital Radiology. ESUR prostate MR guidelines 2012. Eur Radiol 2012; 22(4): 746-757.

[31] Sakai I, Harada K, Hara I, Eto H, Miyake H. A comparison of the biological fea-tures between prostate cancers arising in the transition and peripheral zones. BJU Int 2005; 96(4): 528-532.

[32] Tsuda K, Yu KK, Coakley FV, Srivastav SK, Scheidler JE, Hricak H. Detection of extracapsular extension of prostate cancer: role of fat suppression endorectal MRI. J Comput Assist Tomogr 1999; 23(1): 74-78.

[33] D'Amico AV, Whittington R, Malkowicz SB et al. Combination of the preoperative PSA level, biopsy gleason score, percentage of positive biopsies, and MRI T-stage to predict early PSA failure in men with clinically localized prostate cancer. Urology 2000; 55(4): 572-577.

[34] Schiebler ML, Yankaskas BC, Tempany C et al. MR imaging in adenocarcinoma of the prostate: interobserver variation and effcacy for determining stage C disease. AJR Am J Roentgenol 1992; 158(3): 559-562, discussion 563-564.

[35] Tempany CM, Rahmouni AD, Epstein JI, Walsh PC, Zerhouni EA. Invasion of the neurovascular bundle by prostate cancer: evaluation with MR imaging. Radiology 1991; 181(1): 107-112.

[36] Turkbey B, Albert PS, Kurdziel K, Choyke PL. Imaging localized prostate cancer: current approaches and new developments. AJR Am J Roentgenol 2009; 192(6): 1471-1480.

[37] Yu KK, Hricak H, Alagappan R, Chernoff DM, Bacchetti P, Zaloudek CJ. Detection of extracapsular extension of prostate carcinoma with endorectal and phasedarray coil MR imaging: multivariate feature analysis. Radiology 1997; 202(3): 697-702.

[38] Outwater EK, Petersen RO, Siegelman ES, Gomella LG, Chernesky CE, Mitchell DG. Prostate carcinoma: assessment of diagnostic criteria for capsular pene-tration on endorectal coil MR images. Radiology 1994; 193(2): 333-339.

[39] Debras B, Guillonneau B, Bougaran J, Chambon E, Vallancien G. Prognostic sig-nificance of seminal vesicle invasion on the radical prostatectomy specimen. Rationale for seminal vesicle biopsies. Eur Urol 1998; 33(3): 271-277.

[40] Soylu FN, Peng Y, Jiang Y et al. Seminal vesicle invasion in prostate cancer: evaluation by using multiparametric endorectal MR imaging. Radiology 2013; 267(3): 797-806.

[41] Sala E, Akin O, Moskowitz CS et al. Endorectal MR imaging in the evaluation of seminal vesicle invasion: diagnostic accuracy and multivariate feature analysis. Radiology 2006; 238(3): 929-937.

[42] Guillonneau B, Debras B, Veillon B, Bougaran J, Chambon E, Vallancien G. Indi-cations for preoperative seminal vesicle biopsies in staging of clinically localized prostatic cancer. Eur Urol 1997; 32(2): 160-165.

[43] Akin O, Riedl CC, Ishill NM, Moskowitz CS, Zhang J, Hricak H. Interactive dedi-cated training curriculum improves accuracy in the interpretation of MR imaging of prostate cancer. Eur Radiol 2010; 20(4): 995-1002.

[44] Mullerad M, Hricak H, Wang L, Chen HN, Kattan MW, Scardino PT. Prostate cancer: detection of extracapsular extension by genitourinary and general body radiologists at MR imaging. Radiology 2004; 232(1): 140-146.

[45] Tan N, Margolis DJ, McClure TD et al. Radical prostatectomy: value of prostate MRI in surgical planning. Abdom Imaging 2012; 37(4): 664-674.

[46] Yu KK, Scheidler J, Hricak H et al. Prostate cancer: prediction of extracapsular extension with endorectal MR imaging and three-dimensional proton MR spectroscopic imaging. Radiology 1999; 213(2): 481-488.

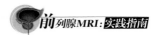

[47] Wibmer A, Vargas HA, Donahue TF et al. Diagnosis of Extracapsular Extension of Prostate Cancer on Prostate MRI: Impact of Second-Opinion Readings by Subspecialized Genitourinary Oncologic Radiologists. AJR Am J Roentgenol 2015; 205(1): W73-8.

[48] Fütterer JJ, Engelbrecht MR, Huisman HJ et al. Staging prostate cancer with dynamic contrast-enhanced endorectal MR imaging prior to radical prostatectomy: experienced versus less experienced readers. Radiology 2005; 237 (2): 541-549.

[49] Ogura K, Maekawa S, Okubo K et al. Dynamic endorectal magnetic resonance imaging for local staging and detection of neurovascular bundle involvement of prostate cancer: correlation with histopathologic results. Urology 2001; 57 (4): 721-726.

[50] Chong Y, Kim CK, Park SY, Park BK, Kwon GY, Park JJ. Value of diffusion-weighted imaging at 3 T for prediction of extracapsular extension in patients with prostate cancer: a preliminary study. AJR Am J Roentgenol 2014; 202 (4): 772-777.

[51] Lawrence EM, Gallagher FA, Barrett T et al. Preoperative 3-T diffusion-weighted MRI for the qualitative and quantitative assessment of extracapsular extension in patients with intermediate or high-risk prostate cancer. AJR Am J Roentgenol 2014; 203(3): W280-6.

[52] Rosenkrantz AB, Chandarana H, Gilet A et al. Prostate cancer: utility of diffusion-weighted imaging as a marker of side specific risk of extracapsular ex-tension. J Magn Reson Imaging 2013; 38(2): 312-319.

[53] Ren J, Huan Y, Wang H et al. Seminal vesicle invasion in prostate cancer: pre-diction with combined T2-weighted and diffusion-weighted MR imaging. Eur Radiol 2009; 19(10): 2481-2486.

[54] Sosna J, Rofsky NM, Gaston SM, DeWolf WC, Lenkinski RE. Determinations of prostate volume at 3-Tesla using an external phased array coil: comparison to pathologic specimens. Acad Radiol 2003; 10(8): 846-853.

[55] Bloch BN, Rofsky NM, Baroni RH, Marquis RP, Pedrosa I, Lenkinski RE. 3 Tesla magnetic resonance imaging of the prostate with combined pelvic phasedarray and endorectal coils; Initial experience(1). Acad Radiol 2004; 11 (8): 863-867.

[56] Fütterer JJ, Scheenen TW, Huisman HJ et al. Initial experience of 3 tesla endorectal coil magnetic resonance imaging and 1H-spectroscopic imaging of the prostate. Invest Radiol 2004; 39(11): 671-680.

[57] Heijmink SW, Fütterer JJ, Hambrock T et al. Prostate cancer: body-array versus endorectal coil MR imaging at 3 T comparison of image quality, localization, and staging performance. Radiology 2007; 244(1): 184-195.

[58] Walz J, Burnett AL, Costello AJ et al. A critical analysis of the current knowledge of surgical anatomy related to optimization of cancer control and pres-ervation of continence and erection in candidates for radical prostatectomy. Eur Urol 2010; 57(2): 179-192.

[59] Kessler TM, Burkhard FC, Studer UE. Nerve-sparing open radical retropubic prostatectomy. Eur Urol 2007; 51(1): 90-97.

[60] Burkhard FC, Kessler TM, Fleischmann A, Thalmann GN, Schumacher M, Studer UE. Nerve sparing open radical retropubic prostatectomy does it have an impact on urinary continence? J Urol 2006; 176(1): 189-195.

[61] Steineck G, Bjartell A, Hugosson J et al. LAPPRO steering committee. Degree of preservation of the neurovascular bundles during radical prostatectomy and urinary continence 1 year after surgery. Eur Urol 2015; 67(3): 559-568.

[62] Miller J, Smith A, Kouba E, Wallen E, Pruthi RS. Prospective evaluation of short-term impact and recovery of health related quality of life in men undergoing robotic assisted laparoscopic radical prostatectomy versus open radical prostatectomy. J Urol 2007; 178(3 Pt 1): 854-858, discussion 859.

[63] Hricak H, Wang L, Wei DC et al. The role of preoperative endorectal magnetic resonance imaging in the decision regarding whether to preserve or resect neurovascular bundles during radical retropubic prostatectomy. Cancer 2004; 100(12): 2655-2663.

[64] Petralia G, Musi G, Padhani AR et al. Robot-assisted radical prostatectomy: Multiparametric MR imaging-directed intraoperative frozen-section analysis to reduce the rate of positive surgical margins. Radiology 2015; 274(2): 434-444.

[65] McClure TD, Margolis DJ, Reiter RE et al. Use of MR imaging to determine preservation of the neurovascular bundles at robotic-assisted laparoscopic prostatectomy. Radiology 2012; 262(3): 874-883.

[66] Mason BM, Hakimi AA, Faleck D, Chernyak V, Rozenblitt A, Ghavamian R. The role of preoperative endo-rectal coil magnetic resonance imaging in predicting surgical difficulty for robotic prostatectomy. Urology 2010; 76(5): 1130-1135.

[67] Gralnek D, Wessells H, Cui H, Dalkin BL. Differences in sexual function and quality of life after nerve sparing and nonnerve sparing radical retropubic prostatectomy. J Urol 2000; 163(4): 1166-1169, discussion 1169-1170.

[68] O'Dowd GJ, Veltri RW, Orozco R, Miller MC, Oesterling JE. Update on the appropriate staging evaluation for newly diagnosed prostate cancer. J Urol 1997; 158(3 Pt 1): 687-698.

[69] Wolf JS Jr Cher M, Dall'era M, Presti JC Jr Hricak H, Carroll PR. The use and accuracy of cross-sectional imaging and fine needle aspiration cytology for detection of pelvic lymph node metastases before radical prostatectomy. J Urol 1995; 153(3 Pt 2): 993-999.

[70] Harisinghani MG, Barentsz J, Hahn PF et al. Noninvasive detection of clinically occult lymph-node metastases in prostate cancer. N Engl J Med 2003; 348 (25): 2491-2499.

[71] Hövels AM, Heesakkers RA, Adang EM et al. The diagnostic accuracy of CT and MRI in the staging of pelvic lymph nodes in patients with prostate cancer: a meta-analysis. Clin Radiol 2008; 63(4): 387-395.

[72] Eiber M, Beer AJ, Holzapfel K et al. Preliminary results for characterization of pelvic lymph nodes in patients with prostate cancer by diffusion-weighted MR-imaging. Invest Radiol 2010; 45(1): 15-23.

[73] Bellin MF, Roy C, Kinkel K et al. Lymph node metastases: safety and effectiveness of MR imaging with ultrasmall superparamagnetic iron oxide particles initial clinical experience. Radiology 1998; 207(3): 799-808.

[74] Heesakkers RA, Hövels AM, Jager GJ et al. MRI with a lymph-node-specific contrast agent as an alternative to CT scan and lymph-node dissection in patients with prostate cancer: a prospective multicohort study. Lancet Oncol 2008; 9(9): 850-856.

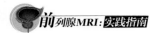

[75] Harisinghani MG, Barentsz JO, Hahn PF et al. MR lymphangiography for detection of minimal nodal disease in patients with prostate cancer. Acad Radiol 2002; 9 Suppl 2:S312-S313.

[76] Afshar-Oromieh A, Zechmann CM, Malcher A et al. Comparison of PET imaging with a (68)Ga-labelled PSMA ligand and (18)F-choline-based PET/CT for the diagnosis of recurrent prostate cancer. Eur J Nucl Med Mol Imaging 2014; 41(1): 11-20.

[77] Budaus L, Leyh-Bannurah SR, Salomon G et al. Initial Experience of (68) Ga-PSMA PET/CT Imaging in High-risk Prostate Cancer Patients Prior to Radical Prostatectomy. Eur Urol 2016; 69(3): 393-396.

(Jurgen J. Fütterer)

第八章

前列腺癌治疗后
复发的随访和评估

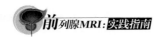
一、简介

了解前列腺癌的复发，对于理解成像、对患者进行干预及管理至关重要。本章重点介绍了前列腺癌复发的影像学表现，特别是MRI检查及其适应证，还介绍了新出现的针对复发肿瘤的影像学引导下的治疗。

二、前列腺癌复发的临床背景

根治性前列腺切除术仍然是原发性局限性前列腺癌最常见的治疗方法之一，并在大多数患者中有明确的治愈作用。在合适的患者群体中，虽然初次全腺体放疗和消融治疗也可以获得很高的成功率，但是，根治性前列腺切除术后10年的生化复发率为19%～35%，初次放疗后生化复发率约为30%，这对进一步的诊断和治疗提出了挑战[1]。生化复发也称为PSA衰竭或生化衰竭，指根治性前列腺切除术后连续2次血清PSA>0.2 ng/mL。这个定义并不是通用的，Cookson等人在145篇论文中找出了53种对"生化复发"的定义[2]。血清PSA的初次上升是疾病管理的一个关键点，因其可以作为后续疾病进展或前列腺癌相关死亡的初始指标[3]。重要的是，生化复发比临床复发提前7～10年（平均8年）[4]。生化复发的检查和影像学评估可以定位临床明显的复发（无论是局部复发还是远处复发），还可以通过靶向挽救性治疗来阻断疾病进展到前列腺癌相关死亡的情况。患者接受根治性前列腺切除术后，血清PSA迅速下降到检查不到的水平，然后对患者定期进行随访（通常每6～12个月随访一次，持续5年，此后每年一次）。血清PSA是一个非常敏感的复发标志物，因此其可以作为一种简单而有力的随访指标[5]。生化复发的传统定义是连续2次血清PSA>0.2 ng/mL，但一些学者认为应该使用0.4 ng/mL这一指标代替。该指标可能会增加临床相关复发的特异度，并能预测转移进展。在少数情况下，术后PSA保持在可被检查到的水平，而不会接近零点，这通常是手术时残留的非癌前列腺组织、癌全切除或未发现的远处转移所致[3, 6]。在此情况下进行MRI检查，如果检查结果呈阴性，可以对那些检查不到PSA的患者进行更密切地随访（每3～6个月一次）[5]。

虽然生化复发被作为初步治疗成功（译者注：疑错，应为治疗失败）的早期标志，但生化复发患者的自然病程差异很大，从惰性的无进展模式到快速进展为终末期。因此，定义PSA倍增时间（PSA doubling time，PSAdt）或PSA速度（PSA velocity，PSA$_{vel}$）可能是有用的，其对疾病进展的预测有额外的影响。PSAdt<6个月、每月PSA$_{vel}$>0.5 ng/mL则表示疾病进展、远处转移及前列腺癌相关死亡的风险增加。PSAdt>6个月、PSA$_{vel}$低的患者，病程进展相对缓慢[1, 7]。其他加快疾病进展、转移及前列腺癌相关死亡率风险的预测因子主要为Gleason评分>8分和初次治疗后不到24个月发生早期生化复发[1]。

一般来说，前列腺癌复发的模式主要为：①仅局部复发；②仅远处转移（典型的结节状，较少为骨性）；③二者兼有。诺模图可被用来预测复发的部位，也可以用来指导相关影像学检查和治疗。根治性前列腺切除术后复发最常见的部位是前列腺窝（局部复发），其次是盆腔和腹膜后淋巴结，骨骼转移则更少。其他部位则更少见，如纵隔、颈部淋巴结及远处实体器官[8-9]。由于特殊的PET成像放射性示踪剂，如[11]C-胆碱等的应用，最近发现了一组"寡转移"的患者，这类患者的疾病进展潜力可能较低。此前，这类患者在发展成更广泛的终末期疾病之前一直未诊断出来[10]。同时发现，局部复发和远处转移最常见于那些PSA相对较高才进行检查的患者。当患者的无病生存期较短（<24个月）时，进展为转移性疾病的风险较高，而晚期生化复发患者的局部复发更为常见。PSA轻度升高通常代表局部复发，而较高的PSA、较短的PSAdt（<6个月）及较高的PSA$_{vel}$通常代表远处转移[11]。阳性的手术切缘增加了局部复发和远处转移的风险[11]。最后，Gleason评分为8～10分或肿瘤分期为pT$_{3b}$（前列腺癌包膜外侵犯）或根治性前列腺切除术时为pT$_X$ pN$_1$的患者发生全身器官衰竭的风险增加，并伴有远处转移和前列腺癌相关死亡的风险。相比之下，Gleason评分<7分或肿瘤分期pT$_{3a}$（精囊腺侵犯）pN$_0$或pT$_X$ R$_1$（R$_1$=阳性切缘）的患者更有可能局部复发[12]。

传统上，复发的高危患者（PSA迅速上升，Gleason评分为8～10分，合并早期生化复发）常进行非靶向挽救性放疗（salvage radiation therapy，sRT）、雄激素剥夺治疗（androgen deprivation therapy，ADT）、系统性化疗，或者这些组合的治疗。这些治疗可能被认为是盲目治疗，因为通常无特定的复发部位，或者当存在复发时，无特别的针对性治疗。这些治疗可能会引起并发症，并且在阻止疾病进展为

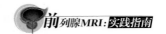

晚期转移性疾病和降低前列腺癌相关死亡率方面缺乏疗效。除一些潜在的不良反应外，系统性雄激素剥夺治疗未被证实能降低无症状转移性前列腺癌患者的死亡率[10]，由于缺乏明确的改善患者生存期的研究，EAU指南建议推迟行姑息性雄激素剥夺治疗。此外，与积极监测相比，对于PSA>2 ng/mL或PSAdt较长（>6个月）的患者，挽救性放疗对前列腺癌特异性生存期无明显影响[13]。输尿管和尿道狭窄、膀胱炎、尿失禁及会阴疼痛都是非靶向放疗的常见并发症[14]。此外，雄激素剥夺治疗需要患者限制生活方式，最近还发现其与严重的心血管疾病的发生有关[15-16]。考虑到这些因素，在选定的临床环境中，主动监测可能是一种合适的替代治疗[17]。

随着成像技术的改进和广泛应用，对疾病复发的特定部位进行有针对性的挽救治疗成为一种趋势。与非靶向系统治疗相比，通过影像学检查对疾病进行精确定位可以提供更多的靶向治疗选择，从而降低患者的发病率。目前对根治性前列腺切除术后挽救性治疗的标准方法是对骨盆进行非靶向放疗。然而，就控制肿瘤局部复发而言，该方法的失败率高达42%，并与上述许多不良反应有关。另一方面，虽然在技术上具有挑战性，根治性前列腺切除术可能是初级放疗后局部复发患者的一种选择[18]。此外，对"寡转移"（在单一部位发现非局部复发）患者来说，手术切除或影像学引导消融术可能是根治的选择，而不是延缓疾病的进展[19-20]。

综上所述，医师可以选择最有利的成像方式，在进行影像学检查时，也应该考虑骨痛等临床症状（骨转移在PSA<10 ng/mL的患者中非常罕见[21]）。当肿瘤负担最低时，挽救治疗是最有效的，就像血清PSA可以被初次检查到时一样。Kitajima等人在生化复发时进行成像的115例患者中发现，有79例只有1个复发部位，其中70%是局部复发，强调了早期成像的潜在价值[14]。当先进的检查方法无法在低PSA下确定复发部位时，可以考虑其他传统的非靶向治疗方法（与后续的PSA随访和后来的重复成像相比）[9]。其中几个挽救性治疗方法，如影像学引导下治疗在后文进行讨论。

有多种成像方法可对生化复发进行评估。基于患者的特异性（PSA复发时间、复发率及症状），医师应选择能够检出复发位置（局部复发与远处转移）的成像方法。虽然核医学骨显像、CT和氟代脱氧葡萄糖正电子发射断层扫描/计算机断层扫描（fluorodeoxyglucose positron emission tomography-computed tomography，FDG PET/CT）在评估生化复发方面的作用有限，但是，[11]C-胆碱PET/CT在评估可疑的远处转移方面潜力巨大，而盆腔MRI检查可对前列腺床的任何病变进行靶向活检，对于可疑的局部复发可能是有用的。

MRI检查是在生化复发时评估前列腺床的主要影像学检查，既可以识别局部复发，也可以进行局部治疗。下面详细介绍MRI检查、与MRI检查互补的其他成像方式及其局限性。

TRUS在评估前列腺床局部复发方面的价值有限，其敏感度为25%～54%[22-23]。一项研究表明，其对PSA>2 ng/mL的患者的敏感度较高（80%），特异度仅为中等（67%）[24]，可能是正常术后变化、纤维组织及复发疾病的影像学特征重叠所致。典型的局部复发以低回声结节为特征，复发部位多在膀胱尿道吻合口附近。在高达30%的复发患者中，复发的结节可能与周围组织呈等回声，使病变定位困难（图8.1，文后彩图8.1）。TRUS引导下活检是确定局部复发的"金标准"，但其诊断率很低，特别是在PSA水平较低（<1 ng/mL）和病变较小的情况下。通过对最初由MRI检查发现的前列腺床上可疑的复发进行TRUS引导下靶向活检可以获得更高的诊断率[25]。

虽然CT检查对早期生化复发的评估缺乏敏感度（图8.2，文后彩图8.2），尤其在局部复发方面的作用很小，只能识别较大（直径>2 cm）的病灶[21-22]，但仍被广泛使用。CT检查在诊断转移性淋巴结方面的作用也有限，因其依赖淋巴结的大小。根据不同的诊断标准，其敏感度为27%～75%[26]。如果根据淋巴结直径>1 cm来评估转移性淋巴结，则敏感度和特异度都很差。考虑到对非硬化性病变的低敏感度，CT检查对于骨转移瘤也是次佳的检查方法。此外，CT检查在评估硬化性骨转移瘤对治疗的反应方面是不可靠的，因为虽然有足够的治疗，但这种转移瘤通常仍是硬化性的。目前，NCCN指南建议，当PSA未能降到无法检查到的水平（可能代表未诊断的术前转移性疾病），或者尽管有上述限制，但在生化复发的情况下，可以考虑在根治性前列腺切除术后进行CT检查。CT检查可能最适合于晚期复发的

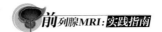

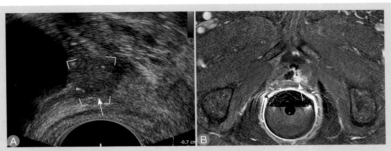

患者70岁，既往接受过机器人辅助前列腺切除术并出现了生化复发（PSA为1.2 ng/mL）。A.TRUS显示膀胱颈附近有直径为1.2 cm、血管丰富的圆形低回声结节（箭头），其组织和空间分辨率低，难以鉴别复发与正常的术后改变；B.DCE-MRI证实了一个异常的局灶性高强化结节（箭头），符合沿左侧膀胱尿道吻合口的局部复发表现。患者随后接受了放疗，PSA降到可检查水平以下。

图8.1 一例复发性前列腺癌患者的TRUS-MRI检查

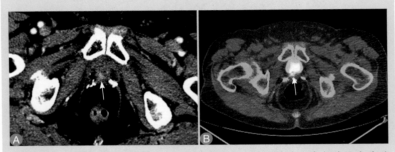

患者86岁，Gleason评分为3+4分，T_{3b}、N_0、M_0期前列腺癌，多年前接受前列腺切除术和放疗，其PSA最近从检查不到的水平上升到2.0 ng/mL。A.窄窗增强CT显示右后外侧膀胱尿道吻合口的病灶强化（箭头），高度怀疑复发，未发现转移性疾病；B.融合的^{11}C-胆碱PET/CT图像证实与CT表现相对应的胆碱摄取病灶（箭头）。

图8.2 一例前列腺癌患者的CT和PET/CT检查

前列腺癌患者，如用于监测已知的淋巴结转移、实体器官转移对雄激素剥夺治疗和（或）化疗的反应（图8.3）。

骨显像的阳性预测值和敏感度也较低，尤其是对PSA<10 ng/mL的患者。虽然Kane等人建议在骨显像中将骨转移前的PSA阈值设为10 ng/mL，但其他学者研究发现，在PSA<10 ng/mL的患者中，有高达34%的患者骨显像检查呈阳性[21]。在这些研究中，骨显像呈阳性时的平均PSA值分

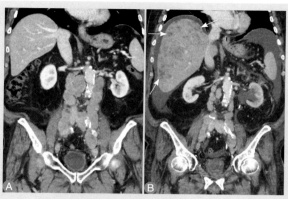

患者78岁，10年前接受了根治性前列腺切除术，随后因生化复发（PSA在雄激素剥夺治疗期间迅速上升至42 ng/mL）进行了放疗。A.化疗前的基线冠状位CT显示广泛的腹膜后淋巴结转移；B.随访时获得的冠状位CT显示淋巴结有部分反应，总体上疾病呈进展状态，伴有广泛的新发肝转移瘤（箭头）。患者在CT检查后1周死亡。

图8.3 一例复发性前列腺癌患者的CT检查

别为63 ng/mL和123 ng/mL[11]。因此，AUA和NCCN指南认为，常规使用骨显像来评估生化复发是不合理的[11, 21]，虽然有数据表明，[18]F-NaF PET/CT检查能够在PSA低于诊断水平时发现其他隐匿性的骨转移瘤，但其在生化复发标准化诊断流程中的作用仍有待确定[27-28]。

^{18}F-FDG PET/CT检查是许多其他癌症的主要检查方法，但其对生化复发的评估价值有限，可能是前列腺癌细胞增殖和葡萄糖代谢水平较低导致的。由于受尿液排泄和膀胱内放射性示踪剂的生理浓度的影响，[18]F-FDG PET/CT检查对前列腺床局部复发的敏感度特别低，因此不被推荐，也没有显著的临床应用价值（ACR适宜性评分为3分）。[18]F-NaF PET/CT检查已被证实在前列腺癌骨转移方面比传统的骨显像更敏感[29]。

[11]C-胆碱是美国FDA唯一批准的评估生化复发的PET/CT放射性示踪剂，当用一种影像学检查方法同时检出局部和远处转移时，表明该示踪剂整体表现优异。

[11]C-胆碱在盆腔的背景表达量最小，因此，其对前列腺癌复发的

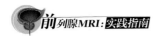

特异度非常高（接近100%）。然而，[11]C-胆碱PET/CT检查的空间分辨率有限，尿液沿膀胱颈排泄时会混淆对图像的解释[9]。这些因素降低了诊断局部复发的敏感度。虽然[11]C-胆碱PET/CT检查可能适合局部复发，但在这方面不如MRI检查。在FDA批准的检查转移性淋巴结（包括小到5 mm的淋巴结）的研究中，[11]C-胆碱PET/CT检查表现出最好的性能，总体敏感度为83%～100%[9]（图8.4，文后彩图8.4）。正如预期的那样，随着PSA和原发肿瘤Gleason评分的增加，病灶的检出率也随之提高。此外，[11]C-胆碱PET/CT检查可以发现骨盆上方的转移灶，而这些转移灶不能被MRI检查到[9]。一些研究表明，最佳PSA阈值为2 ng/mL。Krause等人观察到，当PSA<1 ng/mL时，其诊断准确率为36%，而当PSA>3 ng/mL时，其诊断准确率为73%。正如先前所述，[11]C-胆碱PET/CT检查有助于定义一个以前未被认识的人群，这类人群只有一个孤立的远处转移灶，即"寡转移"。由于[11]C-胆碱的半衰期（20.4 min）较短，在临床应用时受到限制，因此需要使用局部回旋加速器来生产放射性示踪剂。

放射骨测量和铟-111已丙肽扫描在生化复发的情况下，其诊断效能非常差，通常不允许使用，其ACR的评级分别为1和3分[29]。

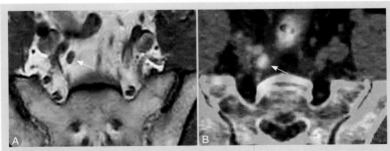

患者54岁，根治性前列腺切除术后2.5年，并进行了放疗，PSA为2.7 ng/mL。A.轴位T_1WI显示右侧髂内血管旁有一个0.5 cm×0.7 cm的淋巴结（箭头），根据大小标准认为该淋巴结正常；B.[11]C-胆碱PET/CT显示该淋巴结有显著的胆碱亲和力，最大标准化摄取值为3.8。经双侧盆腔淋巴结清扫术证实该结节为转移性淋巴结。

图8.4　盆腔淋巴结复发的影像学检查比较

三、MRI检查评估生化复发

下面主要介绍初次治疗（包括根治性前列腺切除术和放疗）失败后复发的前列腺癌患者的MRI检查。在3 T下使用ERC进行mpMRI检查被认为是检查和描绘前列腺窝局部复发的标准。复发部位在局部前列腺床的情况最多，特别是PSA水平低且复发时间相对较晚时，因此，MRI检查在局部复发方面的作用很重要。在检出局部复发方面，MRI检查优于TRUS及其他影像学检查，包括[11]C-胆碱PET/CT检查。对于PSA＞0.6 ng/mL的患者，MRI检查的诊断敏感度为83%~95%，而[11]C-胆碱PET/CT的诊断敏感度为45%~75%。此外，在检查复发病灶上，MRI检查能够分辨术后盆腔结构及复发病灶的整体范围，这是影响局部治疗方案制定的重要因素[25]。在检出盆腔骨转移方面，MRI检查的总体诊断效能与[11]C-胆碱PET/CT检查相当（敏感度分别为87% vs. 81%）[9]。

MRI和[11]C-胆碱PET/CT检查有互补作用，可能会检出对方漏诊的骨转移灶。这两个检查在检出骨转移方面的作用受患者治疗史的影响，如同时的雄激素剥夺治疗或近期放疗。

与CT检查相比，MRI检查对淋巴结转移的准确度（敏感度64%，准确度70%）略有提高[9]，但仍受传统标准的限制。MRI检查在诊断淋巴结转移的准确性方面受限，这也是其在前列腺癌复发方面的主要缺点。如前所述，[11]C-胆碱PET/CT检查在评估小淋巴结方面有显著的改善（图8.4）。磁共振淋巴造影是一种非常有前景的技术，可能会显著提高淋巴结分期的准确度，包括非常小的淋巴结。实际上，由于空间分辨率的提高，磁共振淋巴造影的表现可能优于特定的PET放射性示踪剂检查。虽然还需要进一步的研究，但在最初的研究中，为磁共振淋巴造影提供最佳性能的试剂目前还未被FDA批准使用[30]。

综上所述，MRI检查是评估局部肿瘤复发的主要检查方法，在检查骨转移方面有合理的表现（虽然这些是相对少见的生化复发起始部位）。MRI检查的主要缺点是诊断淋巴结转移的准确度较差。在目前FDA批准的成像方法中，虽然[11]C-胆碱PET/CT检查在淋巴结分期方面显示出最好的性能，但是其对局部复发的评估较差。这两种检查结合对生

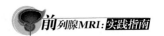

化复发的检出起到了极好的协同作用（表8.1，图8.5）。然而，进行这两种检查的最具成本效益的顺序尚未确定。

表8.1 初次评估生化复发的MRI和[11]C-胆碱PET/CT检查互补的特征

	敏感度 （95% *CI*）	特异度 （95% *CI*）	准确度 （95% *CI*）	AUC （95% *CI*）
局部复发				
MRI	88.5%[a] （78.2%, 94.3%）	84.6% （66.5%, 93.8%）	87.4%[a] （78.8%, 92.8%）	0.91[a] （0.85, 0.97）
[11]C-胆碱 PET/CT	54.1% （41.7%, 66.0%）	92.3% （75.9%, 97.9%）	65.5% （55.1%, 74.7%）	0.76 （0.67, 0.85）
盆腔淋巴结转移（*n*=70）				
MRI	64.0% （50.1%, 75.9%）	85.0% （64.0%, 94.8%）	70.0% （58.5%, 79.5%）	0.81 （0.71, 0.91）
[11]C-胆碱 PET/CT	90.0%[a] （78.6%, 95.7%）	100.0% （83.9%, 100%）	92.9%[a] （84.3%, 96.9%）	0.95[a] （0.91, 1.00）
盆腔骨转移（*n*=95）				
MRI	87.5% （64.0%, 96.5%）	96.2% （89.4%, 98.7%）	94.7% （88.3%, 97.7%）	0.93 （0.84, 1.00）
[11]C-胆碱 PET/CT	81.3% （57.0%, 93.4%）	98.7% （93.2%, 99.8%）	95.8% （89.7%, 98.4%）	0.90 （0.80, 1.00）

注：MRI检查在局部复发方面具有优势，[11]C-胆碱PET/CT检查在淋巴结转移方面具有优势，两者在骨转移的检查方面相当。[a]MRI与[11]C-胆碱PET/CT检查的差异有统计学意义（*P*<0.05）（AUC：受试者工作特性曲线下面积；*CI*：置信区间；*n*：数目）[9]。

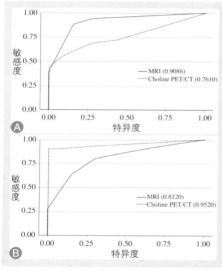

A.复发部位的评估，MRI和^{11}C-胆碱PET/CT检查的曲线下面积分别为0.91 cm^{3}和0.76 cm^3（$p<0.05$）；B.盆腔淋巴结转移的评估，MRI和PET/CT检查的曲线下面积分别为0.81 cm^{3}和0.95 cm^3（$p<0.05$）。实线：MRI检查的受试者工作特征曲线；虚线：^{11}C-胆碱PET/CT检查的受试者工作特征曲线。

图8.5　MRI和^{11}C-胆碱PET/CT检查的评估

四、根治性前列腺切除术后的解剖

　　了解术后骨盆的形态是评估生化复发的关键。根治性前列腺切除术后，膀胱底下移、提肛肌复合体向前下移位、部分占据前列腺切除术床、膀胱呈倒梨形，这些征象在冠状位和矢状位显示得最好（图8.6），泌尿生殖器横膈膜的位置通常不受影响。在没有复发的情况下，前列腺切除术床通常只含有脂肪、极少的瘢痕组织及血管。直肠前壁可见线状、较低的T$_1$和T$_2$信号，与术后纤维化及Denonvilliers（直肠前列腺）筋膜线状纤维化有关。由于正常的术后纤维化，在尿道和膀胱吻合口（膀胱尿道吻合口）可出现少至中等量的非肿块状低信号。这一表现通常在吻合口的前部最为突出，可能导致膀胱壁的凹陷。膀胱尿道吻合口的部分裂开在临床上可能是不明显的，表现为膀胱颈和尿道膜部之间的局灶性不规则增宽的间隙或局灶性突起（或假憩室），在其慢性形成的背景下，很少有任何临床后果[31]。

　　残余输精管终止于精囊腺切除（或精囊腺切除）床的上方，通常在T$_1$WI和T$_2$WI上显示为线状或管状的低至中等信号，遵循预期的解剖过程，精囊腺床内存在手术夹和少许瘢痕，不应该有残留的精囊腺组

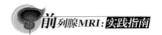

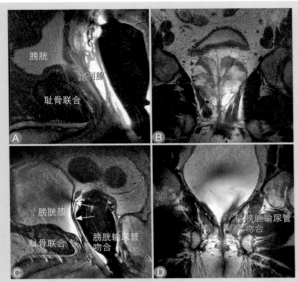

A.矢状位T$_2$WI显示为前列腺癌；B.冠状位T$_2$WI显示为前列腺癌；C.根治性前列腺切除术后，骨盆矢状位T$_2$WI显示解剖结构改变，沿切除平面可见一条细小的线状瘢痕（箭头），精囊腺床上方有少量瘢痕，肛门和直肠前移；D.冠状位T$_2$WI显示解剖结构改变，膀胱颈在耻骨下联合水平附近的膀胱输尿管吻合处变长、变细。活检前（图A，图B）和切除术（图C，图D）后MRI检查都使用ERC。

图8.6　一例前列腺癌患者的活检前和切除术后的MRI检查

织[32]。在根治性前列腺切除术后持续可检查到PSA的患者中，残留的精囊腺组织可能被确定为PSA的来源。在这些患者中，PSA水平通常较低，且随时间的推移相对稳定（图8.7）。

　　在极少数情况下，前列腺的一部分可能会被无意保留（图8.8）。根据经验，这通常发生在机器人辅助前列腺切除术后，而不是开放性前列腺切除术后。剩下的腺体可能是良性的或仍有大片未切除的肿瘤组织。对根治性前列腺切除术后持续可检查到PSA的患者，经典的治疗方法是放疗和（或）系统治疗。医师要认识到残留的前列腺组织是持续检出PSA的来源，其对于指导这些患者进行适当的治疗至关重要。

　　术区的金属夹和缝合线可能会导致磁敏感伪影。这种伪像可能会严

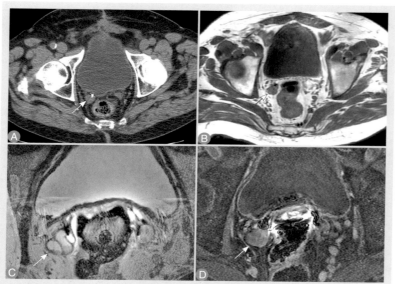

患者77岁，PSA水平降低，但仍可检查到，且缓慢升高。A.CT检查考虑复发，因在盆腔右侧有可疑"结节"（箭头）；B、C.分别为轴位T_1WI和T_2WI，显示直肠外侧的管状充满液体的结构（箭头），位于手术夹远端；D.DCE图显示肿瘤内部无可疑强化，这代表良性精囊腺残留物（箭头），注意手术夹横跨精囊腺残留物的前内侧，剩余的精囊腺在夹子的远端发生梗阻。在T_2WI和T_1WI上伪影最小，但在DWI上伪影严重（没有展示）。

图8.7 一例根治性前列腺切除术后患者的CT和MRI检查

重降低图像质量，并限制评估，这取决于夹子的数量、大小、组成及位置。与快速自旋回波T_2WI相比，来自大量夹子的金属磁敏感伪影在DWI和脂肪抑制T_1WI破坏梯度回波DCE图像上更为明显。近年来，最常用的手术材料造成的伪影相对较轻，不会对评估造成太大影响。当金属磁敏感伪影明显时（如在髋关节假体患者中），有必要进行针对性的方案，如增加接收带宽和不使用频率选择性脂肪饱和序列。

在无复发的患者中，吻合口或前列腺床通常无钆注射后的早期强化，在后期通常无强化或仅有轻微的均匀强化。关键是要识别手术床附近的局灶性血管强化的表现，这种强化通常是不对称的，与早期肿瘤的局灶性早期强化相似，也是局部复发呈假阳性的常见原因（图8.9）。

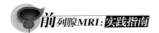
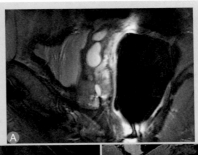

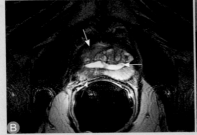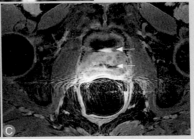

矢状位T₂WI（图A）和轴位T₂WI（图B）显示大量未切除的前列腺，残余腺体右侧有一个异常的T₂低信号区，在DCE图（图C）上显示早期高强化，随后的根治性前列腺切除术证实残留腺体中存在肿瘤。矢状位可见膀胱颈和膀胱尿道吻合口异常移位至腺体前部，提示前列腺切除术失败。膀胱颈的尿液中含有少量的排泄造影剂，移位到腺体前面（图C中箭头）。腺体中心囊性缺损表示经尿道前列腺电切术后尿道断开（图B和图C中箭头）。

图8.8 不完全前列腺切除术（无意）后有大量残留的前列腺和精囊腺

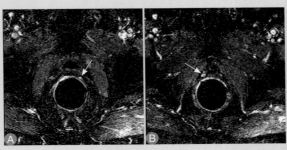

减影后的早期DCE图（图A，6秒/期相）显示直肠左前方（箭头）和膀胱尿道吻合口后外侧（图B，箭头）的小强化灶，这些病灶是类似肿瘤表现的良性血管结构。图8.19显示了沿膀胱尿道吻合口边缘的良性强化血管。

图8.9 强化的血管容易被误诊为前列腺癌局部复发

五、根治性前列腺切除术后局部复发

根治性前列腺切除术后局部复发最常见的部位是膀胱尿道吻合口周围（图8.10），尤其是膀胱尿道吻合口的后方和外侧，较少发生在前缘。其他常见的局部复发部位主要为膀胱颈（图8.11）、膀胱后壁和精

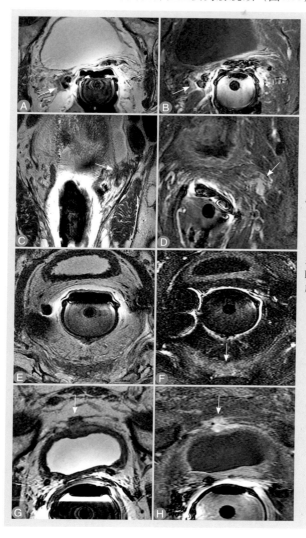

A、B.分别为 T_2WI 和DCE图，显示右侧精囊腺床复发，表现为邻近手术夹的 T_2 低信号和局灶强化（箭头）；C、D.分别为冠状位 T_2WI 和轴位DCE图，显示左侧输尿管周围复发（箭头）；E、F.分别为轴位 T_2WI 和轴位DCE图，显示骶骨前片状复发灶（箭头）；G、H.分别为轴位 T_2WI 和DCE图，显示膀胱前方的复发灶（箭头）；

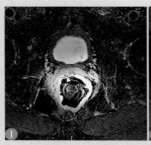 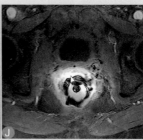

I、J. 分别为轴位压脂T$_2$WI和DCE图，显示直肠前壁浸润性复发灶（箭头）。更多的复发常见部位示意图详见图8.11和图8.12。

图8.10 不同部位局部复发的T$_2$WI和DCE检查

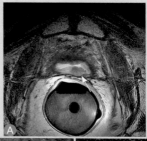

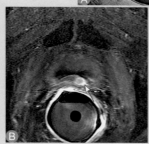 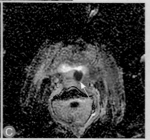

膀胱尿道吻合口正上方膀胱颈后部中线左侧有边界清晰的局部肿瘤复发（箭头）。A.病变在T$_2$WI上相对于肌肉和瘢痕组织呈低信号（箭头）；B.较邻近的尿路上皮呈低信号，表现为"动脉样"明显强化（箭头）；C.ADC图显示病变呈低信号（箭头）。

图8.11 根治性前列腺切除术后的轴位MRI检查

囊腺床（图8.12）。较少见的复发部位主要为双侧膀胱周围组织、膀胱前间隙、膀胱壁内，以及输尿管周围间隙、骶前间隙和直肠前壁。

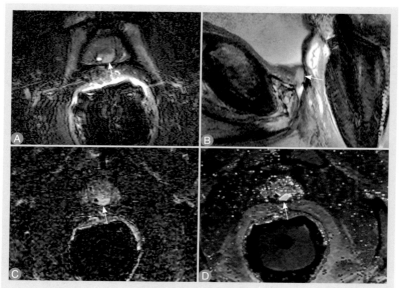

A、B.分别为矢状位和轴位脂肪饱和T₂WI，显示沿膀胱尿道吻合口左后侧有一个小的T₂稍高信号病变；C.在早期的减影图像上显示"动脉样"高强化；D. K^{trans}图上表现为明显异常的洗脱动力学，虽然其体积很小，但非常明显。DWI或ADC图不能识别此病变。箭头：局部复发的前列腺癌。

8.12 膀胱尿道吻合口处小的局部前列腺癌复发的MRI检查

六、评估生化复发的MRI检查

随着3 T磁共振扫描仪的普及，mpMRI检查已成为评估前列腺癌的首选成像方法。在3 T下的前列腺MRI检查常规使用前8通道相控阵表面线圈和ERC来提高信噪比。如果患者不能耐受ERC，则仅使用表面线圈进行3 T下的MRI检查。使用盆腔相控阵线圈和ERC在1.5 T下的MRI检查是为在3 T下进行MRI检查有禁忌证的患者保留的。

对原发疾病的评估，生化复发患者的mpMRI检查包括多平面T₂WI、DWI（b值范围为1400～2000 s/mm²）和轴向三维（3D）DCE成像。高分辨率mpMRI检查应该覆盖前列腺和精囊腺床。对于初次治疗失败后PSA持续或升高的患者，附加轴位T₁WI、DWI、T₂WI及全盆腔增强快速破坏梯度回波MRI的联合检查有助于评估盆腔淋巴结和骨骼。

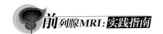

表8.2提供了一种建议的生化复发评估方案，该方案不同于术前使用的方案。

几项研究表明，单独使用T₂WI检查根治性前列腺切除术后局部复发的价值有限[33~36]。Roy等人报道，单独使用T₂WI检查局部复发的敏感度为55%。虽然T₂WI检查对肿瘤的敏感度有限，但提供了关键的解剖学细节，可以辅助DWI和DCE-MRI检查，有助于定位复发并确定其与邻近结构的关系，以及识别可能导致患者PSA升高的残留的良性前列腺或精囊腺组织[36]。复发肿瘤通常表现为相对于前列腺切除术床或膀胱颈和（或）膀胱壁的手术瘢痕的轻度T₂高信号区，但是相对于尿路上皮呈低信号（图8.11A，图8.12A，图8.12B）。此外，复发肿瘤可能表现为吻合口周围软组织的不对称结节增厚或吻合口后脂肪平面的完整性消失。与大肿块相比，小的复发肿瘤的T₂信号（相对于骨骼肌）往往较低，在某些情况下是部分容积效应导致的，因此，其可能很难用T₂WI检查与前列腺窝的纤维瘢痕组织相鉴别。使用脂肪饱和可以增加T₂WI上局部复发的显著性（图8.12A）。

早期增强MRI检查是目前最有用的局部复发评估方法。Roy等人发现，单独使用DCE-MRI检查根治性前列腺切除术后复发疾病的敏感度为100%。与良性纤维组织或任何残留的前列腺组织相比，复发的病变通常表现为不均匀的"动脉样"高强化，且强化程度更大、发生得更早[26]。肿瘤复发可能表现出不一致的洗脱动力学特征，这是一个不太重要且不太可靠的诊断特征。减去没有脂肪饱和的DCE的SPGR图像可能有助于在某些有挑战的病例中确定是否存在增强。为权衡空间分辨率和时间分辨率，DCE-MRI检查在复发方面的最佳采集参数尚不清楚。根据经验，根治性前列腺切除术后，高空间分辨率的DCE-MRI检查，虽然时间分辨率较低，但可以提高检出微小早期复发病灶的敏感度，并能在手术中定位复发的存活肿瘤并提供详细的解剖学信息，这对于挽救性局部消融治疗非常重要（图8.11）。高时间分辨率的DCE-MRI检查通常作为治疗后仍保持完整的前列腺内局部复发或残留肿瘤的首选方法。彩色图谱描绘了从药代动力学分析得出的计算灌注参数[18]，对于一些阅片者来说，这也可能增加局部复发的显著性（图8.12）。

DWI和ADC在检查局部复发肿瘤方面具有补充作用。根治性前列腺

表8.2 使用和不使用ERC的3 T下MRI检查的序列和参数

序列	覆盖范围	TR (ms)	TE (ms)	层厚/层间距 (mm)	FOV (cm)	矩阵	其他信息
3 T，联合盆腔相控阵与 ERC							
T_1WI 轴位	全盆腔	<500	9	6/1	36	416/192	
DWI 轴位（可选的）	全盆腔	4000	65	7/1	36	200/192	b值为 600 ms/mm²
T_2WI 轴位（可选的）	全盆腔	4000	85	6/1	36	320/320	
T_2WI 轴位 [a]	高分辨 [a]	4500	105	2.5/0.5	18	416/224	
T_2WI 矢状位 [a]	高分辨 [a]	7500	105	2.5/0.3	18	416/224	
T_2WI 冠状位 [a]	高分辨 [a]	4400	105	2.5/0.5	18	416/224	
DWI 轴位	高分辨 [a]	≥3000	82	≤4/无间隔	22	200/192	高 b 值，b 值为 1400～2000 ms/mm²
DCE 轴位 [a]	高分辨 [a]						①IV 弹丸式注射钆的造影剂 (0.1 mmol/kg) 速度 3 mL/s；②注射造影剂后总观察时间 ≥ 2 min
高时间分辨率方法	前列腺和精囊腺		MF	3/0	22	256/192	时间分辨率为 6.5 秒/期相
高空间分辨率方法	前列腺和精囊腺切除床	5.2	MF	2.6/-1.3	14～18	256/192	①时间分辨率为 15～30 秒/期相；②用脂肪饱和或减法法进行化学位移
3 T 盆腔相控阵线圈							
增强后 3D 快速 SPGR	盆腔		MF	4/0	36	256/224	
T_1WI 轴位	全盆腔	<500	MF	6/1	36	416/192	
DWI 轴位（可选的）	全盆腔	3100	65	7/1	36	200/192	b值为 600 s/mm²

续表

序列	覆盖范围	TR (ms)	TE (ms)	层厚/层间距 (mm)	FOV (cm)	矩阵	其他信息
T₂WI 轴位（可选）	全盆腔	4000	85	6/1	36	320/320	
T₂WI 轴位ᵃ	高分辨ᵃ	6000	125	3/0	22	320/320	
T₂WI 矢状位ᵃ	高分辨ᵃ	4000	125	3/1	22	288/224	
T₂WI 冠状位ᵃ	高分辨ᵃ	6000	125	3/0.3	22	320/320	
DWI 轴位	高分辨ᵃ					128/160	高 b 值，b 值为 1400～2000 s/mm²
DCE 3D 快速 SPGR	高分辨ᵃ						①IV弹丸式注射钆剂的造影剂，速度为 3 mL/s；②注射造影剂后总观察时间 ≥ 2 min
高时间分辨率方法	前列腺和精囊腺	4.8	2.4	3/-1.5	22	256/192	时间分辨率为 6.5 秒/期相
高空间分辨率方法	前列腺和精囊腺切除床	5.2	3	3/-1.5	14～18		①时间分辨率在 15～30 秒/期相；②用脂肪饱和或减法进行化学位移
增强后 3D fast SPGR	全盆腔	5.2	2	4/0	36	256/224	

来源：改编自 PI-RADS v2，可通过 www.acr.org 获得。

注：SPGR：三维快速破坏梯度回波；a：高分辨率成像应覆盖前列腺和精囊腺，或术后前列腺和精囊腺切除床。

切除术后复发的肿瘤在DWI上表现为局灶性高信号和相应的ADC低信号（图8.11C）。DWI检查对根治性前列腺切除术后复发的检出能力优于T_2WI检查，但是有技术限制，而且不如单独使用DCE-MRI检查灵敏[36]。如DWI检查在前列腺床上发现微小（<1 cm）病变时不敏感，因其受金属手术夹、直肠内气体及ERC的磁敏感伪影的影响。图8.10显示了一个小的由DCE-MRI检查识别的复发（在T_2WI上也可以看到），但在DWI/ADC上未被发现。当与DCE-MRI和T_2WI上的影像征象相结合时，DWI检查在根治性前列腺切除术后最有用。通过应用较新的缩小视野单激发回波平面成像技术，虽然可能会提高DWI检查对根治性前列腺切除术后小的局部复发灶的检出率，但这一点尚未得到证实。

MRI检查在局部复发呈假阳性的一个常见陷阱是沿尿道近端膜部中线前侧的正常生理性的强化，位于泌尿生殖器横膈部膀胱尿道吻合口的正下方。尿道周围强化是正常发生的，在未做过手术的患者中也可以看到类似的情况。该发现通常被有经验的放射科医师自信地认为是良性病变。另外，前面提到的常见陷阱是残留的前列腺周围血管的强化，这些血管可能在根治性前列腺切除术后残留，并可以"模仿"复发[37]（图8.9）。通常，这些血管表现为线性增强结构，但在轴位很难辨认。在T_2WI上没有任何局灶性结节，在DWI或ADC上也无任何相应的异常，这会增加医师诊断膀胱尿道吻合口附近脂肪的病灶是良性的信心。

七、放疗后

接受体外照射治疗的患者，其前列腺萎缩，内部构成广泛改变，腺体组织被纤维组织和（或）间质组织取代。这种情况下的复发通常发生在前列腺内，最常位于外周带，类似于治疗前的患者。治疗后的腺体外观有弥漫性改变（图8.13）。外周带通常为T_2高信号，治疗后表现为弥漫性的T_2中等信号，其分区解剖常变得模糊。腺体周围的低信号边缘经常可见，包膜边界常变得模糊不清，这使得对微小T_3期肿瘤的评估变得更加困难。因此，当进行T_2WI检查时，复发癌和良性组织之间的对比度明显降低。在预测放疗后生化复发的患者中，T_2WI检查的诊断效能较差[38]。对于放射治疗后局部复发的预测，单独使用

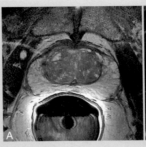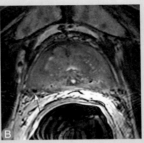

A.轴位T₂WI显示未经治疗的良性前列腺的正常外观；B.放疗后前列腺的轴位T₂WI显示弥漫不均匀的T₂信号减低的腺体，正常的解剖分区扭曲，辐射靶向标记通常产生非常少的伪影（箭头）。

图8.13　放疗后的前列腺MRI检查

DCE-MRI、DCE-MRI和DWI检查相结合，均比单独使用T₂WI检查具有更高的敏感度、特异度及准确度[36]。

与根治性前列腺切除术后相似，DCE-MRI检查是描述放疗后复发的最可靠的检查序列，其敏感度为96%[36]。急性或慢性炎症也可能是治疗的不良反应，DCE-MRI上的表现提示前列腺炎（如斑片状或弥漫性非局灶性强化）。在这种情况下，最佳的DCE-MRI检查采集策略（在最大空间分辨率和时间分辨率之间的权衡方面）尚未明确，并且在文献报道中也不同。在医疗机构中，通常在该情况下使用高时间分辨率的DCE-MRI检查序列（5~7秒/期相）和药代动力学模型分析，而不是在根治性前列腺切除术后PSA较低的患者中使用时间分辨率较低和空间分辨率较高的DCE-MRI检查序列。理论基础是，在受照射的腺体中，当考虑到高时间分辨率的DCE-MRI检查有最佳的增强动力学时，经常出现的背景组织的纤维化和炎症可能更容易与复发的前列腺内肿瘤相鉴别（图8.14）。

与放疗后的设置不同，DWI和ADC检查对放疗后的患者有更大的价值。一项研究表明，患者在放疗后进行DWI检查的有效性接近DCE-MRI检查。该结果至少可以部分地用根治性前列腺切除术后DWI检查的局限性来解释，这一局限性由手术夹引起的伪影导致[36]。相比之下，初步放疗后磁敏感伪影要少得多。当患者在放疗后，其前列腺内有3~4个

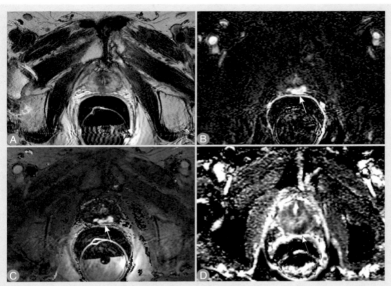

患者85岁，10年前Gleason评分为4+4分的前列腺癌，接受放疗，PSA水平最近上升到3.4 ng/mL。A.T$_2$WI不能清楚地显示病变；B、C.分别为轴位早期DCE和K^{trans}叠加彩图，显示左后侧外周带可见早期强化的离散病灶（箭头），与复发的存活肿瘤一致；D.ADC图显示相应的低信号（箭头）。

图8.14 一例接受过放疗的前列腺癌患者的MRI检查

放疗-靶向基准标志物（通常由惰性金属组成，惰性金属产生的MRI伪影很少，有时很大）时会产生更大的伪影（图8.15）。放疗后复发的癌通常在高b值DWI上表现为信号增强，并在ADC图上显示相应的局灶性低信号（图8.14D），这可能与复发的病变比周围受照射的良性前列腺组织细胞密度更高有关。虽然ADC值和Gleason评分之间的相关性已经在原发的未经治疗的前列腺癌患者中得到了证实，但是在治疗后的前列腺癌患者中并不成立。对于给定的Gleason评分，与未经治疗的前列腺相比，治疗后的前列腺的ADC值可能比预期的要高[39]，实践定义的用于确定未经治疗的前列腺癌中的"显著性"癌的阈值不一定在放疗后成立。这一区别至关重要，因为外周带任何表现出相对的弥散受限伴高强化的病灶，应被高度怀疑为放疗后的癌灶，无论定量ADC值是否低于可用于其他临床情境的阈值。同样，由于治疗后的变化，使用Gleason

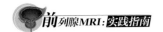

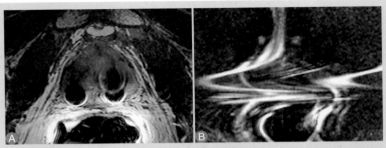

轴位T₂WI（图A）和DWI（图B）显示由大的放疗靶向标记物造成的明显伪影，这些标记物是在10多年前放置的，比现在常用的典型惰性金属标志物造成的伪影更严重。

图8.15　放疗靶向标志物造成的伪影

评分的病理学家通常无法对放疗后的前列腺肿瘤进行分级。肿瘤组织学改变可能也是造成该情况下ADC值变化的原因。

八、前列腺近距离放疗后

虽然前列腺在近距离放疗后出现与体外照射后相似的变化（如萎缩、外周带T₂WI信号强度改变及分区解剖扭曲），但是，在近距离放疗后，也观察到了大量的放射性粒子植入前列腺。这些金属植入物在T₂WI和DCE-MRI检查上有轻微的影响（可能会降低DWI检查的显著性，图8.16）。DCE-MRI检查同时也是发现局部复发肿瘤的最重要的序列，T₂WI检查在帮助解剖勾画方面起着重要的补充作用。根据经验，近距离放疗后残留或复发的肿瘤最常出现在前列腺内尿道附近（可能与该区域的治疗不足有关），或存在于精囊腺内，这些区域无法直接接受近距离放疗，可能存在隐匿性肿瘤。

九、盆腔挽救性放疗

前列腺切除术床和潜在的整个骨盆的挽救性放疗通常在根治性前列腺切除术后出现生化复发的情况下进行。当在影像学检查中未发现远端或骨转移来解释生化复发时，该治疗通常是以非靶向的方式进行的。假设复发是局部的（考虑到对远处转移的阴性影像学评估），也未确定复发部位。患者在挽救性放疗后，其PSA开始下降，表明确实

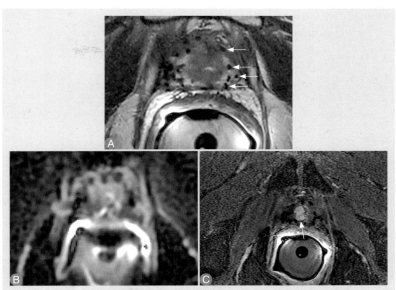

A.轴位T$_2$WI显示腺体内多个小的低信号病灶，与间质粒子相对应（箭头），但对肿瘤的敏感度较差；B.DWI显示由粒子造成的敏感性伪影，并且呈非诊断性；C.前列腺内尿道周围肿瘤的复发（箭头）仅在DCE-MRI上被识别，并显示了非常轻微的由粒子造成的图像质量的下降，可见微小的无信号病灶。

图8.16 一例近距离放疗后生化复发的62岁前列腺癌患者的MRI检查

存在局部复发，通常将前列腺切除术床作为一个整体进行放疗，并根据患者的情况（即淋巴结清扫病史）及放射肿瘤学家的临床实践，将治疗范围不同程度地扩展到前列腺癌最常扩散到的低位盆腔淋巴结。该检查的辐射场的设置通常使直肠、膀胱和股骨头不受辐射剂量的影响，这些区域是更常见的潜在辐射毒性区域（肛门出血或狭窄、膀胱炎和股骨头缺血性坏死）。这种设置的剂量分布对挽救性放疗后常见的复发部位有特殊的意义。

患者在挽救性放疗后，其PSA持续升高，表明前列腺癌复发位置在治疗范围之外。Fortuin报道，高达61%的转移淋巴结位于放疗靶向范围之外。患者在挽救性盆腔放疗后，常见直肠周围的结节状肿瘤复发，因为该区域相对不进行放疗，以避免直肠并发症[30]。同样，挽救性盆腔放疗后的淋巴结复发通常涉及位于治疗野上缘的高位髂骨结节

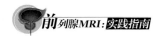
（图8.17，文后彩图8.17）。

骨盆放疗野的解剖覆盖范围很少能直接知道，而骨髓信号改变的范围或许可以作为一个有用的提示指标（图8.18，文后彩图8.18）。

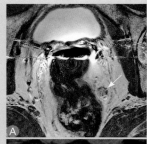
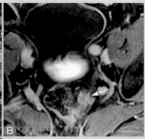
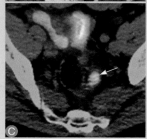

A.轴位T₂WI显示左侧直肠周围间隙有一小圆形略高信号病变；B.增强后T₁WI显示病变呈高强化信号；C.¹¹C-胆碱PET/CT显示相应的活跃灶。箭头：病变。

图8.17　一例放疗后直肠周围复发的前列腺癌患者的MRI检查

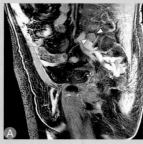
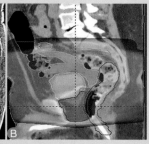

患者64岁，Gleason评分为3+4分，行根治性前列腺切除术后，因生化复发接受放疗，现再次复发，PSA为1.9 ng/mL。A.旁正中矢状位增强T₁WI显示一个增大的左髂总动脉旁淋巴结（箭头，为复发部位）；B.复发部位正好位于放疗图的上方。红色区域：整个前列腺切除床上辐射剂量增加的位置。

图8.18　一例复发的前列腺癌患者的MRI检查

MRI检查可以显示放疗后肿瘤复发的准确位置，从而避免因推测复发而进行的无针对性的挽救性放疗。准确识别复发部位和大小可以更好地使患者接受针对复发部位的更高剂量的放疗（intensity-modulated radiation therapy，IMRT），而不是一般的模板化治疗，从而潜在地提高患者治愈的机会或持续更长期的效果。在对挽救性放疗前已确定复发的患者进行随访时，MRI检查显示局部复发肿瘤的强化间期缩短及局部复发肿瘤的缩小，通常提示治疗有效。

十、影像学引导下的聚焦治疗

复发性前列腺癌的传统治疗方法是放疗、雄激素剥夺治疗及手术。但是，通过MRI检查可精确地显示复发的肿瘤，有助于使用靶向消融技术的新治疗方法。针对根治性前列腺切除术后局部复发患者，目前正在研究多种影像学引导的靶向治疗方案。用于骨盆和前列腺床局部复发的局部消融治疗主要为冷冻消融、激光消融、HIFU和VTP。

冷冻消融治疗通常在超声引导下进行，以达到全腺体或半腺体消融。冷冻消融治疗也可以在MRI引导下进行，MRI检查可以区分正常结构，包括直肠、膀胱壁及输尿管，将肿瘤和冰冻组织区别（图8.19）。MRI检查还有助于监测治疗过程中形成的冰球。为了引导网格的融合，在治疗前用T_2WI获取定位。放置探头后，获得间歇梯度回波图像用于冰球的可视化，以保证完整的病灶覆盖且靠近包括尿道在内的邻近结构。冰球在这些序列上表现为边界清晰的低信号团块。术后成像应包括多平面T_1WI、T_2WI及DCE-MRI。充分消融的组织显示不规则的T_2低信号且无强化。在消融缺损的周边可能会出现一条薄薄的高强化边缘，这被认为是正常表现，可能会在治疗后持续几个月。通常情况下，治疗后6个月会进行前列腺MRI复查，如果手术成功，此时应该没有残留的强化组织。任何持续性或新的结节强化都可能是残留或复发的肿瘤。虽然这是一项相对较新的手术，但MRI引导下的冷冻消融治疗在阻止疾病进展方面显示出了突出的效果，总体不良反应最小。潜在的风险主要为尿道损伤、尿道狭窄或潜在的急性尿潴留[18]。通过在手术过程中使用尿道加温器，可以将该风险降至最低，从而保护尿道免受冷冻消融治疗的损伤[18]。

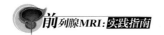

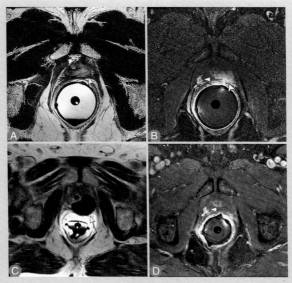

患者63岁，行根治性前列腺切除术后7年，PSA升高（达1.9 ng/mL），Gleason评分为3+4分，pT_{3a}、N_0期。轴位T_2WI（图A）和DCE图（图B）显示膀胱颈和膀胱尿道吻合口左后外侧有一个高强化肿块（箭头），活检证实为腺癌，Gleason评分为4+4=8分，患者接受了MRI引导下冷冻消融治疗，共3个周期，冷冻和解冻时间为10 min；术中的轴位三维旋转T_1WI（图C）显示低信号肾形冰球（箭头），部分包裹在加温的尿道周围，冰球包绕肿瘤；术后6个月的DCE图（图D）显示无残留强化肿瘤组织。4年后，患者的PSA仍在可检查水平以下。凹底箭头：膀胱尿道吻合口右侧周围组织内稳定的良性强化血管（图B）。

图8.19　MRI引导下冷冻消融示例

　　MRI引导的激光消融或激光诱导间质热疗（laser-induced interstitial thermal therapy，LITT），在早期临床试验中显示出令人期待的效果，但仍需长期研究。在这项技术中，局部放置的激光纤维将热消融传递到靶组织[40]。激光诱导间质热疗通常在MRI扫描仪的孔内进行。此外，磁共振测温序列可用于实时温度监测和组织破坏的术中评估。MRI引导下激光消融旨在提供一个比其他消融技术更精确的治疗。考虑到热固定伪影，LITT后的成像可能很难解读。随访MRI检查通常在手术后6个月获得。无相关强化的T_1高信号可能是热消融后的正常发现，在其他器官如肝和肾，在进行这种治疗后也可以观察到同样的表现。

HIFU是初次外照射治疗后前列腺内复发的另一种挽救性治疗方法，并已被证实在短期内可成功控制癌症。据报道，一年的无进展生存率为66%，两年的无进展生存率为48%。在治疗过程中，高能量密度（W/cc^2）的病灶通过前列腺传播，由热坏死或声空化而导致组织损伤[16]。HIFU是在超声引导下进行的，主要使用全腺体或半腺体方法。最近的研究描述了在超声引导下使用HIFU进行局部消融治疗MRI检查可见的肿瘤，在治疗过程中，原本超声下表现为低回声的肿瘤变为高回声，代表坏死或死亡组织的发展[41-42]。HIFU的并发症与冷冻消融相似，主要为大小便失禁、膀胱出口梗阻、勃起功能障碍及直肠尿道瘘。HIFU有相对更高的尿道和直肠毒性的风险[43]。

VTP是一种消融技术，已广泛地用于全腺体或半腺体消融治疗原发性局限性前列腺癌[44]（图8.20），最近也被用于局部复发的治疗。通过使用保留在血管系统中的光合作用，在对其他结构有最小损害的情况下选择性地消融肿瘤组织。使用图像引导，通常是超声引导，以及类似于近距离放疗的放置栅格，能量传递探针可以插入到目标组织中。由于光敏剂仅限于血管系统，细胞死亡的机制与血管闭塞、血管氧化应激有关。随着剂量的增加，6个月后患者的PSA未检测到和活检结果呈阴性，则表明可以获得完全反应[44]。治疗后7天的前列腺DCE-MRI检查可以评估治疗效果，无强化表明治疗充分[45]。与所有的局部消融技术一样，其对邻近结构有一定的损伤风险，包括尿道和输尿管狭窄、直肠壁损伤和直肠瘘[45]。在长期随访中，消融区域通常萎缩，无残留的病灶强化。

十一、总结

前列腺癌非常常见，初步治疗后的生化复发也很常见，因而生化复发患者数较多。复发性疾病的常规治疗主要为全身性或系统性治疗，通常用于疾病状态不确定的患者。在过去的10年中，影像学技术的重大进步使生化复发患者的治疗模式发生了转变，与MRI检查导致的原发前列腺癌诊断和治疗的持续转变并驾齐驱。MRI检查可以在生化复发的早期发现并确定局部复发，并使新的靶向治疗方案成为可能。使用对前列腺癌具有高特异度示踪剂（包括^{11}C-胆碱和^{18}F-NaF）的PET成像也改善了

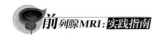

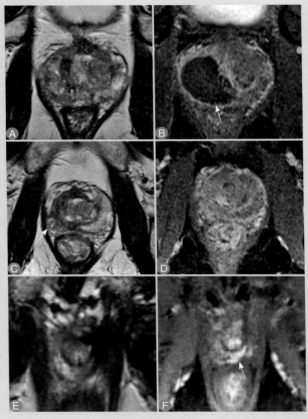

患者接受了VTP的半消融治疗。A.治疗1周后轴位T₂WI显示右叶外周带T₂信号不均匀降低；B.相应的DCE图显示右叶有一个大的非增强空洞（箭头）；C、D.分别为1年后获得的T₂WI和DCE图，显示空洞吸收和右叶萎缩（图C中箭头）；E、F. PSA在3年后的随访中呈上升趋势，PSA升高时的T₂WI（图E）和DCE图（图F）显示左侧尖部新发的局灶性强化T₂低信号病变（图F中箭头）。靶向活检证实为复发的高级别肿瘤。

图8.20　一例接受VTP的半消融治疗患者的MRI检查

分期，并能够更准确地监测疾病状态和治疗效果。在局部和远处肿瘤复发的成像方面的进展改进了患者对治疗方案的选择，也促进了MRI检查对局部病灶的靶向消融治疗。

参考文献

(遵从原版图书著录格式)

[1] Freedland SJ, Humphreys EB, Mangold LA et al. Risk of prostate cancer-specific mortality following biochemical recurrence after radical prostatectomy. JAMA 2005; 294(4): 433-439.

[2] Cookson MS, Aus G, Burnett AL et al. Variation in the definition of biochemical recurrence in patients treated for localized prostate cancer: the American Urological Association Prostate Guidelines for Localized Prostate Cancer Update Panel report and recommendations for a standard in the reporting of surgical outcomes. J Urol 2007; 177(2): 540-545.

[3] Stephenson AJ, Kattan MW, Eastham JA et al. Defining biochemical recurrence of prostate cancer after radical prostatectomy: a proposal for a standardized definition. J Clin Oncol 2006; 24(24): 3973-3978.

[4] Pound CR, Partin AW, Eisenberger MA, Chan DW, Pearson JD, Walsh PC. Natural history of progression after PSA elevation following radical prostatectomy. JAMA 1999; 281(17): 1591-1597.

[5] Mohler JL, Kantoff PW, Armstrong AJ et al. National Comprehensive Cancer Network. Prostate cancer, version 2.2014. J Natl Compr Canc Netw 2014; 12 (5): 686-718.

[6] Amling CL, Bergstralh EJ, Blute ML, Slezak JM, Zincke H. Defining prostate spe-cific antigen progression after radical prostatectomy: what is the most appropriate cut point? J Urol 2001; 165(4): 1146-1151.

[7] Kim MB, Chen MH, de Castro M, Loffredo M, Kantoff PW, D'Amico AV. Defin-ing the optimal approach to the patient with postradiation prostate-specific antigen recurrence using outcome data from a prospective randomized trial. Cancer 2013; 119(18): 3280-3286.

[8] Mitchell CR, Lowe VJ, Rangel LJ, Hung JC, Kwon ED, Karnes RJ. Operational characteristics of (11)c-choline positron emission tomography/computerized tomography for prostate cancer with biochemical recurrence after initial treatment. J Urol 2013; 189(4): 1308-1313.

[9] Kitajima K, Murphy RC, Nathan MA et al. Detection of recurrent prostate can-cer after radical prostatectomy: comparison of 11C-choline PET/CT with pelvic multiparametric MR imaging with endorectal coil. J Nucl Med 2014; 55 (2): 223-232.

[10] Ost P, Bossi A, Decaestecker K et al. Metastasis-directed therapy of regional and distant recurrences after curative treatment of prostate cancer: a systematic review of the literature. Eur Urol 2015; 67(5): 852-863.

[11] Partin AW, Pearson JD, Landis PK et al. Evaluation of serum prostate-specific antigen velocity after radical prostatectomy to distinguish local recurrence from distant metastases. Urology 1994; 43(5): 649-659.

[12] Novara G, Ficarra V, Mocellin S et al. Systematic review and meta-analysis of studies reporting oncologic outcome after robot-assisted radical prostatectomy. Eur Urol 2012; 62(3): 382-404.

[13] Heidenreich A, Bastian PJ, Bellmunt J et al. European Association of Urology. EAU guidelines on prostate cancer. Part II: Treatment of advanced, relapsing, and castration-resistant prostate cancer. Eur Urol 2014; 65 (2): 467-479.

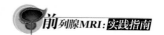

[14] Trock BJ, Han M, Freedland SJ et al. Prostate cancer-specific survival following salvage radiotherapy vs observation in men with biochemical recurrence after radical prostatectomy. JAMA 2008; 299(23): 2760-2769.

[15] Stephenson AJ, Scardino PT, Kattan MW et al. Predicting the outcome of salvage radiation therapy for recurrent prostate cancer after radical prostatectomy. J Clin Oncol 2007; 25(15): 2035-2041.

[16] Uddin Ahmed H, Cathcart P, Chalasani V et al. Whole-gland salvage high-intensity focused ultrasound therapy for localized prostate cancer recurrence after external beam radiation therapy. Cancer 2012; 118(12): 3071-3078.

[17] Saylor PJ, Smith MR. Metabolic complications of androgen deprivation therapy for prostate cancer. J Urol 2013; 189(1) Suppl:S34-S42, discussion S43-S44.

[18] Woodrum DA, Kawashima A, Karnes RJ et al. Magnetic resonance imaging-guided cryoablation of recurrent prostate cancer after radical prostatectomy: initial single institution experience. Urology 2013; 82(4): 870-875.

[19] Thompson IM, Valicenti RK, Albertsen P et al. Adjuvant and salvage radiotherapy after prostatectomy: AUA/ASTRO Guideline. J Urol 2013; 190(2): 441-449.

[20] Karnes RJ, Murphy CR, Bergstralh EJ et al. Salvage lymph node dissection for prostate cancer nodal recurrence detected by 11C-choline positron emission tomography/computerized tomography. J Urol 2015; 193(1): 111-116.

[21] Kane CJ, Amling CL, Johnstone PA et al. Limited value of bone scintigraphy and computed tomography in assessing biochemical failure after radical prostatectomy. Urology 2003; 61(3): 607-611.

[22] Krause BJ, Souvatzoglou M, Tuncel M et al. The detection rate of [11C]choline-PET/CT depends on the serum PSA-value in patients with biochemical recurrence of prostate cancer. Eur J Nucl Med Mol Imaging 2008; 35(1): 18-23.

[23] Connolly JA, Shinohara K, Presti JC Jr Carroll PR. Local recurrence after radical prostatectomy: characteristics in size, location, and relationship to prostate-specific antigen and surgical margins. Urology 1996; 47(2): 225-231.

[24] Leventis AK, Shariat SF, Slawin KM. Local recurrence after radical prostatectomy: correlation of US features with prostatic fossa biopsy findings. Radiology 2001; 219(2): 432-439.

[25] Linder BJ, Kawashima A, Woodrum DA et al. Early localization of recurrent prostate cancer after prostatectomy by endorectal coil magnetic resonance imaging. Can J Urol 2014; 21(3): 7283-7289.

[26] Krämer S, Görich J, Gottfried HW et al. Sensitivity of computed tomography in detecting local recurrence of prostatic carcinoma following radical prostatectomy. Br J Radiol 1997; 70(838): 995-999.

[27] National Comprehensive Cancer Network NCCN Clinical Practice Guidelines in Oncology (NCCN Guideline): Prostate Cancer. Version 2.2014 ed. https://www.tri-kobe.org/nccn/guideline/urological/english/prostate.pdf Published April 1, 2014.

[28] Jadvar H, Desai B, Ji L et al. Prospective evaluation of 18F-NaF and 18F-FDG PET/CT in detection of occult metastatic disease in biochemical recurrence of prostate cancer. Clin Nucl Med 2012; 37(7): 637-643.

[29] American College of Radiology. ACR Appropriateness Criteria: Post-treatment

Follow-up of Prostate Cancer. https://acsearch.acr.org/docs/69369/Narrative/Updated 2011.

[30] Fortuin AS, Deserno WM, Meijer HJ et al. Value of PET/CT and MR lymphography in treatment of prostate cancer patients with lymph node metastases. Int J Radiat Oncol Biol Phys 2012; 84(3): 712-718.

[31] Wasserman NF, Kapoor DA, Hildebrandt WC et al. Transrectal US in evaluation of patients after radical prostatectomy. Part I. Normal postoperative anatomy. Radiology 1992; 185(2): 361-366.

[32] Allen SD, Thompson A, Sohaib SA. The normal post-surgical anatomy of the male pelvis following radical prostatectomy as assessed by magnetic resonance imaging. Eur Radiol 2008; 18(6): 1281-1291.

[33] Casciani E, Polettini E, Carmenini E et al. Endorectal and dynamic contrast-enhanced MRI for detection of local recurrence after radical prostatectomy. AJR Am J Roentgenol 2008; 190(5): 1187-1192.

[34] Wassberg C, Akin O, Vargas HA, Shukla-Dave A, Zhang J, Hricak H. The incremental value of contrast-enhanced MRI in the detection of biopsyproven local recurrence of prostate cancer after radical prostatectomy: effect of reader experience. AJR Am J Roentgenol 2012; 199(2): 360-366.

[35] Cirillo S, Petracchini M, Scotti L et al. Endorectal magnetic resonance imaging at 1.5 Tesla to assess local recurrence following radical prostatectomy using T2-weighted and contrast-enhanced imaging. Eur Radiol 2009; 19(3): 761-769.

[36] Roy C, Foudi F, Charton J et al. Comparative sensitivities of functional MRI sequences in detection of local recurrence of prostate carcinoma after radical prostatectomy or external-beam radiotherapy. AJR Am J Roentgenol 2013; 200(4): W361-8.

[37] Rischke HC, Schäfer AO, Nestle U et al. Detection of local recurrent prostate cancer after radical prostatectomy in terms of salvage radiotherapy using dynamic contrast enhanced-MRI without endorectal coil. Radiat Oncol 2012; 7:185.

[38] Haider MA, Chung P, Sweet J et al. Dynamic contrast-enhanced magnetic resonance imaging for localization of recurrent prostate cancer after external beam radiotherapy. Int J Radiat Oncol Biol Phys 2008; 70(2): 425-430.

[39] Morgan VA, Riches SF, Giles S, Dearnaley D, deSouza NM. Diffusion-weighted MRI for locally recurrent prostate cancer after external beam radiotherapy. AJR Am J Roentgenol 2012; 198(3): 596-602.

[40] Lee T, Mendhiratta N, Sperling D, Lepor H. Focal laser ablation for localized prostate cancer: principles, clinical trials, and our initial experience. Rev Urol 2014; 16(2): 55-66.

[41] Ahmed HU, Dickinson L, Charman S et al. Focal Ablation Targeted to the Index Lesion in Multifocal Localised Prostate Cancer: a Prospective Development Study. Eur Urol 2015; 68(6): 927-936.

[42] Alkhorayef M, Mahmoud MZ, Alzimami KS, Sulieman A, Fagiri MA. High-Intensity Focused Ultrasound (HIFU) in Localized Prostate Cancer Treatment. Pol J Radiol 2015; 80:131-141.

[43] Illing RO, Leslie TA, Kennedy JE, Calleary JG, Ogden CW, Emberton M. Visually directed high-intensity focused ultrasound for organ-confined prostate cancer: A

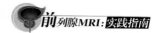

proposed standard for the conduct of therapy. BJU Int 2006; 98 (6): 1187-1192.

[44] Lepor H. Vascular targeted photodynamic therapy for localized prostate cancer. Rev Urol 2008; 10(4): 254-261.

[45] Trachtenberg J, Weersink RA, Davidson SR et al. Vascular-targeted photodynamic therapy (padoporfin, WST09) for recurrent prostate cancer after failure of external beam radiotherapy: a study of escalating light doses. BJU Int 2008; 102(5): 556-562.

(Adam T. Froemming, Lyndsay Viers, Eric May, and Akira Kawashima)

第九章

活检前 MRI 检查和 MRI 靶向活检

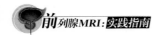

一、简介

本章讨论了MRI检查对前列腺靶向活检的作用，先简要地概述了前列腺癌的相关临床知识，然后详细介绍了MRI检查在前列腺靶向活检中的作用。

前列腺癌是仅次于皮肤癌的男性第二大常见癌症，终生患病率是1/6[1-2]。从病理上讲，前列腺癌是一种异质性疾病，表现出高度可变的生物学行为，从分化程度高、生长缓慢、局限的、通常为惰性的肿瘤，到分化差、有侵袭性、转移风险高且预后很差的肿瘤。由于仅一小部分前列腺癌具有侵袭性，因此，前列腺癌的总死亡率相对较低（约1/6的患者受到影响），而过度治疗临床非显著性前列腺癌的比例很高[2-4]。大多数前列腺癌患者并非死于前列腺癌。因此，需要一种临床工具来检查前列腺癌，并对其进行风险分层，以指导后续治疗。

MRI检查具有填补这一空白的强大潜力，因其对临床显著性前列腺癌具有特异度和阴性预测值（negative predictive value，NPV）高的特点。截至2016年，MRI检查是对前列腺癌进行检出和分期最准确的成像技术[5-7]，但其价格昂贵、可获得性差。如前几章所述，MRI检查在以下方面发挥作用。

- 对根据临床、实验室或其他影像学检查高度怀疑前列腺癌的患者进行辅助筛查。
- 前列腺癌的风险分层和分期（cTNM）。
- 前列腺癌的监测。
- 术前前列腺癌的定位和特征分析（活检前、手术前或放疗前）。
- 引导操作（靶向活检引导，局部治疗干预）。

本章重点介绍最后两方面的内容，特别是活检前MRI检查和MRI靶向活检。

二、活检前计划

绝大多数前列腺癌是多灶性的，包括腺体内的许多肿瘤灶。虽然如此，前列腺癌仍被认为是一种生物学上的单灶性疾病，其中最具侵袭性的某个肿瘤灶（称为标志性病灶）通过作为远处转移的起源而驱动疾病的自然进程和任何不良的肿瘤结局[8-10]。因此，在活检前进行前列腺

MRI检查的主要目的是明确和定位一个标志性病灶，然后对其进行活检以明确性质并指导后续治疗。

1. 靶向活检目标人群

通常以下3种患者活检前需要进行MRI检查[11-15]。

（1）活检结果为阴性的患者

此类患者的血清 PSA水平升高（PSA＞4.0 ng/mL）或直肠指诊异常而临床怀疑为前列腺癌。此类患者在非靶向TRUS引导下采用标准的系统取样活检，且结果为阴性。而MRI检查可在超过50%的先前活检结果为阴性的患者中检查出前列腺癌[6, 16-18]。

（2）未做过活检的患者

此类患者指临床上怀疑前列腺癌但未做过活检的群体。该群体不断增长，并且在未来将接受MRI检查。在活检前行MRI检查的优点避免了任何因活检出血给解读结果带来的负面影响；如果MRI检查未发现可疑病灶，则可以避免活检（虽然具有争议）[19]。PSA升高被认为是前列腺癌的诊断依据，未进行活检的患者做前列腺MRI检查可能会被某些保险公司承保。

（3）主动监测的前列腺癌患者

此类患者是指经活检证实为低危前列腺癌的群体，他们在与医师仔细沟通后选择推迟最终治疗。虽然临床上为前列腺癌患者选择主动监测制定了多种标准，但以Epstein定义的低风险疾病（活检时Gleason评分＜7分，活检核心阳性＜3个，＜50%的活检核心阳性，且血清PSA＜10 ng/mL）[20]作为标准。这些患者需要进行密切随访，并且如果出现任何疾病进展的证据，将接受干预措施。主动监测方案主要为早期重复活检以确认是否存在低危疾病，然后每1～3年进行重复活检并持续至少10年或直到预期寿命少于10年。活检前MRI检查和MRI靶向活检具有很大的潜力，可以减少接受主动监测的患者进行重复活检的频率。

2. 活检前进行MRI检查

前几章已广泛讨论了最新的前列腺MRI检查。鉴于有大量的患者在活检前需要进行MRI检查，因此扫描方案必须高效并能为活检提供必要的信息，而无须进行会减少完成患者数量的扫描序列。因此，扫描技术

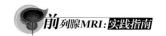

应针对癌症的检出和定位进行优化，而并非用于肿瘤的局部分期[21]。

（1）患者的筛选和准备

1）筛选合适的患者进行MRI检查，医师应注意以下几点。

• 筛查患者是否有MRI检查的禁忌（如体内有MRI检查不兼容的植入物）。

• 筛查患者近期是否做过前列腺方面的治疗。患者应在接受前列腺活检或治疗（如手术、放疗、化疗）后至少3周，最好是6～8周后再进行MRI检查。

2）理想的患者准备工作应简单且性价比高

• 确保在扫描前患者彻底排空直肠，可通过使用灌肠或栓剂，甚至使用软管吸出直肠内气体。

• 可以使用一些抗蠕动剂，如胰高血糖素（适用于有控制不良的糖尿病史的患者）、注射用丁溴东莨菪碱或东莨菪碱，虽然使用这种药物的支持数据很少。

（2）设备

前列腺mpMRI的扫描参数设置和建议，其在PI-RADS v2中已详细描述[22]。

1）磁场

虽然可以使用1.5 T，但3 T下进行MRI检查是最佳的。在较高的磁场强度下信噪比更好，但是某些伪影也更明显，因此无论场强如何，都必须熟悉系统和技术的优化。

2）线圈

有学者建议在活检前使用多通道（至少8个通道）外部相控盆腔线圈进行MRI检查以定位病变和靶向活检。与使用ERC相比，该方法降低了成本、缩短了检查时间，是在活检前对患者进行MRI检查时考虑的重要因素。这种方法还避免了使用ERC可能引起的磁化伪影和几何失真。此外，使用外部线圈可能会提高那些不立即接受治疗的患者进行MRI检查的意愿。肥胖患者（信噪比相对受限）或接受手术治疗并对前列腺后包膜及神经血管束进行详细描述的患者需要使用ERC。

（3）图像序列

图像序列对可疑病灶进行检查和靶向活检必须可靠且有效[23-25]。如有必要，可在后续检查中进行更为详细的病灶特征描述和分期。高矩阵、小视场的扫描采集是首选。

1）T_2WI

轴向T_2WI是前列腺解剖学评估的主要序列，可提供高空间分辨率和轮廓分明的解剖结构，并可定位各种良性肿瘤，如前列腺增生和前列腺囊肿。前列腺癌通常表现为T_2低信号，由于各种良恶性疾病在T_2WI信号上有重叠，所以以T_2WI对检查前列腺癌的特异度不高。T_2低信号病变的鉴别诊断主要为：癌症、出血（如活检后或外伤）、前列腺增生、放疗后改变、激素治疗后改变及感染后或炎性纤维化。此外，T_2WI不能预测肿瘤的侵袭性。

2）DWI

DWI提供了生理信息。如前几章所述，DWI基于水分子的布朗运动，并提供微结构组织的特征。前列腺癌细胞比健康细胞排列得更紧密，导致水分子运动受限。因此，DWI可以区分良性和恶性病变、低级别和高级别肿瘤，从而提高了癌症检查的特异度[26]。

3）DCE-MRI

DCE-MRI可通过静脉注射含钆造影剂和微血管的组织特征来获得更多的生理信息。由于新血管形成，恶性病变通常是富血供的。DCE采集的注射对比剂前的图像可用于出血的检查和定位，而无须为此单独进行T_1WI采集。

4）MRSI和大视野成像

因MRSI具有不确定性、对ERC的普遍需求及至少10 min的扫描时间，其通常会被推迟进行扫描。

大视野成像可用于局部评估，也可能在活检前扫描中被推迟。

3. MRI检查结果和报告

虽然多个系统已被推荐，但建议使用PI-RADS v2进行标准化报告，这有助于包括放射科医师、泌尿外科医师及全科医师在内的转诊医师之间的沟通。

PI-RADS v2由ACR、ESUR和AdMeTech协会共同制定。PI-RADS v2使用基于RadLex的标准化语言，RadLex是由北美放射学会（Radiological Society of North America，RSNA）开发的定义放射学术

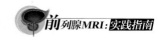

语的综合词典。如第六章所述，PI-RADS v2不仅定义了词汇，而且明确了前列腺MRI检查所需的技术参数，促进了研究并确保了图像质量。

PI-RADS v2的一个关键优势是对病变进行多方位的评估，以概括对侵略性前列腺癌的怀疑程度。虽然这些评分未指定后续特定的处理措施，但是可以将处理的一般准则（遵循以下列表中的箭头）与其联系起来。

• 从非常低到低度怀疑（PI-RADS v2 类别1和2）→鉴于靶病灶是显著有意义前列腺癌的可能性低，可推迟进行靶向活检；虽然仍需要进一步检查，但也可以考虑推迟标准系统活检；根据临床需要继续监测。

• 中度怀疑（PI-RADS v2 类别3）→考虑活检或随访；仍需要有关PI-RADS v2类别3的病变的更多数据，而且目前在此类病变的处理方面尚缺乏共识。

• 高度怀疑（PI-RADS v2 类别4）→靶向活检。

• 非常高怀疑（PI-RADS v2 类别5）→靶向活检；如果最初的靶向活检是阴性，则考虑重复进行靶向活检。

靶向活检前进行MRI检查可以对前列腺和任何已确定的活检病灶进行三维分割。虽然其对孔内活检而言是不必要的，但在图像融合靶向活检之前的分割至关重要。在最初的MRI报告时可推迟分割，但计划进行靶向活检后应进行分割。用于分割的软件包也可以用于生成报告，包括自动捕获显著的图像。

三、活检指南

前列腺活检的目的主要有2个：①明确肿瘤性质；②明确肿瘤分级即Gleason分级[27]。

1. 活检的选择

多个方法可用于前列腺活检（表9.1），该部分内容将按照模态、方法和策略进行分类[28]。

（1）模态

可用于靶向活检的成像方式主要为MRI、超声和CT。 MRI和超声是最常见的，可以单独使用，也可以在MRI-US融合技术中使用。在MRI和超声检查不可行的极少数情况，可以用CT检查。

表9.1　直接孔内MRI引导下活检

病理报告

标本：A. 右底部 / 中部外周带 X 6

临床信息

患者男性，73 岁，3 次活检为阴性，PSA 升高

最终诊断

A1. 前列腺，右底部外周带 / 中央腺体（活检）

- 前列腺腺癌，Gleason 评分为 4+4=8/10 分，包含多个碎核，长 8 mm，占活检组织的 70%

- 无周围神经侵犯

A2. 前列腺，右底部外周带 / 中央腺体（活检）

- 前列腺腺癌，Gleason 评分为 4+4=8/10 分，包含多个碎核，长 1 mm，占活检组织的 20%

- 无周围神经侵犯

A3. 前列腺，右底部外周带 / 中央腺体（活检）

- 前列腺腺癌，Gleason 评分为 4+4=8/10 分，包含多个碎核，长 5 mm，占活检组织的 60%

- 无周围神经侵犯

A4. 前列腺，右底部外周带 / 中央腺体（活检）

- 前列腺腺癌，Gleason 评分为 4+4=8/10 分，包含 2 个碎核，长 8 mm，不连续，占活检组织的 70%

- 无周围神经侵犯

A5. 前列腺，右底部外周带 / 中央腺体（活检）

- 前列腺腺癌，Gleason 评分为 4+4=8/10 分，包含多个碎核，长 4 mm，占活检组织的 50%

- 无周围神经侵犯

A6. 前列腺，右底部外周带 / 中央腺体（活检）

- 前列腺腺癌，Gleason 评分为 4+4=8/10 分，累及 2 个核中的 1 个，长 1.5 mm，占活检组织的 15%

- 无周围神经侵犯

注：直接孔内MRI引导下活检的病理报告显示从病变获得的6个穿刺样本中都存在高级别腺癌。

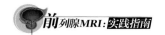

（2）方法

自2016年起，经直肠入路通常被认为是标准方法，通过对前列腺周围神经丛进行局部麻醉。如果经直肠方法不可行（如患者有肛门直肠切除术史），则可以采用经腹膜或经臀入路。虽然存在争议，但其会降低败血症的风险，一些医师建议采用该方法。这种方法的一个相对缺点是需要患者有意识地镇静。

（3）**系统性活检**

1）技术

系统性活检需要根据网格图有条不紊地对整个前列腺进行取样，以便最大可能地发现显著的前列腺癌。未专门针对前列腺的某个特定区域进行活检，在常规临床实践中，进行12针（6个六分体中的内侧和外侧：底部、中部和顶部的左右叶）活检方法。为了进一步提高癌症的检出率，可能会进行大量穿刺（即30个，如果没有更多穿刺）。

2）优点

系统性活检操作简单，泌尿外科医师通过这方面的培训即可进行操作，并且患者不需要支付额外的费用。现行AUA发布的指南支持系统活检，这也是大多数社区的医疗规范。

3）缺点

系统性活检的缺点主要为：由取样不足（特别是前列腺的前部和中旁部分）而导致的对非显著性病变的过度检查及对显著性病变的检查不足或分级过低，从而导致错误的危险分层，由于假阴性率高（达47%）带来的不确定性，可能需要重复进行活检[29]。此外，与靶向病灶的穿刺相比，系统性活检在一次活检中需穿刺更多针。

（4）**靶向活检**

1）技术

靶向活检需要对mpMRI检查到的病变进行定向采样（图9.1）[30]。通常，患者首先要进行mpMRI检查以确定病变和次要靶点。然后，通过以下2种方式之一进行靶向活检。

• 直接（孔内）活检：有限的MRI序列扫描，定位先前发现的异常病灶并引导穿刺针。

• 间接（融合）活检：将MRI融合到超声图像中，用于指导活检。

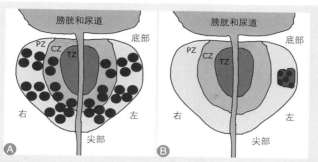

A.常规系统活检的穿刺解剖分布，虽然通常需要12针，但可以执行饱和活检，从而需要大量穿刺（如图中为36针）；B.靶向活检可从影像学明确的单个靶病灶中获得至少3～4个样本，这些靶病灶被认为是最可能是临床显著性癌。CZ：中央带；PZ：外围带；TZ：移行带。

图9.1 系统性活检和靶向活检前列腺冠状位解剖结构示意

融合活检可以在有或无软件的情况下进行，如在MRI-TRUS融合活检中所述。

2）优点

与系统性活检相比，靶向活检可提高对有临床显著性癌的检出率（检查到的高危癌多30%），减少对临床非显著性癌的过度检查（检查到的低风险癌少17%）[31-32]，以及更好地预测根治性前列腺切除术后的病灶Gleason评分（MRI-US融合活检的Gleason评分一致性为81%，TRUS活检的Gleason评分一致性为40%～65%）[33]。此外，对接受主动监测的前列腺癌患者而言，对影像学明确的靶病灶进行重复活检比进行连续系统性活检使随访更可靠。一项欧洲研究表明，在最初临床怀疑前列腺癌后进行的10年随访中，靶向活检的费用与系统性活检的费用相当，但前者使患者的生活质量得到了改善，这归因于危险分层的改善减少了过度诊断和过度治疗[34]。

3）缺点

靶向活检的缺点主要为操作复杂且耗费资源；泌尿外科医师进行靶向活检的经验少于系统性活检；操作时间比系统性活检的操作时间长；目前仅在少数几个医疗中心开展；购买定位所需技术的成本高；与系统性活检相比，缺乏靶向活检的可用数据；使用MRI仪器所需的时间长

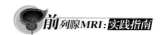

（仅适用于孔内方法）。

（5）总结

考虑到模态、方法和策略的多样性，可以进行前列腺穿刺活检的方案很多。但是，现有数据表明，既要检查到临床显著性癌，又要减少对临床非显著性癌的过度检查，靶向活检是最佳选择。一项针对1003例患者在同一次活检过程中同时接受MRI-US融合靶向活检和系统性活检的前瞻性研究得出结论，除靶向活检外，还需要在200例患者中进行系统性活检，才能诊断1例额外的高风险癌，而每确定一个额外的高风险癌，另外17个低风险癌也会被诊断出来。此外，一项荟萃研究对14个针对MRI-US靶向活检（有或没有基于软件的图像融合）的研究进行了总结，与系统性活检相比，靶向活检使用更少的穿刺针可以更多的检查到临床显著性癌[35]。虽然如此，要从靶向活检中获得最佳结果还需要高质量的MRI采集、图像解读和定位。与文献中所预期的高性能相比，这些方面中的任何错误都会降低MRI靶向活检在临床实践中的表现。

2.TRUS引导下活检

截至2016年，前列腺活检最常用的方法是TRUS引导下的系统性活检，这是大多数医疗机构的标准方法。但是，多项研究表明，单独使用该方法并不是最优方案。第一次活检的检出率至少为40%，第二次活检的检出率至少为20%，第三次活检的检出率至少为10%[36-37]。据报道，敏感度在底部为62%、中部为52%、尖部为38%[38]。敏感度低的部分在超声检查中通常表现不明显，因为肿瘤可能是等回声或不能将其与良性结节区分开。由于仅基于超声的靶向活检是不可行的，因此虽然取样不充分，但系统性活检的方法还是广受推荐。该方法的假阴性率无法确定，虽然估计可高达47%[39-40]。彩色多普勒超声与静脉内超声相比，仅使用超声的检出率得到改善[41]。虽然需要进一步研究，但基于融合靶向活检的软件系统还可以提供在前列腺内进行非靶向系统性活检的最佳间隔距离，从而通过系统性活检提高肿瘤的检出率。

3. TRUS-MRI引导下活检（又称为MRI融合活检）

（1）优点

TRUS-MRI引导下活检的优点主要为：使用与病变相同的检查方法对活检目标进行观察；明确目标内的针头位置，这可能会减少穿刺数量；与间接方法相比，可更准确地针对目标病灶。

（2）缺点

TRUS-MRI引导下活检的缺点主要为：费用高；操作过程的可行性低；耗费资源，需要兼容MRI检查的硬件；与超声引导下的活检方案相比，需要更长的操作时间；可能需要患者适度镇静，因此需要对患者进行额外的术后观察；在同一次活检期间不能进行系统性采样（如果需要）。

（3）技术

在MRI套件中进行TRUS-MRI引导下活检（图9.2）[42]。TRUS-MRI利用活检前的MRI检查（图9.3，文后彩图9.3）指导活检中最初定位的病变。

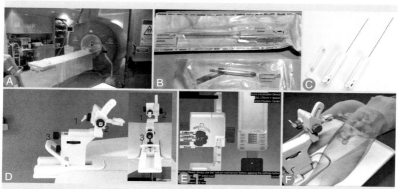

A.配有1.5 T磁体的放射学套件，用于TRUS-MRI靶向活检，手术过程中，房间内的所有物体必须与MRI兼容，包括活检仪器和患者体内潜在的外科手术植入物；B.Invivo DynaTrim自动活检枪（顶部，可用150 mm和170 mm两种针长）和导针器（底部），活检过程是半无菌的，并为患者提供围手术期抗生素预防；C.Invivo DynaTrim活检装置，活检装置通过3个控制器来控制针头；D.在三维极坐标系统中描述了导针器的位置，控制器1调整水平角度，控制器2调整垂直角度，控制器3调整导针器支架沿其轨道前进的z轴距离；E.Invivo DynaTrim计算机控制台，所示的活检装置被调整到由计算机通过校准过程导出的极坐标并显示在计算机屏幕上；F.已安装Invivo DynaTrim的活检装置，患者俯卧在机架上，将活检设备放置在下肢之间，将导针器放置在直肠中。

图9.2 TRUS-MRI引导下前列腺穿刺活检系统示意

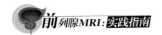

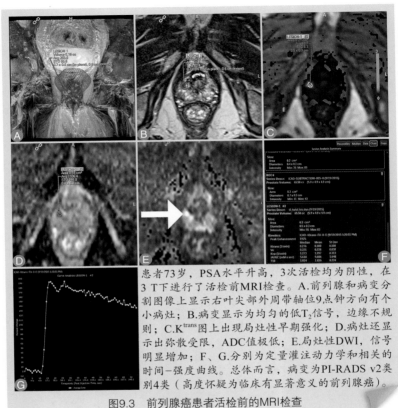

患者73岁，PSA水平升高，3次活检均为阴性，在3 T下进行了活检前MRI检查。A.前列腺和病变分割图像上显示右叶尖部外周带轴位9点钟方向有个小病灶；B.病变显示为均匀的低T$_2$信号，边缘不规则；C.K^{trans}图上出现灶性早期强化；D.病灶还显示出弥散受限，ADC值极低；E.局灶性DWI，信号明显增加；F、G.分别为定量灌注动力学和相关的时间−强度曲线。总体而言，病变为PI-RADS v2类别4类（高度怀疑为临床有显著意义的前列腺癌）。

图9.3　前列腺癌患者活检前的MRI检查

（4）设备

首选普通或高场强的MRI检查系统。虽然较高的场强可能会在整个过程中导致更多的伪影，但较低的场强对病变显示不清。MRI兼容的活检系统包括活检针和靶向引导系统（图9.2）。截至2015年，FDA唯一批准的设备是DynaTRIM（Invivo Inc., Gainsville, FL），其他设备正在开发中。

（5）患者准备

• 术前禁食8 h，术前24 h建议仅饮水，以最大限度地减少胃肠道系统中粪便的影响，并在手术过程中最大限度地减少误吸的风险。

- 虽然尚无随机对照试验证明其价值，但仍建议在手术前一天晚上进行灌肠[43]。
  - 针对革兰阴性菌（如大肠杆菌）预防性应用抗生素[44]。
    - 活检前，环丙沙星500 mg，口服，每日2次，持续5天。
    - 活检时，环丙沙星400 mg，静脉注射；甲硝唑500 mg，静脉注射；第三代头孢菌素——头孢曲松1000 mg，肌内注射或静脉注射。
  - 意识（适度）镇静：虽然不是必需的，但可增加患者舒适度并减少运动伪影。
    - 咪达唑仑1 mg，静脉注射；芬太尼50 μg，静脉注射。
  - 直肠凝胶和利多卡因。
  - 通常不需要神经阻滞，但需要时可以使用。

（6）步骤

1）一旦员工到岗，并且在检查完设备后，需要获得患者的知情同意，向患者充分告知检查的收益、风险和替代方案，在检查前建立静脉通路。然后将患者带入MRI仪器，平躺在检查床上，手臂放在头顶上方。执行"超时"，在此期间确认患者、操作项目和操作部位。

2）TRUS-MRI引导下（多平面T_2WI，可选DWI）获得初始图像，以重新明确靶病灶（图9.4，文后彩图9.4）。

3）根据针头引导器的位置计算，从而进行活检引导器校准（图9.4B）。

4）接下来进行目标定位，并通过计算机软件（图9.4C）计算感兴趣区域的坐标。

5）根据软件和计算结果调整针头的位置和方向。使用矢状位和倾斜的轴向或冠状位T_2WI对导板重新进行成像，以确保对针导板进行调整，并选择正确的活检针长度和垫片。

6）将活检装置穿过引导件，并进行活检。通过靶病灶中穿刺针的T_2WI确认位置（图9.4D，图9.4E），必须避免中线的尿道。

7）调整活检针的位置后，根据需要采集样本。

8）建议进行活检后T_2WI和梯度回波图像（图9.4F），以评估并发症（如大出血）。

9）病理学家评估穿刺组织并准备活检报告（表9.1）。

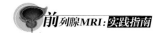
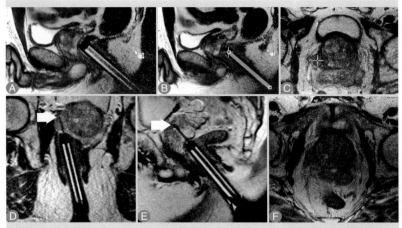

A.穿刺活检针的放置，矢状位T₂WI显示了正确的导针器直肠定位；B.校准活检针头，矢状位T₂WI显示校准标记（x）及指示正确对齐的绿色线条，从校准中获得的坐标作为极坐标系统的原点，该坐标用于活检期间的空间定位；C.目标定位，轴位T₂WI显示将校准标记放置在可疑前列腺病变上，该计算机相对于在先前步骤中确定的原点计算病变的极坐标；D、E.目标采样，轴位和矢状位T₂WI可确认活检针的位置（白箭头示示针尖），可从病变的不同部位进行多次穿刺活检，在这种情况下获得了6针；F.前列腺活检后的外观，梯度回波图像显示无明显出血。

图9.4　孔内MRI活检

（7）活检后患者处理

如果活检时，患者使用了镇静药，则应常规观察3 h，也可以在活检后立即监测并发症，如出血、疼痛、恶心和（或）呕吐、口服耐受性。随后，患者由家属陪伴出院。建议术后进行预防性抗生素治疗（活检后2～5天，口服环丙沙星500 mg，每日2次）。通常安排转诊医师随访。

（8）并发症

TRUS引导下活检通常耐受良好，少数患者发生轻微并发症，很少发生重大并发症[45-46]。并发症主要为：疼痛；出血（如血尿、血精、便血）；感染（如尿路感染、前列腺炎，少见）；尿潴留和（或）膀胱出口梗阻（少见）；尿道瘘（非常少见）。

活检样本不足或样本不满足诊断也是一个潜在问题。在这种情况下，建议再次活检。

4. MRI-TRUS融合活检

（1）优点

MRI-TRUS融合活检的优势主要为：结合了MRI检查时临床显著性癌的高敏感度、TRUS的广泛可用性和易用性；通常比直接孔内MRI活检更快；不占用MRI机时，在相同的活检过程中，可以轻松地进行系统性采样（如果需要）[11, 35, 47]。

（2）缺点

MRI-TRUS融合活检的缺点主要为：技术上比较复杂，膀胱或直肠充盈引起的前列腺变形，患者位置或超声换能器的存在可能会损害融合的准确性，进而导致配准错误并丢失可疑病变；诊断性MRI检查和活检之间的时间可能会导致间隔改变；无法直接看到可疑病变或确认病变内的针头位置；软件融合技术的成本较高（图9.5）。

（3）技术和设备

患者进行诊断性MRI检查后，前往门诊医师的办公室，进行图像融合和实际的活检程序，如果进行软件的融合，则需要额外的硬件和软件，并且在分割前列腺和靶病灶之前进行额外的步骤。图9.6（文后彩图9.6）说明了使用机械手臂进行MRI-TRUS融合活检，目标是左叶外周带PI-RADS v2评分为5分的病变。

融合活检可以通过以下2种方式实现：在有或无软件的帮助下，在软件融合中，导航可以基于传感器或基于器官。

1）认知融合（无软件）

• 完成MRI检查并确定可疑病变。然后，操作者将病变和MRI检查上确定的其他解剖标志物在脑内

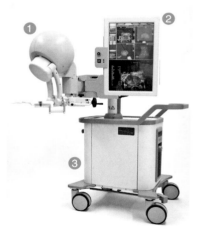

Artemis（Eigen）是美国FDA目前批准的5种融合设备之一。该设备有3个主要组件：①机械手臂，提供定位跟踪；②计算机屏幕，显示可视化融合图像；③计算机将上载的MRI与新获得的TRUS图像进行匹配校准。

图9.5 Artemis（Eigen）融合设备

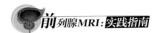

进行可视化，并与超声对这些标志物的识别关联起来，在TRUS活检期间确定可疑区域。

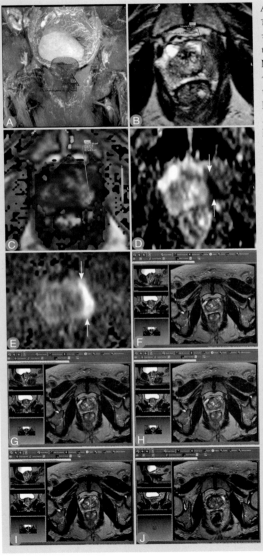

A.前列腺和病变的活检前分割图像；B.T₂WI显示了病变与前列腺包膜的广泛邻接；C.DCE-MRI显示明显的异常强化；D.ADC图显示病变的ADC值明显减低；E.病变在高b值的DWI上表现为异常高信号；F.将MRI传送到三维工作站；G.通过在前列腺周围拖动一个圆来绘制第一个前列腺轮廓；H.轮廓完成后释放鼠标；I.通常可以在冠状位或矢状位上绘制一个或多个其他轮廓；J.在操作者完成初步修整后，软件会在前列腺上自动勾画轮廓，操作者可以在任何轮廓不符合前列腺边缘的地方放置"种子"以改善轮廓；

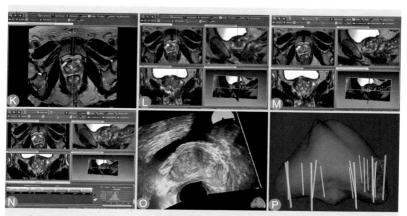

K.前列腺的三维分割已完成；L.使用相同的方法对目标病灶进行轮廓处理，不同之处在于对每个切片进行轮廓处理以提高保真度；M.完成后，目标的ROI（黄色）可以投影到整个前列腺（橙色）的轮廓上；N.对ROI进行颜色编码以表示可疑程度；O.MRI-TRUS引导的融合图像提供MRI的病变位置的精确信息，从而指导操作者进行活检，除在同一次活检过程中获得的标准系统性穿刺外，还从可疑区域获得了几项活检组织；P.按照该程序重建的前列腺图像描绘了获得的活检核心的确切位置（目标病灶为红色，活检核心为黄色），由于坐标被保存在计算机中，有必要在以后的活检时对先前的活检区域进行重新采样。

图9.6　使用机械机器臂的MRI-TRUS融合活检前列腺左叶外周带示意

• 优点：快速，直接，广泛可用，廉价，不需要额外购买用于孔内或基于软件的靶向技术，与系统性活检相比可提高癌症的检出率。

• 缺点：由于潜在的人为错误，尤其是对于小病变 (最大径<1 cm) [48]，这种方法并不可靠。其需要操作者了解前列腺解剖结构在MRI和超声图像上的表现，要求操作者熟悉mpMRI下前列腺癌的各种特征；可能会因MRI和超声之间前列腺体位上的差异而造成干扰，而一旦换能器就位，无任何基于软件的解决方案可以纠正这些差异。

2）电融合（有软件）

通过MRI检查识别目标病灶后，使用专用的软件，在存储的图像上勾画前列腺和目标病灶的轮廓。然后，在活检步骤之前，将这些分割的图像传输到融合系统并存储在。在活检开始时，对前列腺进行三维超声采集，并在这些图像上对前列腺进行轮廓处理（显示为二维图像

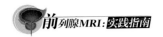

的堆叠）。然后，基于两种模态的各自轮廓，将来自MRI检查的已保存的轮廓叠加（共同配准）到三维超声图像上。在获取活检样本时，将已配对校准的MRI和超声数据集用于引导针头。配准可以是刚性的或弹性的。刚性配准通过简单的旋转和放大来校对MRI和超声图像。弹性配准可在手术过程中使前列腺变形，因此有望提供更佳的融合可靠性[12, 35, 49]。

• 优点：其靶向性比认知融合更可靠。融合软件保存的轮廓有助于在指定患者的连续活检中跟踪活检部位。

• 缺点：比认知活检需要更多的资源。虽然使用了融合软件，仍然有可能出现配对校准错误；当配对失败的情况下认为对病变进行了"可靠地"采样。

3）传感器为基础的导航

基于传感器的导航包括对探针进行实时跟踪，以便使用弹性融合提供实时坐标和图像叠加。然后确定超声和MRI之间匹配的坐标，来执行相对于跟踪探针的图像配准。

• 优点：对已识别的病变进行前瞻性的实时地靶向操作。

• 缺点：对运动很敏感，由于患者和前列腺并非被直接追踪，因而会出现错误配准。

• 设备：两种常用的设备是Artemis（Eigen，Grass Valley，CA）和UroNav（Invivo，Inc.，Gainesville，FL）系统，其采用以下2种不同的方法进行基于传感器的导航。

Artemis对包含传感器的机械臂进行跟踪，并在整个过程中都握住探针。目标定位精度为（1.2±1.1）mm[50]。机械臂的熟练使用通常需要一个过程。另外，虽然一些操作者可能认为机械臂比较麻烦，但其他人可能会发现机械臂操作对探头稳定性有一定的好处。

UroNav使用电磁跟踪，其中传感器嵌入到导针器中。使用小型电磁场源在空间跟踪传感器的位置，该电磁场源应靠近患者放置。初始分割和核心分割类似于机械臂方法。在引导阶段，该软件可对前列腺进行较小的运动校正。虽然外部电磁跟踪在逻辑上可能比使用机械臂更简单，并且可能允许更短的学习曲线，但与使用机械臂相比，该徒手操作探头的方法可能使探头的稳定性降低。目标定位精度为（2.4±1.2）mm[51]。

4）器官为基础的导航

基于器官的导航不会跟踪探针，而是跟踪前列腺。根据TRUS确定前列腺的形状，然后将其用作MRI叠加的基础。

• 优点：由于对前列腺进行直接跟踪，其对运动的敏感度较低。

• 缺点：在配准图像上回顾性显示目标病灶，而未实时跟踪目标病灶。

• 设备：最常用的FDA批准的设备是UroStation（Koelis；法国LaTronche）。与之前的方案一样，将MRI分割加载到工作站中，并使用三维超声和MRI的配准来跟踪前列腺。但是，每当操作者希望识别目标病灶相对于导针器的位置时，都会踩下脚踏板，并且系统会获取新的三维超声数据集。

该软件基于形状统计的半自动前列腺表面轮廓，结合基于弹性的三维器官配准，可以校正由直肠探针插入而引起的前列腺变形。然后，按照这些刚性和弹性配准步骤在图像上识别目标病灶。目标定位精度为(0.8 ± 0.5) mm[52]。

Biojet系统（Geoscan，Lakewood Ranch，FL）和HI-RVS系统（Hitachi，Reeuwijk，The Netherlands）也已获得FDA的批准。当前正在开发其他系统。

（4）步骤

• 进行活检前MRI检查并解读以识别目标病灶。图像由放射科医师绘制，然后加载到融合设备中。

• 进行TRUS检查，融合设备从中生成前列腺的三维重建。进行MRI和TRUS图像的软件融合。

• 操作者在融合设备的引导下，针对MRI识别的病变进行TRUS穿刺活检。

• 在相同的活检过程中也可以获得标准系统性穿刺核心（如果需要）。

（5）活检后患者的处理措施

操作结束后患者即可出院，无须进一步观察。处理措施与TRUS-MRI活检方法保持一致。

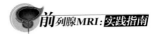

（6）并发症

并发症与在直接TRUS-MRI引导下活检中描述的相似。

表9.2　截至2015年可用的靶向活检方法总结

活检方法	技术	评价
直接孔内MRI引导下活检	MRI用于显示病变并引导穿刺针	直接良好地显示病变，确认病变内的针头；操作时间较长；在相同的过程中不易进行系统性活检
MRI-TRUS认知融合	阅片并计划MRI检查，然后通过想象目标位置进行TRUS活检	简单，快速，无须额外的技术投资；靶向病变不可靠
MRI-TRUS软件融合：Eigen/Artemis Invivo（Phillips）/UroNav Koelis/UroStation Hitachi/HI-RVS BioJet/Jetsoft	计划MRI已完成并将图像上传到融合设备，该设备将图像与前列腺的实时超声图像进行配准	与直接孔内MRI引导下活检相比，效率更高，但可能会增加错误配准的可能性；与认知融合相比，更复杂，但配准更准确

5. 活检后前列腺MRI表现

活检会引起前列腺出血、炎症、梗死和纤维化，可能会持续数月或永久，在随访过程中其影像学表现与前列腺癌表现相似[53]。根据专家的意见，影像学检查与活检的间隔时间是6～8周。DCE-MRI检查可能有助于将肿瘤与出血区分开，因为患者活检后前列腺组织的T_2信号和ADC系数信号均降低，与癌症类似，而灌注通常减少，从而改善了富血供肿瘤的显著性。第八章已详细讨论前列腺癌治疗后的影像学检查和管理。

四、总结

MRI是检查和评估前列腺癌的有效而强大的方法，其在影像学引导下活检中的作用越来越大，随着支持数据的不断涌现，该方法有可能成为前列腺活检的新标准。当前的研究领域主要为优化精确配准和确定靶向活检的成本。通过对从业人员进行培训和更多的临床实践，以实现MRI靶向活检的广泛应用。

致谢

在此要感谢Steven Raman博士和Leonard Marks博士提供的示例患者的检查图像。特别感谢Jeffrey Hughes对MRI设备和DynaTrim硬件的协助。

参考文献

(遵从原版图书著录格式)

[1] American Cancer Society-Prostate Cancer. http://www.cancer.org/cancer/prostatecancer/. Published 2015. Accessed May 28, 2015.

[2] Eggener SE, Scardino PT, Walsh PC, et al. Predicting 15-year prostate cancer specific mortality after radical prostatectomy. J Urol 2011; 185(3): 869-875.

[3] Andriole GL, Crawford ED, Grubb RL III. et al. PLCO Project Team. Mortality results from a randomized prostate-cancer screening trial. N Engl J Med 2009; 360(13): 1310-1319.

[4] Schröder FH, Hugosson J, Roobol MJ et al. ERSPC Investigators. Screening and prostate-cancer mortality in a randomized European study. N Engl J Med 2009; 360(13): 1320-1328.

[5] Cornud F, Delongchamps NB, Mozer P et al. Value of mpMRI in the work-up of prostate cancer. Curr Urol Rep 2012; 13(1): 82-92.

[6] Sonn GA, Chang E, Natarajan S et al. Value of targeted prostate biopsy using magnetic resonance-ultrasound fusion in men with prior negative biopsy and elevated prostate-specific antigen. Eur Urol 2014; 65(4): 809-815.

[7] Presti JC. Prostate biopsy: current status and limitations. Rev Urol 2007; 9 (3): 93-98.

[8] Liu W, Laitinen S, Khan S et al. Copy number analysis indicates monoclonal origin of lethal metastatic prostate cancer. Nat Med 2009; 15(5): 559-565.

[9] Ahmed HU. The index lesion and the origin of prostate cancer. N Engl J Med 2009; 361(17): 1704-1706.

[10] Mouraviev V, Villers A, Bostwick DG, Wheeler TM, Montironi R, Polascik TJ. Understanding the pathological features of focality, grade and tumour volume of early-stage prostate cancer as a foundation for parenchymasparing prostate cancer therapies: active surveillance and focal targeted therapy. BJU Int 2011; 108(7): 1074-1085.

[11] Costa DN, Pedrosa I, Donato F Jr Roehrborn CG, Rofsky NM. MR Imaging-Transrectal US Fusion for Targeted Prostate Biopsies: Implications for Diagnosis and Clinical Management. Radiographics 2015; 35(3): 696-708.

[12] Cornud F, Brolis L, Delongchamps NB et al. TRUS-MRI image registration: a paradigm shift in the diagnosis of significant prostate cancer. Abdom Imaging 2013; 38(6): 1447-1463.

[13] Matlaga BR, Eskew LA, McCullough DL. Prostate biopsy: indications and technique. J Urol 2003; 169(1): 12-19.

[14] Bjurlin MA, Meng X, Le Nobin J et al. Optimization of prostate biopsy: the role of magnetic resonance imaging targeted biopsy in detection, localization and risk

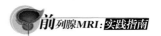

assessment. J Urol 2014; 192(3): 648-658.

[15] Murphy G, Haider M, Ghai S, Sreeharsha B. The expanding role of MRI in prostate cancer. AJR Am J Roentgenol 2013; 201(6): 1229-1238.

[16] Anastasiadis AG, Lichy MP, Nagele U et al. MRI-guided biopsy of the prostate increases diagnostic performance in men with elevated or increasing PSA levels after previous negative TRUS biopsies. Eur Urol 2006; 50(4): 738-748, discussion 748-749.

[17] Prando A, Kurhanewicz J, Borges AP, Oliveira EM Jr Figueiredo E. Prostatic biopsy directed with endorectal MR spectroscopic imaging findings in patients with elevated prostate specific antigen levels and prior negative biopsy findings: early experience. Radiology 2005; 236(3): 903-910.

[18] Hoeks CM, Schouten MG, Bomers JG et al. Three-Tesla magnetic resonance-guided prostate biopsy in men with increased prostate-specific antigen and repeated, negative, random, systematic, transrectal ultrasound biopsies: detection of clinically significant prostate cancers. Eur Urol 2012; 62(5): 902-909.

[19] El-Shater Bosaily A, Parker C, Brown LC et al. PROMIS Group. PROMIS Prostate MR imaging study: A paired validating cohort study evaluating the role of multiparametric MRI in men with clinical suspicion of prostate cancer. Contemp Clin Trials 2015; 42:26-40.

[20] Epstein JI, Chan DW, Sokoll LJ et al. Nonpalpable stage T1c prostate cancer: prediction of insignificant disease using free/total prostate specific antigen levels and needle biopsy findings. J Urol 1998; 160(6 Pt 2): 2407-2411.

[21] Margolis DJA. mpMRI for Localized Prostate Cancer: Lesion Detection and Staging. Biomed Res Int 2014; 2014:684127.

[22] American College of Radiology (ACR) Prostate Imaging-Reporting and Data System version 2 (PIRADSv2). http://www.acr.org/~/media/ACR/Documents/PDF/QualitySafety/Resources/PIRADS/PIRADS%20V2.pdf. Published 2015. Accessed May 28, 2015.

[23] Yacoub JH, Oto A, Miller FH. MR imaging of the prostate. Radiol Clin North Am 2014; 52(4): 811-837.

[24] Bonekamp D, Jacobs MA, El-Khouli R, Stoianovici D, Macura KJ. Advancements in MR imaging of the prostate: from diagnosis to interventions. Radiographics 2011; 31(3): 677-703.

[25] Kirkham APS, Haslam P, Keanie JY et al. Prostate MRI: who, when, and how?Report from a UK consensus meeting. Clin Radiol 2013; 68(10): 1016-1023.

[26] Nagarajan R, Margolis D, Raman S et al. MR spectroscopic imaging and diffusion-weighted imaging of prostate cancer with Gleason scores. J Magn Reson Imaging 2012; 36(3): 697-703.

[27] Schwartz LH, Basch E. MR/ultrasound fusion-guided biopsy in prostate cancer: what is the evidentiary standard? JAMA 2015; 313(4): 367-368.

[28] Robertson NL, Emberton M, Moore CM. MRI-targeted prostate biopsy: a review of technique and results. Nat Rev Urol 2013; 10(10): 589-597.

[29] Kattan MW, Eastham JA, Stapleton AM, Wheeler TM, Scardino PT. A preoperative nomogram for disease recurrence following radical prostatectomy for prostate cancer. J Natl Cancer Inst 1998; 90(10): 766-771.

[30] Logan JK, Rais-Bahrami S, Turkbey B et al. Current status of magnetic resonance imaging (MRI) and ultrasonography fusion software platforms for guidance of prostate biopsies. BJU Int 2014; 114(5): 641-652.

[31] Siddiqui MM, Rais-Bahrami S, Turkbey B et al. Comparison of MR/ultrasound fusion-guided biopsy with ultrasound-guided biopsy for the diagnosis of prostate cancer. JAMA 2015; 313(4): 390-397.

[32] Schoots IG, Roobol MJ, Nieboer D, et al. Magnetic Resonance Imaging-targeted Biopsy May Enhance the Diagnostic Accuracy of Significant Prostate Cancer Detection Compared to Standard Transrectal Ultrasound-guided Biopsy: A Systematic Review and Meta-analysis. Eur Urol. 2014 Dec 2. pii: S0302-2838 (14): 01220-2.

[33] Le JD, Stephenson S, Brugger M et al. Magnetic resonance imaging-ultrasound fusion biopsy for prediction of final prostate pathology. J Urol 2014; 192 (5): 1367-1373.

[34] de Rooij M, Crienen S, Witjes JA, Barentsz JO, Rovers MM, Grutters JP. Cost-effectiveness of magnetic resonance (MR) imaging and MR-guided targeted biopsy versus systematic transrectal ultrasound-guided biopsy in diagnosing prostate cancer: a modelling study from a health care perspective. Eur Urol 2014; 66(3): 430-436.

[35] Sonn GA, Margolis DJ, Marks LS. Target detection: magnetic resonance imaging-ultrasound fusion-guided prostate biopsy. Urol Oncol 2014; 32(6): 903-911.

[36] Campodonico F, Casarico A, Gavazzi L et al. Cancer detection with TRUS-guided 10-core biopsy of the prostate. an institutional assessment at the first, repeated and surgical specimen biopsy. Arch Ital Urol Androl 2006; 78(2): 39-43.

[37] Kravchick S, Cytron S, Stepnov E, Ben-Dor D, Kravchenko Y, Peled R. 7 to 10 years' follow-up of 573 patients with elevated prostate-specific antigen (> 4 ng/mL) or/and suspected rectal examination: biopsies protocol and fol-low-up guides. J Endourol 2009; 23(6): 1007-1013.

[38] Wefer AE, Hricak H, Vigneron DB et al. Sextant localization of prostate cancer: comparison of sextant biopsy, magnetic resonance imaging and magnetic resonance spectroscopic imaging with step section histology. J Urol 2000; 164 (2): 400-404.

[39] Singh H, Canto EI, Shariat SF et al. Predictors of prostate cancer after initial negative systematic 12 core biopsy. J Urol 2004; 171(5): 1850-1854.

[40] Rajinikanth A, Manoharan M, Soloway CT, Civantos FJ, Soloway MS. Trends in Gleason score: concordance between biopsy and prostatectomy over 15 years. Urology 2008; 72(1): 177-182.

[41] Mitterberger M, Aigner F, Pinggera GM et al. Contrast-enhanced colour Doppler-targeted prostate biopsy: correlation of a subjective blood-flow rating scale with the histopathological outcome of the biopsy. BJU Int 2010; 106 (9): 1315-1318, discussion 1318.

[42] Blumenfeld P, Hata N, DiMaio S et al. Transperineal prostate biopsy under magnetic resonance image guidance: a needle placement accuracy study. J Magn Reson Imaging 2007; 26(3): 688-694.

[43] Carey JM, Korman HJ. Transrectal ultrasound guided biopsy of the prostate. Do enemas decrease clinically significant complications? J Urol 2001; 166 (1): 82-85.

[44] Lee SJ. Infection after transrectal ultrasound-guided prostate biopsy. Korean J Urol 2015; 56(5): 346-350.

[45] Egbers N, Schwenke C, Maxeiner A, Teichgräber U, Franiel T. MRI-guided core

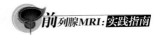
needle biopsy of the prostate: acceptance and side effects. Diagn Interv Radiol 2015; 21(3): 215-221.

[46] Overduin CG, Fütterer JJ, Barentsz JO. MRI-guided biopsy for prostate cancer detection: a systematic review of current clinical results. Curr Urol Rep 2013; 14(3): 209-213.

[47] Marks L, Young S, Natarajan S. MRI-ultrasound fusion for guidance of targeted prostate biopsy. Curr Opin Urol 2013; 23(1): 43-50.

[48] Ukimura O, Desai MM, Palmer S et al. 3-Dimensional elastic registration system of prostate biopsy location by real-time 3-dimensional transrectal ultrasound guidance with magnetic resonance/transrectal ultrasound image fusion. J Urol 2012; 187(3): 1080-1086.

[49] Valerio M, Donaldson I, Emberton M, et al. Detection of Clinically Significant Prostate Cancer Using Magnetic Resonance Imaging-Ultrasound Fusion Targeted Biopsy: A Systematic Review. Eur Urol 2014; 68(1): 8-19.

[50] Natarajan S, Marks LS, Margolis DJ et al. Clinical application of a 3D ultrasound-guided prostate biopsy system. Urol Oncol 2011; 29(3): 334-342.

[51] Xu S, Kruecker J, Turkbey B et al. Real-time MRI-TRUS fusion for guidance of targeted prostate biopsies. Comput Aided Surg 2008; 13(5): 255-264.

[52] Baumann M, Mozer P, Daanen V, Troccaz J. Prostate biopsy tracking with deformation estimation. Med Image Anal 2012; 16(3): 562-576.

[53] Thompson J, Lawrentschuk N, Frydenberg M, Thompson L, Stricker P USANZ. The role of magnetic resonance imaging in the diagnosis and management of prostate cancer. BJU Int 2013; 112 Suppl 2: 6-20.

(Karoly Viragh and Daniel J. A. Margolis)

第十章

前列腺 MRI 检查和主动监测

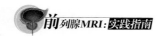

一、简介

前列腺癌仍然是美国男性最常见的恶性肿瘤之一，2012年有241 740例新发病例[1]。超过一半的美国男性通过检查PSA进行前列腺癌筛查，导致低风险、惰性癌症的发病率显著增加[2-3]。虽然绝大多数患者不会死于前列腺癌，但其中90%以上的男性仍以根治性前列腺切除术或放疗的形式进行了主动干预[4]。这种过度诊断和治疗，导致医学专家对低风险前列腺癌的检出和治疗重新进行审视[5]。

在过去的20年里，在低风险前列腺癌的男性患者中，带有治疗意图的主动监测已经成为一种安全的替代方法。虽然早期的主动监测主要在专业的学术中心进行，但最近的分析表明，主动监测项目已扩展到更广泛的社区[6-7]。主动监测的主要目标是：①减少过度治疗，避免不必要的干预，这样可以不影响患者的生活质量；②识别那些最初被诊断为低风险的前列腺癌，但可能含有高风险前列腺癌的患者，这些高风险的前列腺癌是初诊时未检出或在开始行主动监测后才出现的。在主动监测成功的患者中，无转移生存率达99%以上[8]。

保持严谨的主动监测、防止过度治疗及延缓癌症进展，是有代价的。虽然每年一次的TRUS引导下活检不仅是诊断前列腺癌的方法，也是选择主动监测前列腺癌患者的标准方案，但其价格昂贵。在Keegan等人的一项经济分析中，与直接干预相比，主动监测在10年内节省的成本为9944美元。如果患者在10年后继续接受主动监测，并在此期间每年进行TRUS引导下的活检，这些节省的成本就会被抵消[9]。此外，11%～36%的患者在主动监测期间将进行风险状态的重新分级和后续干预，与单独的手术或放疗相比，增加了前列腺癌整体治疗的成本[10-13]。

此外，通过前列腺活检进行监测不应被认为是一种非侵入性的处理方式。Loeb等人已经证明，在前列腺活检后，多达25%的患者出现一过性下尿路综合征，近2%的患者存在尿潴留[14]。最令人恐惧的并发症是发热性细菌性前列腺炎，导致2%～3%的患者住院和发生脓毒症，近年来由于抗菌素耐药性的增加，这类并发症一直有所增加[15-16]。虽然引入直肠拭子培养的氟喹诺酮耐药试验减少了活检后的相关感染，但这不是常规检查[17]。虽然每年作为主动监测的替代方法通常是动态监测PSA变化，但是，该方案因缺乏足够的敏感度和特异度而无法准确地跟踪随访患者[15-16, 18]。

这些情况表明，主动监测可以作为预防低风险前列腺癌过度治疗的关键手段，尽管其需要在避免过度监测和活检的同时检出高危疾病。即通过避免潜在地不必要的手术而节省成本和降低发病率，必须与频繁活检、非侵入性检查及（有时）最终的手术或放疗相关成本和发病率相平衡。

正是在这种背景下，MRI检查作为一种有前途的检查方法获得了发展，用于识别有临床意义的前列腺癌，选择可能受益于主动监测的患者，并对其进行监测[19]。MRI检查正越来越多地被用于优化诊断时的风险分级和标准化主动监测方案，这两者对于拓宽主动监测在高风险患者中的应用均至关重要[20]。

二、主动监测的现行做法

主动监测是一种管理策略，旨在识别低风险的前列腺癌患者，并仅在随访中发现疾病进展时才积极进行干预。

在不同的方案中，主动监测的标准差别很大，纳入标准包括PSA水平、PSA密度、临床T分期、Gleason评分（GS）、阳性活检针数和每针中癌组织所占百分比等[21]。在约翰·霍普金斯大学（The Johns Hopkins University，JHU）队列研究中，由Epstein定义的符合主动监测的标准主要为：临床分期T_{1c}，PSA密度≤0.15 ng/mL，GS≤6，活检癌症针数≤2，以及任何针内的癌组织百分比最多为50%。虽然该定义有意地缩小了范围，以便仅包括那些不太可能接受后续病理重新分类或出现更糟糕的肿瘤扩散情况的患者，但是，包括来自国际的欧洲前列腺癌研究主动监测（European Prostate Cancer Research International Active Surveillance，PRIAS）、加州大学旧金山分校（University of California San Francisco）及多伦多大学（University of Toront）的多个方案均包括了临床T_2期患者，即直肠指诊为阳性的患者[22-24]。此外，其他方案还包括Gleason评分为7分，且符合NCCN标准的中等风险患者[25-26]。

与主动监测方案中纳入标准差异很大类似，监测策略的纳入标准差

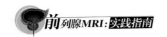

异也较大。主动监测中的男性再分级（重新分级）进入高风险组，即定义为进展。传统上，这种重新分级是由许多因素中的任何一个来确定的，包括PSA动态变化（即PSAdt或PSA$_{\text{vel}}$超过特定阈值）、Gleason评分重新分级、肿瘤体积重新分类（即阳性活检针内肿瘤组织百分比增加或阳性活检针数目增加）及T分期进展（即直肠指诊触诊异常）。最近有学者提出，肿瘤体积增大或MRI上出现令人担忧的肿瘤表现及恶化的遗传特征是进行干预的触发因素[27]。人们应该认识到每种监测方法都有优缺点，例如，虽然单独应用PSA筛查可避免由于每年前列腺活检相关的成本和发病率，但在约翰·霍普金斯大学的队列研究中，该方法会导致12%的患者出现错误分类[28]。因此，PSA筛查目前正被MRI检查取代，作为监测和避免每年活检的一种方法。

虽然不同方案之间存在差异，但是主动监测和长期随访总体上对患者有利。虽然如此，不同的纳入标准和监测策略会引起疾病重新分类、进展到转移和前列腺癌相关死亡等风险。在Klotz等人的一项研究中，低风险和中等风险［Gleason评分为3+4分和（或）PSA水平为10~20 ng/mL］患者，通过每3~6个月的PSA筛查结合每3~4年活检的方法进行监测。这项注册和监测方案导致993例患者中有28例（2.8%）在初次活检后的7.3年中位时间内进展到出现转移[29]。虽然大多数患者死于其他疾病（特别是心血管疾病），但是15例患者（1.5%）死于前列腺癌。注册登记时Gleason评分为3+4分的患者，不成比例的出现了再次分类和疾病进展。相比之下，在约翰·霍普金斯大学对1298例患者的研究中，入组的仅限于低风险和极低风险（即所有Gleason评分为6分）的患者，采用每年进行活检的方案[8]。在该项保守方案中，无转移存活率达99.4%，仅2例患者死于前列腺癌（特异性存活率为99.9%）。

三、前列腺mpMRI检查的技术因素

前列腺mpMRI检查结合了细胞内和细胞间环境、组织灌注的形态学及功能评估。在小体积、低级别的前列腺癌患者中，细胞的改变和相关的扩散及灌注异常可能是细微的，因此，mpMRI很难检查到。另一方面，在那些假定低风险，因采样不足但实际上为中或高风险的癌症患者中，mpMRI能准确地检出病灶，而这些病灶在TRUS引导下的系统活

检中未充分采样，其位置常在移行带的前侧和尖部。这些体积较大、高级别的癌灶在mpMRI上呈典型表现，主要表现为：①T_2WI上低信号取代正常前列腺的高信号；②DWI上由于高细胞密度和细胞外结构紊乱而导致扩散受限；③DCE-MRI上显示肿瘤微血管改变导致的灌注异常；④MRSI检查提示胆碱水平升高。因此，mpMRI检查通过最大限度减小对非显著性癌的过度诊断，并可靠地检出高风险前列腺癌，可改善患者的初始风险分级。与此相似，mpMRI检查能够对主动监测患者进行更可靠的监测。

一项研究报道，T_2WI、DWI及DCE-MRI的联合使用成为外周带低风险前列腺癌的最佳成像策略，敏感度和特异度分别为85%和83%[30]。对于移行带低风险疾病的检出，T_2WI和DWI的组合，但不包括DCE-MRI（表现出与该区域良性前列腺增生高度重叠的特征）的成像方式提供了最高的敏感度和特异度，其敏感度和特异度分别为88%和86%[30]。这种MRI序列的组合对检查移行带内中、高风险病灶比低风险病灶更有利[31]。此外，几项研究评估了MRI参数与肿瘤分级之间的相关性。例如，Tamada等人评估了源于DWI的ADC作为前列腺癌组织病理学分级的预测指标[32]。外周带肿瘤的ADC值与肿瘤Gleason评分呈显著的负相关（r=0.497）[32]。同样，Doo等人报道，Gleason评分≥7分的肿瘤平均ADC值（$<800 \times 10^6$ mm^2/s）明显低于Gleason评分为6的肿瘤（$>800 \times 10^6$ mm^2/s）[31]。相比之下，DCE-MRI获得的定量参数与肿瘤的分级或血管内皮生长因子的表达无相关性。然而，在Oto及其同事的一项研究中，DCE-MRI的一个参数——造影剂回流速率常数（K_{ep}，流出）与估算出的前列腺癌平均血管计数和平均血管面积分数呈正相关（r分别为0.440和0.453）[33]。最后，由于扫描方案和波谱数据后处理的复杂性，MRSI检查在肿瘤检出和分级预测方面的诊断效能具有不稳定性。对于Gleason评分较高的肿瘤，MRSI检查往往表现得更好。在Zakian等人的一项研究中，MRSI检查对Gleason评分≥8分的肿瘤检出的敏感度为89.5%，而对低级别肿瘤（Gleason评分为6分）检出的敏感度仅为44.4%[34]。代谢物比率和肿瘤分级之间有一定的相关性，采用平均胆碱和肌酸/枸橼酸盐比率（CC/C比率）可以区分低级别与高级别肿瘤，这种方式不适合主动监测[34]。对于小体积的前列腺癌患者，技术上

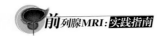

有几个注意事项。3 T下MRI检查的应用逐渐广泛，并能提供更高的信噪比和大幅提高空间、波谱和时间分辨率的潜力。ERC的应用可以进一步提高空间分辨率，其对分期、DCE-MRI的时间分辨率及MRSI的波谱分辨率可能有用[35]。虽然ERC被推荐用于1.5 T的场强，以获得足够高的信噪比和充分的空间分辨率，但在3 T场强下是否需要使用ERC来检出前列腺癌尚未定论。倡导使用ERC的学者认为，使用双线圈（同时使用ERC和盆腔线圈）比不用ERC的MRI检查能发现更多的癌灶，敏感度分别为0.76和0.45，阳性预测值分别为0.80和0.64[36]。不用ERC的MRI检出病灶的平均大小比用双线圈MRI检出的病灶更大（分别为22 mm和17.4 mm），提示使用ERC对小病灶的检出更可靠[36]。在此基础上建议，在最初的临床评估中增加使用ERC的MRI检查，有利于对主动监测患者的最准确评估[37]。反对使用ERC的理由主要为：各区域敏感度的不一致导致的磁敏伪影和信号强度的不均匀增加，为优化解剖区域覆盖而需要准确的ERC定位，放置ERC和位置验证需要额外的时间，患者不适和产生运动伪影，腺体变形，额外的成本。一项研究表明，在3 T下准确地检出临床显著性癌时，ERC并非必需[38]。由于技术的进步及PI-RADS报告的标准化[39]，mpMRI检查凭借出色的软组织对比度、评估组织扩散和灌注的能力，作为检出和定性诊断主动监测的临床显著性癌（包括TRUS引导下活检时采样不足的腺体前部和尖部的癌灶）的诊断工具。MRSI检查结果允许基于个体的风险分级，可用于更好的评估主动监测的候选对象，以及主动监测患者的分诊，当检出中等风险和高风险肿瘤时以进行根治性治疗。

四、MRI检查临床显著性前列腺癌

主动监测的患者被认为隐藏有高风险癌灶，因此，MRI检查对这些患者的价值是检出更加令人担忧的病变。由于TRUS引导下穿刺活检对前列腺的前部取样不足，一个主要关注点是主动监测的低风险患者是否存在遗漏的高级别前部病变[40-41]。

前列腺癌灶的位置影响其在标准活检中的检出率。mpMRI检查可以详细评估整个腺体，比TRUS引导下的活检更有优势（图10.1，图10.2，文后彩图10.2）。

如前所述，如果癌灶位于移行带前部（图10.3，文后彩图10.3）或尖部（图10.4），TRUS引导下的活检可能会漏掉中等风险的前列腺癌。Komai及其同事的一项研究显示，在MRI上有令人担忧的前列腺前部病变的患者中，40%（65例中有26例）的活检结果为阴性[42]。这些前列腺前部肿瘤可能较大（>1 cm），部分肿瘤具有高危特征，并增加了前列腺外受累的风险[43]。

一项研究评估了在MRI上前列腺前部有显著肿瘤的31例患者，其中14例患者进行主动监测，17例患者之前的活检结果为阴性[40]。相当

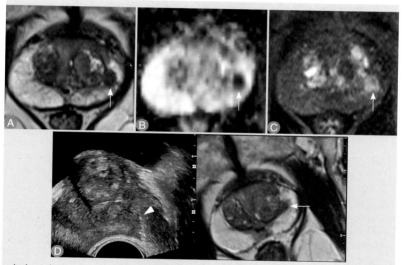

患者71岁，PSA水平升高（4.83 ng/mL），多次TRUS引导下活检为阴性。A.在未使用ERC的3 T横轴位T$_2$WI显示左侧中部外周带一个直径为10 mm、边界清楚、均匀中等低信号病变（箭头）；B.ADC图显示病灶呈明显低信号（箭头）；C.DCE-MRI显示局灶早期强化（箭头），与图A、图B对应，该病灶PI-RADS评分为4分（临床显著性癌可能）；D.在GE Logiq E9系统（GE Healthcare，Milwaukee，WI）上进行MRI-TRUS融合（箭头）靶向活检，肿瘤Gleason评分为4+4分，涉及2针（30%，40%），注意在TRUS图像上，解剖配准后的病灶靶点内的活检针（三角箭头），横轴位TRUS（左）和MRI（右）图像并排显示。

图10.1　超声引导下活检（结果为阴性）和
MRI-TRUS融合活检（结果为阳性）的前列腺癌病例

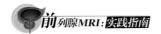

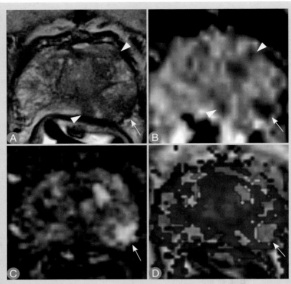

患者72岁，PSA水平从3.0 ng/mL升至4.5 ng/mL，标准12针TRUS引导下活检显示右侧底部1针中5%的肿瘤，Gleason评分为3+3分，3针中有高级别前列腺上皮内瘤变，左侧尖部1针中有不典型腺体。根据TRUS引导下活检结果，该患者有非常低风险的前列腺癌，被认为是主动监测的候选对象，但患者焦虑明显，并进行了mpMRI检查。A.在3 T（有ERC）横轴位T_2WI显示多个低信号小病灶（三角箭头），以及左侧外周带后外侧直径约10 mm的低信号病变（箭头），该病变紧靠包膜，邻近包膜不规则，因此，肿瘤有突破包膜扩散的风险；B.ADC图显示所有病灶呈明显低信号（三角箭头），病变（箭头）ADC值<800 μm²/s，邻近外周带ADC值>1400 μm²/s；C.DCE-MRI显示病变（箭头）早期强化；D.彩色编码DCE-MRI显示外周带主要病变（箭头）和其他病变的异常灌注（红色）。根据mpMRI检查，前列腺癌PI-RADS评分为5分（临床显著性癌可能性很大）。患者接受机器人辅助腹腔镜根治性前列腺切除术，发现左外和后外侧外周带肿瘤Gleason评分以4+3分为主，未见前列腺外局灶侵犯，显微镜下左侧精囊腺受侵，手术切缘为阴性。该病例阐明了mpMRI检查在重新分类患者方面的价值，这些患者因为标准活检中对高危肿瘤采样不足，而可能被错误的归入低风险分组。

图10.2 超声引导穿刺低估前列腺癌级别而MRI准确评估的病例

一部分患者在MRI检查后重新分类[40]。mpMRI对前列腺前部肿瘤的检出率高，阳性预测值为87%。一旦mpMRI检查到前部癌灶，就可以进行高精度靶向活检（图10.3，文后彩图10.3），这些癌灶往往比临床预

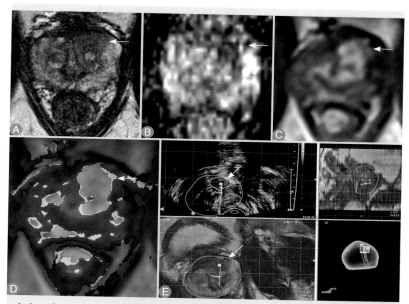

患者65岁，PSA水平4年来缓慢上升，从2.98 ng/mL升至6.95 ng/mL，TRUS引导下活检为阴性。A.在3 T（无ERC）横轴位T₂WI显示左前移行带边界不清、中等低信号、直径为16 mm的病变（箭头）；B.ADC图显示病灶呈明显低信号（箭头）；C.DCE-MRI显示与图A、图B对应局灶性早期强化（箭头）；D.彩色编码DCE-MRI显示左前移行带病变（箭头）异常灌注（红色），延伸至前列腺前缘，与右侧移行带内的强化相比，表现为不对称，根据mpMRI，此病变PI-RADS评分为5分（临床显著癌可能性很大）；E.使用UroNav系统（Invivo Inc.Phillips, Gainesville, FL）进行MRI-TRUS融合靶向活检，其中靶病变（箭头）显示Gleason评分为3+3分，涉及3针（100%，40%，5%）。注意TRUS（左上）和MRI数据（红色轮廓）三维容积配准后显示的横轴位TRUS（左上）和MRI（左下），活检针轨迹在靶区（绿色轮廓）标记为（黄色）。

图10.3　超声引导穿刺易漏诊区域（移行带前缘）的前列腺癌病例

期更具侵袭性[40]。在一项MRI引导的前列腺活检研究中，为了发现最高Gleason分级的肿瘤，在DWI上扩散受限最显著的区域进行取样，22例患者中有18例（81.8%）的Gleason评分为4或5分[44]。

Thompson等人系统地评估了mpMRI在PSA升高或直肠指诊异常的患者中检出临床显著性前列腺癌的作用[45]。患者接受了饱和穿刺，

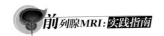

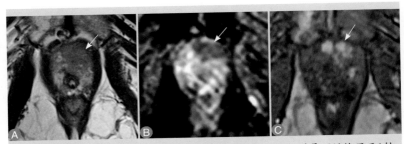

患者71岁，PSA为14.6 ng/mL（PSA密度为0.17），TRUS引导下活检显示1针为Gleason评分为3+3分，其中20%为前列腺癌，TRUS引导下活检后出现尿毒症。A.在3 T（无ERC）时横轴位T$_2$WI显示直径为28 mm、均匀中等低信号的病灶（箭头），位于尖部，尿道的前方；B.ADC图显示病灶呈明显低信号（箭头），ADC值＜800 μm^2/s，怀疑高级别前列腺癌，TRUS引导下活检取样不足；C.DCE-MRI图显示局灶早期强化（箭头），与图A、图B对应。根据mpMRI，此病变PI-RADS评分为5分（临床显著癌可能性很大）。该患者不适合主动监测，推荐进行放疗。

图10.4 超声引导穿刺易漏诊区（前列腺尖部）的前列腺癌病例

并在适当的情况下，经会阴对前列腺进行靶向活检。66%的患者MRI检查提示癌（PI-RADS评分为3～5分），61%的患者活检时存在前列腺癌。在识别临床显著性前列腺癌时，高危患者的阴性预测值为100%，低危患者的阴性预测值为96%，而高危患者的阳性预测值为71%，低危患者的阳性预测值为28%。当未检出令人担忧的病变（即没有PI-RADS评分为3～5分的病变）时，推迟活检可以使50%的患者进行不必要的活检。同时，只有1例Gleason评分为3+4分的癌灶（没有比这更具侵袭性的肿瘤）被漏掉。

1. 应用MRI进行风险分级

对PSA升高和临床为局限性前列腺癌的患者，目前正在努力应用mpMRI检查来更好的评估风险分级。Shukla-Dave等人研发了一种术前模型来预测临床显著性前列腺癌。他们观察到，与单独使用临床数据相比，加入mpMRI数据后，模型的曲线下面积（AUC）从0.558增加到0.741[46]。

同样，Stamatakis等人研究了25例患者（在85例患者队列中）的MRI特征，这些患者最初符合进入主动监测的Epstein标准，但在注册主动监测方案之前进行的确认性活检中发现其有更具侵袭性的肿瘤[47]。他们发现3个MRI检查的影响因素（病灶数量、可疑病灶和病灶密度）与确认性活检结果和重新分级相关[47]。

应该指出的是，MRI检查在很大程度上预测前列腺外侵犯的一致性不高，特别是预测细微的前列腺外侵犯的存在时。Roskolnikov等人的一项研究显示，在116例前列腺外侵犯为阴性的患者中，有23%患者在根治性前列腺切除术中显示出前列腺外侵犯[48]。在多变量回归分析中，只有患者年龄（P=0.002）和MRI-TRUS融合靶向活检Gleason评分（P=0.032）是前列腺外侵犯存在的独立预测因素。

因此，虽然MRI检查可以整合到许多列线图中，但不一定能改进所有的预测模型，在列线图中的应用必须由获得的数据指导。

2. MRI检查在主动监测患者中的作用

mpMRI可作为补充工具来评估主动监测方案中体积小、低级别的肿瘤患者。在符合主动监测的男性患者中，Schoots等人最近的一项荟萃分析显示，70%的患者在MRI上有阳性发现[49]。这一比例与最初接受前列腺活检的患者中MRI检查异常的比例（62%）相似[50]。

Bonekamp等人在50例主动监测患者队列中比较了mpMRI检查与临床参数对疾病重新分类的预测价值。在这项研究中，形态学、波谱及灌注MRI参数与疾病重新分级相关[51]。对于有可疑病变（直径≥10 mm）的患者，mpMRI检查能最准确地预测疾病的重新分级，当结合临床主动监测入选标准应用时，mpMRI检查显示出递增的预测价值。Margel等人还研究了mpMRI（T_2WI、DWI及DCE-MRI）检查对主动监测患者进行重新分级的影响[52]。在该队列中，患者的病变直径>10 mm（MRI显示）的重新分级率明显更高[52]。此外，超过一半（55%）的病变（直径>10 mm）位于前列腺前部[52]。

Turkbey等人将MRI检查与传统评分系统进行比较，以确定适合主动监测的患者，并发现Epstein标准对12%的患者进行了错误的分类，而MRI检查对8%的患者进行了错误的分类[36]。随着mpMRI检查纳入Epstein标准，患者的分类错误得到改善。Borofsky等人的一项研究显示，在一组临床上符合主动监测标准的154例患者中，MRI检查未发现可疑病变的患者，在随后的根治性前列腺切除术中有8%的患者中可

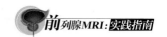

能有Gleason评分≥7分或分期≥pT₃期的疾病，而MRI检查发现可疑病变的患者中有48%的可能性包含这两种情况中的任何一种[53]。此外，Zakian等人观察到，MRI检查对高级别肿瘤的敏感度（89.5%）远高于低级别肿瘤（44.4%）[34]。MRI检查对最初主动监测入组患者最重要的作用是检出任何可能存在的高级别癌灶。

Dianat等人评估了96例主动监测患者应用mpMRI检查前列腺癌基线的可见病灶与活检结果之间的关系[54]。36.5%的患者存在体积和（或）Gleason分级方面不良的活检病理。虽然MRI检查对不可见肿瘤和可见肿瘤（在主动监测入组时满足主动监测的标准、PSA水平或PSA密度、前列腺体积或活检次数方面等）无显著差异。但是，MRI检查的不可见肿瘤与较低风险的不良活检病理相关：MRI检查的不可见肿瘤的12例患者中有1例（8.3%）存在不良活检病理，而MRI检查的可见肿瘤的84例患者中有34例（40.5%）存在不良活检病理。虽然有这些令人放心的结果，但医师也必须认识到，当组织学稀疏的高级别肿瘤浸润正常腺体组织时，或者当前列腺炎或良性前列腺增生使癌灶变得模糊不清时，mpMRI检查可能会显示假阴性结果。在最近的一项荟萃分析中，mpMRI检出前列腺癌的综合敏感度和特异度分别为0.74（95%CI，0.66~0.81）、特异度为0.88（95% CI，0.82~0.92）[55]、阴性预测值为0.65~0.94、阳性预测值为0.31~0.95[55]。

3. MRI检查作为主动监测结果的标志物

MRI检查在预测患者维持主动监测方面发挥作用。现有的数据表明，与MRI上无可见病变的患者相比，MRI上有可疑病变的患者随后进行疾病重新分级的风险更高。例如，Margel等人报告，MRI检查在预测疾病重新分级的阳性预测值和阴性预测值分别为83%和81%[52]。这些发现在约翰·霍普金斯大学的研究中得到了证实，在病理提示方面，MRI检查的特异度为0.974、阴性预测值为0.897[56]。

LawrentShuk等人分析了14例主动监测患者，这些患者的MRI检查显示以前列腺前部为主的肿瘤，并且在主动监测期间前列腺活检结果为阳性[40]。在14例患者中，有12例患者的MRI检查结果有助于随后的干预决定（即手术或放疗）。有7例出现了疾病重新分级：Gleason评分为3+4分者2例，Gleason评分为4+3分者3例，Gleason评分≥8分者2例。

虽然MRI检查在患者方面的应用越来越多，但一些研究者也报告了明显的假阴性率。Park等人的研究显示，在35例MRI检查无可见病变的患者中，14%患者在根治性前列腺切除术时有不良的病理改变[57]。在评估此类研究时，必须考虑MRI检查技术方面的因素。虽然一项研究显示，MRI检查健康人群的重新分级近18%，但该研究仅使用T_2WI检查，而未使用DWI或DCE-MRI[58]。为了使mpMRI检查成为主动监测的模式，必须通过使用现代多参数方案、标准化采集参数和解释来降低假阴性率，以优化对高级别疾病的检出。

五、主动监测患者的前列腺靶向活检

主动监测方案寻求推迟或避免低风险前列腺癌患者进行手术或放疗等过度治疗，同时发现任何不需要治疗的更具侵袭性的肿瘤。虽然年度标准系统活检在检出侵袭性显著性癌方面比单独的生化检查数据（如PSA筛查）更好，但与活检相关的发病率和成本是相当高的。因此，MRI引导下活检被认为是一种在主动监测期间更准确地发现高危癌灶的方法，从而避免了很多患者的常规系统活检。虽然MRI引导下的活检可以直接进行，但mpMRI检查与实时超声融合以实现TRUS引导下的靶向活检已经成为临床上应用最多的方法[59-60]。

Hu等人评估了mpMRI和MRI-TRUS融合靶向活检在选择主动监测患者方面的作用[61]。在符合Epstein标准的临床局限性前列腺癌患者中，113例患者中有36例结合靶向和非靶向活检导致重新分级高于Epstein标准。然而，11%的高级别肿瘤是通过系统活检确诊，而不是通过靶向活检确诊，但3%的高级别肿瘤是通过靶向活检确诊，而不是通过系统活检确诊。这些发现表明，为了优化高危疾病的识别，靶向活检应该与系统活检结合使用。

Mouraviev等人也对MRI-TRUS融合靶向活检进行了评估，在符合低风险标准并选择主动监测的患者中，与仅以MRI检出的病变为认知靶点的TRUS引导下活检相比，融合引导下活检提高了前列腺癌的检出率（分别为46% *vs.* 33%）。在这一小组病例且考虑主动监测的患者中，融合引导下活检未遗漏临床显著性癌[62]。

MRI-TRUS融合靶向系统允许在靶向活检期间对MRI检出的病变的

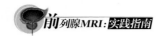

空间定位进行电子跟踪。该新方案可能允许在重复活检时对已知MRI检出可见肿瘤进行更可靠地监测。Sonn等人在53例主动监测患者中对该方法进行了评估，对74个阳性活检部位进行了再次活检[63]。在两次活检之间使用电子跟踪，并重新取样MRI检出的病变，癌灶的检出率高于非靶向系统部位癌灶阳性的检出率（分别为61% vs. 29%）[63]。使用电子追踪重复活检发现癌灶的可能性与最初活检针上肿瘤的长度有关[63]。

六、主动监测中通过MRI检查监测病变的进展

主动监测方案的最佳目标是避免系列活检，同时还能监测患者是否存在高危疾病。一种可能是通过MRI检查来监测患者的肿瘤表现（图10.5~图10.7，文后彩图10.5，文后彩图10.7）。该方法需要病灶在MRI上有稳定的表现，并排除高风险疾病的进展，选择一小部分主动监测患者进行随后的靶向活检。在撰写本文时，对这一概念进行研究的数量有限。Walton Diaz等人评估了58例主动监测患者，至少一次随访MRI检查、系统或靶向活检（中位随访时间为16.1个月），其中29%的患者表现出Gleason评分进展。MRI上进展（被认为怀疑水平、病变最大直径或病变数目其中之一增加）提示Gleason分级进展的阳性和阴性预测值分别为53%和80%[64]。研究者认为，系列MRI检查的结果与Gleason评分的稳定性相关，因此，系列MRI检查可能有助于减少主动监测患者进行活检的次数。Rosenkrantz等人对55例接受MRI检查至少间隔6个月的患者进行了一项研究[64]，在预测后续活检中高级别肿瘤方面，MRI检出的病灶大小或怀疑评分的增加，比PSA增速有更高的准确性，虽然敏感度仍不是最佳的。鉴于此类研究的初步性质，需要进行更大规模的前瞻性研究[65]，以进一步评估病变进展在系列MRI检查中的潜在作用，以减少主动监测患者进行活检的次数。

七、总结

主动监测已成为处理低危前列腺癌的重要策略，为了最大限度地减少其侵袭性和相关费用，主动监测方案越来越多地纳入MRI检查以确定初始符合标准的患者。目前，MRI检查在主动监测中最肯定的作用是识别标准活检未充分取样的高风险疾病。未来可能会促进MRI检查的广泛应用，以减少主动监测活检的次数。为此，需要优化MRI检查，并最大

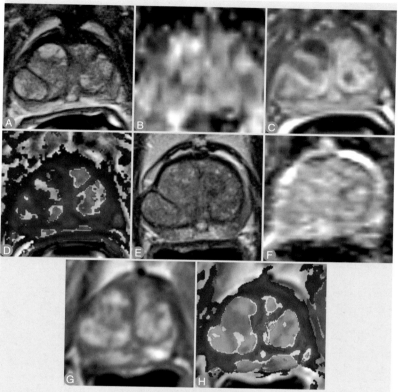

患者75岁，PSA为 4.4 ng/mL，直肠指诊提示在右侧外周带尖部至中部有个硬结，前列腺外无延伸或硬结迹象，TRUS引导下活检显示Gleason评分为3+3分的前列腺癌，1针20%受累。A.首次在3 T（使用ERC）轴位T$_2$WI 显示外周带弥漫轻度低信号，无局灶异常，在移行带显示边界清楚的良性前列腺增生结节；B.ADC图显示病灶扩散受限；C、D.DCE-MRI显示双侧外周带及良性前列腺增生结节呈弥漫轻度强化。PI-RADS整体评分为2分（临床显著性癌不可能存在），考虑到mpMRI的检查结果和TRUS引导下活检显示的体积小、低级别肿瘤，虽然患者担心直肠指诊的结果，但是仍进行主动监测；E～H.2.5年后，在3 T下再次进行检查，未使用ERC，随访检查T$_2$WI（图E）、ADC图（图F）、DCE-MRI（图G、图H）显示外周带及移行带的良性表现，未见变化。mpMRI检查的稳定性高，仍采取主动监测方案。TRUS引导下活检，该患者未检出任何癌灶。

图10.5 主动监测中进行连续前列腺MRI检查

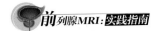
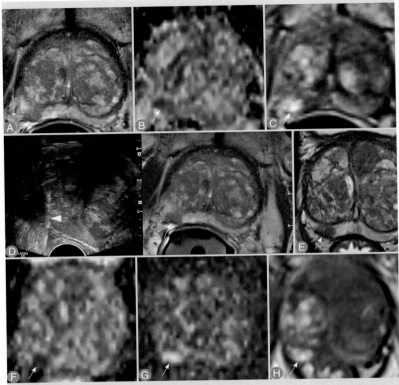

患者75岁，PSA为11 ng/mL（PSA密度为0.11），TRUS引导下活检显示Gleason评分为3+3分，前列腺癌包括右侧外周带2针和左侧外周带中线1针，直肠指诊显示临床良性前列腺肿瘤，无局灶硬结或结节，患者纳入主动检查方案。A.在3 T（有ERC）轴位T_2WI显示右侧外周带中部均匀中等低信号、直径为10 mm的病变；B. ADC图显示病灶呈明显低信号，ADC值＜800 μm^2/s；C. DCE-MRI显示与图A和图B对应的局灶性早期增强。病变PI-RADS评分为4分（临床显著性癌可能）；D.患者在GE Logiq E9系统（GE Healthcare，Milwaukee，WI）接受了MRI-TRUS融合靶向活检显示Gleason评分为3+3分的前列腺癌，涉及穿刺针60%，左侧TRUS图像显示活检针穿过靶结节，与右侧MRI重合，虽然Epstein标准对体积小、低级别疾病要求任何一针的肿瘤不超过50%，但该患者希望采取主动监测方案。2年后在未使用ERC的情况下，于3 T下进行MRI随访，再次T_2WI（图E）、ADC图和高b值DWI（图F、图G）、DCE-MRI（图H）显示右侧外周带结节的大小和表现未见变化，患者仍采取主动监测方案。箭头：病变。

图10.6　主动监测患者进行连续前列腺MRI检查

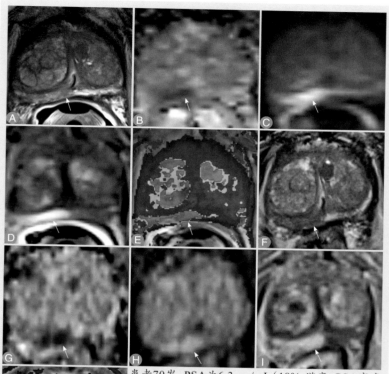

患者70岁，PSA为6.3 ng/mL（18% 游离，PSA密度为0.05），TRUS引导下活检显示Gleason评分为3+3分，前列腺癌涉及2针，每针受累达10%，随访超过12年。直肠指诊显示前列腺光滑，增大的前列腺无局灶性结节。A.在3 T（有ERC）的轴位T_2WI显示右侧尖部有一个直径为9 mm、不均匀中等低信号病变；B. ADC图显示病灶呈稍低信号，ADC值<1000 $\mu m^2/s$；C.高b值的DWI显示病灶内轻度高信号；D、E.DCE-MRI提示与图A、图B及图C对应的局灶早期增强病变的PI-RADS评分为4分（临床显著性癌可能）；F.患者采取主动监测方案，随访2.5年后，于3 T下再次进行mpMRI检查（无ERC），T_2WI显示右顶部一个直径为16 mm、均匀中等低信号结节（箭头）；G.ADC图呈局部明显低信号，ADC值<800 $\mu m^2/s$；H.高b值图像显示显著高信号；I、J.DCE-MRI显示与图F~图H表现对应的局灶早期强化。PI-RADS评分为5分（临床显著癌可能性很大），结节增大（>15 mm）。患者行根治性前列腺切除术，Gleason评分为3+4分，前列腺癌主要发生在右侧尖部外侧，疾病局限在前列腺内。箭头：病变。

图10.7 主动监测患者进行连续前列腺MRI检查

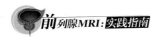
限度地增加高危疾病的阳性和阴性预测值。另外，还需要进行严谨的有效性对比研究，以证明常规MRI检查的相关成本作为主动监测方案的一部分是合理的。

参考文献
（遵从原版图书著录格式）

[1] Siegel R, Naishadham D, Jemal A. Cancer statistics, 2012. CA Cancer J Clin 2012; 62(1): 10-29.

[2] Cooperberg MR, Lubeck DP, Meng MV, Mehta SS, Carroll PR. The changing face of low-risk prostate cancer: trends in clinical presentation and primary management. J Clin Oncol 2004; 22(11): 2141-2149.

[3] Weir HK, Thun MJ, Hankey BF et al. Annual report to the nation on the status of cancer, 1975-2000, featuring the uses of surveillance data for cancer prevention and control. J Natl Cancer Inst 2003; 95(17): 1276-1299.

[4] Rider JR, Sandin F, Andrén O, Wiklund P, Hugosson J, Stattin P. Long-term outcomes among noncuratively treated men according to prostate cancer risk category in a nationwide, population-based study. Eur Urol 2013; 63 (1): 88-96.

[5] Welch HG, Black WC. Overdiagnosis in cancer. J Natl Cancer Inst 2010; 102 (9): 605-613.

[6] Cooperberg MR, Carroll PR. Trends in management for patients with localized prostate cancer, 1990-2013. JAMA 2015; 314(1): 80-82.

[7] Womble PR, Montie JE, Ye Z, Linsell SM, Lane BR, Miller DC Michigan Urological Surgery Improvement Collaborative. Contemporary use of initial active surveillance among men in Michigan with low-risk prostate cancer. Eur Urol 2015; 67(1): 44-50.

[8] Tosoian J, Mamawala M, Epstein J et al. A prospective, longitudinal active surveillance program for favorable-risk prostate cancer: long term outcomes. J Urol 2015; 193(4, Suppl): e147.

[9] Keegan KA, Dall'Era MA, Durbin-Johnson B, Evans CP. Active surveillance for prostate cancer compared with immediate treatment: an economic analysis. Cancer 2012; 118(14): 3512-3518.

[10] Cooperberg MR, Cowan JE, Hilton JF et al. Outcomes of active surveillance for men with intermediate-risk prostate cancer. J Clin Oncol 2011; 29(2): 228-234.

[11] Klotz L, Zhang L, Lam A, Nam R, Mamedov A, Loblaw A. Clinical results of long-term follow-up of a large, active surveillance cohort with localized prostate cancer. J Clin Oncol 2010; 28(1): 126-131.

[12] Tosoian JJ, Trock BJ, Landis P et al. Active surveillance program for prostate cancer: an update of the Johns Hopkins experience. J Clin Oncol 2011; 29 (16): 2185-2190.

[13] Soloway MS, Soloway CT, Eldefrawy A, Acosta K, Kava B, Manoharan M. Careful selection and close monitoring of low-risk prostate cancer patients on active surveillance minimizes the need for treatment. Eur Urol 2010; 58 (6): 831-835.

[14] Loeb S, Vellekoop A, Ahmed HU et al. Systematic review of complications of prostate biopsy. Eur Urol 2013; 64(6): 876-892.

[15] Loeb S, Carter HB, Berndt SI, Ricker W, Schaeffer EM. Complications after prostate biopsy: data from SEER-Medicare. J Urol 2011; 186(5): 1830-1834.

[16] Wagenlehner FM, van Oostrum E, Tenke P et al. GPIU investigators. Infective complications after prostate biopsy: outcome of the Global Prevalence Study of Infections in Urology (GPIU) 2010 and 2011, a prospective multinational multicentre prostate biopsy study. Eur Urol 2013; 63 (3): 521-527.

[17] Taylor AK, Zembower TR, Nadler RB et al. Targeted antimicrobial prophylaxis using rectal swab cultures in men undergoing transrectal ultrasound guided prostate biopsy is associated with reduced incidence of postoperative infec-tious complications and cost of care. J Urol 2012; 187(4): 1275-1279.

[18] Ross AE, Loeb S, Landis P et al. Prostate-specific antigen kinetics during fol-low-up are an unreliable trigger for intervention in a prostate cancer surveillance program. J Clin Oncol 2010; 28(17): 2810-2816.

[19] Tseng KS, Landis P, Epstein JI, Trock BJ, Carter HB. Risk stratification of men choosing surveillance for low risk prostate cancer. J Urol 2010; 183(5): 1779-1785.

[20] Carter HB. Aligning evidence and practice: future research needs to increase utilization of active surveillance for favorable risk prostate cancer. Curr Opin Urol 2015; 25(3): 277-282.

[21] Loeb S, Bruinsma SM, Nicholson J et al. Active surveillance for prostate cancer: a systematic review of clinicopathologic variables and biomarkers for risk stratification. Eur Urol 2015; 67(4): 619-626.

[22] Bul M, Zhu X, Valdagni R et al. Active surveillance for low-risk prostate cancer worldwide: the PRIAS study. Eur Urol 2013; 63(4): 597-603.

[23] Krakowsky Y, Loblaw A, Klotz L. Prostate cancer death of men treated with initial active surveillance: clinical and biochemical characteristics. J Urol 2010; 184(1): 131-135.

[24] Whitson JM, Porten SP, Hilton JF et al. The relationship between prostate specific antigen change and biopsy progression in patients on active surveillance for prostate cancer. J Urol 2011; 185(5): 1656-1660.

[25] Barayan GA, Brimo F, Bégin LR et al. Factors influencing disease progression of prostate cancer under active surveillance: a McGill University Health Center cohort. BJU Int 2014; 114 6b:E99-E104.

[26] Loblaw A, Zhang L, Lam A et al. Comparing prostate specific antigen triggers for intervention in men with stable prostate cancer on active surveillance. J Urol 2010; 184(5): 1942-1946.

[27] Klotz L. Defining 'progression' and triggers for curative intervention during active surveillance. Curr Opin Urol 2015; 25(3): 258-266.

[28] Kates M, Tosoian JJ, Trock BJ, Feng Z, Carter HB, Partin AW. Indications for in-tervention during active surveillance of prostate cancer: a comparison of the Johns Hopkins and Prostate Cancer Research International Active Surveillance (PRIAS) protocols. BJU Int 2015; 115(2): 216-222.

[29] Klotz L, Vesprini D, Sethukavalan P et al. Long-term follow-up of a large active surveillance cohort of patients with prostate cancer. J Clin Oncol 2015; 33 (3): 272-277.

[30] Delongchamps NB, Beuvon F, Eiss D et al. Multiparametric MRI is helpful to predict

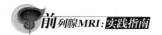
tumor focality, stage, and size in patients diagnosed with unilateral low-risk prostate cancer. Prostate Cancer Prostatic Dis 2011; 14 (3): 232-237.

[31] Doo KW, Sung DJ, Park BJ et al. Detectability of low and intermediate or high risk prostate cancer with combined T2-weighted and diffusion-weighted MRI. Eur Radiol 2012; 22(8): 1812-1819.

[32] Tamada T, Sone T, Jo Y et al. Apparent diffusion coeffcient values in peripheral and transition zones of the prostate: comparison between normal and malignant prostatic tissues and correlation with histologic grade. J Magn Reson Imaging 2008; 28(3): 720-726.

[33] Oto A, Yang C, Kayhan A et al. Diffusion-weighted and dynamic contrast-enhanced MRI of prostate cancer: correlation of quantitative MR parameters with Gleason score and tumor angiogenesis. AJR Am J Roentgenol 2011; 197 (6): 1382-1390.

[34] Zakian KL, Sircar K, Hricak H et al. Correlation of proton MR spectroscopic imaging with gleason score based on step-section pathologic analysis after radical prostatectomy. Radiology 2005; 234(3): 804-814.

[35] Fütterer JJ, Scheenen TW, Huisman HJ et al. Initial experience of 3 tesla endorectal coil magnetic resonance imaging and 1H-spectroscopic imaging of the prostate. Invest Radiol 2004; 39(11): 671-680.

[36] Turkbey B, Mani H, Aras O et al. Prostate cancer: can multiparametric MR imaging help identify patients who are candidates for active surveillance?Radiology 2013; 268(1): 144-152.

[37] Vargas HA, Akin O, Afaq A et al. Magnetic resonance imaging for predicting prostate biopsy findings in patients considered for active surveillance of clin-ically low risk prostate cancer. J Urol 2012; 188(5): 1732-1738.

[38] Bains LJ, Studer UE, Froehlich JM et al. Diffusion-weighted magnetic resonance imaging detects significant prostate cancer with high probability. J Urol 2014; 192(3): 737-742.

[39] American College of Radiology (ACR) Prostate Imaging-Reporting and Data System, versions 2.0. Accessed August 2015. http://www.acr.org/Quality-Safety/Resources/PIRADS/.

[40] Lawrentschuk N, Haider MA, Daljeet N et al. 'Prostatic evasive anterior tumours': the role of magnetic resonance imaging. BJU Int 2010; 105 (9): 1231-1236.

[41] Haarer CF, Gopalan A, Tickoo SK et al. Prostatic transition zone directed needle biopsies uncommonly sample clinically relevant transition zone tumors. J Urol 2009; 182(4): 1337-1341.

[42] Komai Y, Numao N, Yoshida S et al. High diagnostic ability of multiparametric magnetic resonance imaging to detect anterior prostate cancer missed by transrectal 12-core biopsy. J Urol 2013; 190(3): 867-873.

[43] Duffeld AS, Lee TK, Miyamoto H, Carter HB, Epstein JI. Radical prostatectomy findings in patients in whom active surveillance of prostate cancer fails. J Urol 2009; 182(5): 2274-2278.

[44] Hambrock T, Hoeks C, Hulsbergenvan de Kaa C et al. Prospective assessment of prostate cancer aggressiveness using 3-T diffusion-weighted magnetic resonance imaging-guided biopsies versus a systematic 10-core transrectal ultrasound prostate biopsy cohort. Eur Urol 2012; 61(1): 177-184.

[45] Thompson JE, Moses D, Shnier R et al. Multiparametric magnetic resonance imaging guided diagnostic biopsy detects significant prostate cancer and could reduce unnecessary biopsies and over detection: a prospective study. J Urol 2014; 192(1): 67-74.

[46] Shukla-Dave A, Hricak H, Akin O et al. Preoperative nomograms incorporating magnetic resonance imaging and spectroscopy for prediction of insignificant prostate cancer. BJU Int 2012; 109(9): 1315-1322.

[47] Stamatakis L, Siddiqui MM, Nix JW et al. Accuracy of multiparametric magnetic resonance imaging in confirming eligibility for active surveillance for men with prostate cancer. Cancer 2013; 119(18): 3359-3366.

[48] Raskolnikov D, George AK, Rais-Bahrami S et al. The role of magnetic resonance image guided prostate biopsy in stratifying men for risk of extracapsular extension at radical prostatectomy. J Urol 2015; 194(1): 105-111.

[49] Schoots IG, Petrides N, Giganti F et al. Magnetic resonance imaging in active surveillance of prostate cancer: a systematic review. Eur Urol 2015; 67 (4): 627-636.

[50] Moore CM, Robertson NL, Arsanious N et al. Image-guided prostate biopsy using magnetic resonance imaging-derived targets: a systematic review. Eur Urol 2013; 63(1): 125-140.

[51] Bonekamp D, Bonekamp S, Mullins JK, Epstein JI, Carter HB, Macura KJ. Multiparametric magnetic resonance imaging characterization of prostate lesions in the active surveillance population: incremental value of magnetic resonance imaging for prediction of disease reclassification. J Comput Assist Tomogr 2013; 37(6): 948-956.

[52] Margel D, Yap SA, Lawrentschuk N et al. Impact of multiparametric endorectal coil prostate magnetic resonance imaging on disease reclassification among active surveillance candidates: a prospective cohort study. J Urol 2012; 187(4): 1247-1252.

[53] Borofsky MS, Rosenkrantz AB, Abraham N, Jain R, Taneja SS. Does suspicion of prostate cancer on integrated T2 and diffusion-weighted MRI predict more adverse pathology on radical prostatectomy? Urology 2013; 81(6): 1279-1283.

[54] Dianat SS, Carter HB, Pienta KJ et al. Magnetic resonance-invisible versus magnetic resonance-visible prostate cancer in active surveillance: a preliminary report on disease outcomes. Urology 2015; 85(1): 147-153.

[55] de Rooij M, Hamoen EH, Fütterer JJ, Barentsz JO, Rovers MM. Accuracy of multiparametric MRI for prostate cancer detection: a meta-analysis. AJR Am J Roentgenol 2014; 202(2): 343-351.

[56] Mullins JK, Bonekamp D, Landis P et al. Multiparametric magnetic resonance imaging findings in men with low-risk prostate cancer followed using active surveillance. BJU Int 2013; 111(7): 1037-1045.

[57] Park BH, Jeon HG, Choo SH et al. Role of multiparametric 3.0-Tesla magnetic resonance imaging in patients with prostate cancer eligible for active surveil-lance. BJU Int 2014; 113(6): 864-870.

[58] Guzzo TJ, Resnick MJ, Canter DJ et al. Endorectal T2-weighted MRI does not differentiate between favorable and adverse pathologic features in men with prostate cancer who would qualify for active surveillance. Urol Oncol 2012; 30(3): 301-305.

[59] Hadaschik BA, Kuru TH, Tulea C et al. A novel stereotactic prostate biopsy system integrating pre-interventional magnetic resonance imaging and live ultrasound fusion.

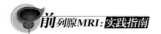

J Urol 2011; 186(6): 2214-2220.

[60] Muntener M, Patriciu A, Petrisor D et al. Transperineal prostate intervention: robot for fully automated MR imaging system description and proof of principle in a canine model. Radiology 2008; 247(2): 543-549.

[61] Hu JC, Chang E, Natarajan S et al. Targeted prostate biopsy in select men for active surveillance: do the Epstein criteria still apply? J Urol 2014; 192 (2): 385-390.

[62] Mouraviev V, Verma S, Kalyanaraman B et al. The feasibility of multiparametric magnetic resonance imaging for targeted biopsy using novel navigation systems to detect early stage prostate cancer: the preliminary experience. J Endourol 2013; 27(7): 820-825.

[63] Sonn GA, Filson CP, Chang E et al. Initial experience with electronic tracking of specific tumor sites in men undergoing active surveillance of prostate cancer. Urol Oncol 2014; 32(7): 952-957.

[64] Walton Diaz A, Shakir NA, George AK et al. Use of serial multiparametric magnetic resonance imaging in the management of patients with prostate cancer on active surveillance. Urol Oncol 2015; 33(5): 202.e1-202.e7.

[65] Rosenkrantz AB, Rice SL, Wehrli NE, Deng FM, Taneja SS. Association between changes in suspicious prostate lesions on serial MRI examinations and follow-up biopsy results. Clin Imaging 2015; 39(2): 264-269.

(Max Kates, H. Ballentine Carter, and Katarzyna J. Macura)

第十一章

前列腺癌的 PET/CT 和 PET/MRI 评估

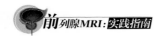

一、简介

前列腺癌的影像学评估仍具有挑战性。临床医师为了获得更有价值的影像学检查结果，需要采取患者个体化及与前列腺癌风险相适应的影像学检查方法。常规的检查方法主要为TRUS、CT、mpMRI、骨显像及[111]In-卡罗单抗喷地肽显像。但是，这些成像方法不能完全满足前列腺癌明显异质性生物学行为的临床需求。PET与各种不同的生物学相关的放射性示踪剂一起使用时，应以定量方式探究疾病的病理改变。在过去的几年中，对PET成像在前列腺癌检查中的潜在价值进行了大量研究，独立式PET成像已被PET/CT检查代替，CT为PET成像提供了衰减校正的功能，因此允许图像定量分析（如目标与背景之比，感兴趣区的平均或最大标准化摄取值）。CT还可以为PET成像提供精确的解剖定位。

最近，PET/MRI融合显像系统已经上市，该系统可进行mpMRI（包括DWI和DCE-MRI）检查。与PET/CT相比，PET/MRI检查具有对软组织对比度高、辐射剂量低的优点[1-2]。PET成像提供的生理学信息（用特定的放射性示踪剂）与MRI检查提供的形态学信息和某种程度上的功能性信息相结合。但是，这项新技术的发展速度远比PET/CT检查慢，可能是多种因素造成的，包括持续的技术挑战、强大的衰减校正、临床工作流程、确认独特的临床适应证，以及高昂的采购和维护成本[3]。本章简要回顾了PET/CT检查的实用性和局限性，以及前列腺癌自然病程各个临床阶段使用PET/MRI检查的早期经验，重点介绍了最常用的PET放射性示踪剂，包括[18]F-氟脱氧葡萄糖（FDG）、[18]F-NaF、[11]C-醋酸盐和[18]F-或[11]C-胆碱（表11.1）。

表11.1　前列腺癌的PET示踪剂汇总

放射性示踪剂	生物学基础	在前列腺癌中主要的潜在用途
[18]F-氟脱氧葡萄糖	葡萄糖代谢	检出侵袭性原发肿瘤（Gleason评分＞7分）；评估mCRPC（转移性去势抵抗性前列腺癌）的治疗效果和预后
[11]C-醋酸盐	脂肪生成	生化复发
[11]C-胆碱	脂肪生成	生化复发
[18]F-氟胆碱	脂肪生成	生化复发
[18]F-NaF	骨表面羟基磷灰石基质	骨转移
^{18}F-FMAU	细胞增殖（胸腺嘧啶类似物）	原发肿瘤定性（试验性）
抗[18]F-FACBC	氨基酸代谢	生化复发
放射性标记的PSMA靶向药（如[68]Ga-PSMA）	前列腺特异性膜抗原（外面部分）	原发肿瘤检出/定性（试验性）生化复发（试验性）

注：[68]Ga-PSMA，Glu-NH-CO-NHLys-（Ahx）-[^{68}Ga-HBED-CC]结合物，绑定基序谷氨酸-尿素-赖氨酸和HBED-CC整合物。

二、初始诊断和分期

　　通常在直肠指诊异常和（或）血清PSA水平升高时怀疑前列腺癌。常用的诊断方法包括标准10～12针TRUS引导下活检。但是，TRUS引导下活检的漏检率可能高达40%，重复活检的漏检率甚至更高（高达70%）[4-5]。虽然辅助技术如弹性成像和对比增强成像可能会有帮助，但是TRUS引导下活检对检出和定位前列腺癌通常缺乏足够的敏感度和特异度[6]。影像学引导下活检可优化检出临床相关肿瘤（如侵袭性肿瘤）的可能性，并降低临床惰性肿瘤的活检率。影像学引导下的肿瘤定位和定性能更好地帮助医师做出治疗决策，包括选择对低级别肿瘤患者进行主动监测，以及选择对部分高级别肿瘤患者进行局部治疗。

　　在3 T下使用盆腔相控阵线圈和ERC的mpMRI检查，包括DWI和DCE-MRI检查，为前列腺影像学评估提供了更好的诊断结果[7-8]。另外，虽然有些研究者已将MRSI作为mpMRI检查的组成部分，但其在临床中没有常规使用。因为MRSI检查的运用和判读需要专业知识，且成

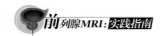

像时间长，更重要的是与mpMRI检查的其他成像相比，没有证据表明其可以提高诊断效能[9]。前列腺癌的典型特征为：外周带T_2低信号取代正常的T_2高信号；由于有些肿瘤呈等信号，该特征的敏感度有限[7]；由于出血、瘢痕、前列腺炎、前列腺萎缩和治疗后的改变也可能导致T_2低信号，其特异度也有限。

DWI检查可以测量组织内自由水分子的布朗运动。前列腺癌通常表现为水分子的弥散减少，这归因于恶性组织的细胞增多和细胞外间隙缩小[10]。反映水分子弥散测量参数的ADC值在恶性病变中通常比在良性病变或正常前列腺组织中低20%～40%[7]。DCE-MRI检查采用动力学模型建模，典型的做法是标记髂外动脉并将其作为动脉输入函数，并用转运常数K_{trans}描述微血管通透性及血流[11]。相比正常的前列腺组织，前列腺癌显示肿瘤血管增加，表现为早期、快速及明显强化后造影剂从肿瘤中迅速廓清[12]。虽然DCE-MRI检查能够区分高级别前列腺癌和慢性前列腺炎，但是小体积的肿瘤和浸润性前列腺癌可能会被遗漏[13]。

2014年发表的一项关于对前列腺癌检出准确性的荟萃分析显示，mpMRI检查具有较高的特异度，但敏感度多变[14]。而另一回顾性研究和荟萃分析报告了类似的结果，还发现MRI靶向活检和TRUS引导下活检在前列腺癌总体检出中没有显著差异[15]。但是，MRI检查对于鉴别局限于前列腺或其他器官的病变（T_1期或T_2期）与早期前列腺外累及或精囊腺受侵（T_3期）特别有帮助。局部病变范围的划定对治疗选择和患者管理有重要的影响。

人们对PET成像在前列腺癌检查中的潜在作用越来越感兴趣[16]。考虑到前列腺癌具有显著的生物学特性和临床异质性，PET成像将是一种理想的成像方法，用于常见疾病的不同阶段对潜在的肿瘤生物学进行非侵袭性诊断。目前，人们在PET成像方面已积累了丰富经验，对放射性示踪剂即^{18}F-FDG、^{11}C-醋酸盐及^{18}F-或^{11}C-胆碱也进行了大量的研究，由于正常组织、良性前列腺增生及前列腺癌的摄取重叠，这些放射性示踪剂进行原发性前列腺肿瘤的影像定位和定性的作用通常有限[17]。

肿瘤对^{18}F-FDG的摄取基于Warburg效应，即癌症引起的代谢变化，其特征是有氧糖酵解速率的增加，而不是典型的线粒体氧化磷酸化，导致恶性肿瘤诱导葡萄糖代谢增强的复杂生物学机制[18]。Shiiba等人将原发性前列腺癌的[18]F-FDG摄取水平与活检标本的Gleason评分相关联，发现SUV_{max}临界值为2.8时，区分活检标本的Gleason评分≤5分与Gleason评分≥6分的敏感度及特异度分别为62%和80%[19]。Minamimoto等人评估了FDG PET/CT检查对50名血清PSA水平升高并随后接受活检的患者中前列腺癌的检出率[20]。整个前列腺检出癌的敏感度和特异度分别为51.9%和75.7%，外周带分别为73%和64%，移行带分别为22.7%和85.9%。结论是，FDG PET/CT检查可能对检出处于中等风险以上的外周带癌有用。

2014年发表的一项对47 935例患者的回顾性研究和荟萃分析表明，前列腺中偶发高[18]F-FDG摄取的合并患病率为1.8%[21]。经活检证实，恶性肿瘤的合并风险率为62%（95%CI：54%～71%）。在韩国的一项对47 109例患者的类似研究中，前列腺中偶发性高[18]F-FDG摄取的患病率为2.8%，而观察到的恶性肿瘤的患病率与血清PSA水平有关（PSA＜2.5 ng/mL，前列腺癌的患病率为3.8%；PSA＞2.5 ng/mL，前列腺癌的患病率为60%）[22]。这些研究表明，在某些病例中，FDG PET/CT检查能够鉴别一定大小和恶性程度的前列腺肿瘤（Gleason评分为7分或更高）。总之，FDG PET/CT检查通常不适用于疾病的初始分期，但在某些高度怀疑转移的病例中，其描述代谢活跃疾病的程度可能有用。

脂肪生成放射性示踪剂、[11]C-醋酸盐及[18]F-或[11]C-胆碱对前列腺癌成像的评估大致相似[23]。醋酸盐通过单羧酸转运体运输，并在脂肪酸酶催化的反应中参与细胞膜磷脂的生成，脂肪酸合成酶在前列腺癌中上调[24]。胆碱通过胆碱转运蛋白进入细胞并形成磷酸胆碱（由胆碱激酶催化的反应，在前列腺癌中上调），然后在肿瘤细胞膜中生成磷脂酰胆碱[25]。

一项对[11]C-醋酸盐 PET/CT显像的回顾性研究和荟萃分析显示，其检出原发性前列腺癌的综合敏感度为75.1%（95%CI：69.8%～79.8%），综合特异度为75.8%（95%CI：72.4%～78.9%）[26]。与FDG PET检查相似，良恶性前列腺组织中脂肪生成示踪剂的摄取水平可能有重叠，其与这些示踪剂对癌症的非特异性有关[27]（图11.1，文后彩图11.1）。

放射性标记的醋酸盐和放射性标记的胆碱都可能对中高风险的淋

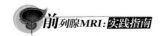
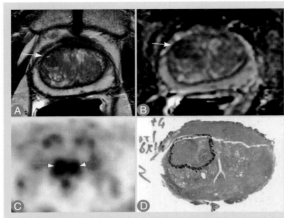

轴位T₂WI（图A）和ADC图（图B）显示右侧移行带中前部局灶性低信号（白箭头），对应PET扫描（图C）¹¹C-醋酸盐摄取增加（黑箭头）和组织病理图（图D）上的肿瘤（Gleason评分为4+4分，绿线圈）左侧移行带¹¹C-醋酸盐局灶性摄取与良性前列腺增生结节（红箭头）相对应（图C）[27]。

图11.1　前列腺癌与前列腺增生在¹¹C-醋酸盐PET上摄取相似的病例

巴结受累患者的初始分期有用。Haseebuddin等人对107例中高危淋巴结肿大的前列腺癌患者（Gleason评分为7分、血清PSA水平≥10 ng/mL，或Gleason评分≥8分，或血清PSA≥20 ng/mL）进行¹¹C-醋酸盐 PET/CT检查，这些患者计划行根治性前列腺切除术[28]。PET检出盆腔淋巴结肿大的敏感度和特异度分别为68%和78%，患者术后治疗失败的风险高3.3倍。因此，在选定的中高风险病例中，¹¹C-醋酸盐PET/CT检查可能提供有用的信息，这可能导致初始阶段的处理方式发生变化[29]。

　　¹¹C-胆碱PET检查取决于肿瘤的形态结构，单灶的检出率高于多灶或果皮状前列腺癌灶。此外，肿瘤的实际范围与异常摄取区并非完全重叠[30-31]。Scher等人报道，以切除标本或活检标本的组织病理学检查为参考标准，对原发性前列腺癌检出的敏感度为87%、特异度为62%[32]。但是，意大利的一项研究小组报道，根据6分法组织病理学分析定位原发性前列腺癌的敏感度为66%、特异度为81%[33]（图11.2，文后彩图11.2）。

　　Martorana等人报道，虽然¹¹C-胆碱PET检出结节直径≥5 mm的原发性肿瘤的敏感度为83%，但是其评估前列腺外侵犯的敏感度不如MRI检查（¹¹C-胆碱PET的敏感度为22%，而MRI为63%，$P<0.001$）[34]。Eschmann等人将组织学分析和随访作为验证标准比较了¹¹C-胆碱PET/CT

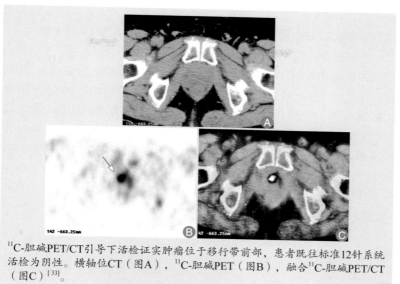

^{11}C-胆碱PET/CT引导下活检证实肿瘤位于移行带前部，患者既往标准12针系统活检为阴性。横轴位CT（图A），^{11}C-胆碱PET（图B），融合^{11}C-胆碱PET/CT（图C）[33]。

图11.2 ^{11}C-胆碱PET/CT引导下穿刺活检

与全身MRI检查对前列腺癌的分期[35]。^{11}C-胆碱PET检查的敏感度和特异度分别为97%和77%，而全身MRI检查的敏感度和特异度分别为79%和94%。这些结果提示，PET和MRI检查能够在前列腺癌的初始分期中提供互补的诊断信息。总体而言，虽然^{11}C-胆碱PET可能有助于检出原发性前列腺癌，但其诊断效能可能取决于几个重要因素，如肿瘤的级别、大小及位置[36]。

鉴于发表的报道较少，尚未确定其他PET放射性示踪剂在原发性肿瘤的检出和初始分期中的潜在用途。一个案例报道了使用^{68}Ga标记的前列腺特异性膜抗原配体（PSMA）在初次诊断中的潜在应用[37]。但是，另一报道指出了其局限性，特别是在有神经内分泌分化的低风险前列腺癌中出现假阴性时[38]。最近，有临床实例显示，患者血清PSA水平高达10.5 ng/mL，TRUS引导下活检结果为阴性，该患者接受了在3 T下mpMRI检查和采用胸腺嘧啶核苷类似物的细胞增殖放射性示踪剂^{18}F-FMAU（2'-脱氧-2'-[F]氟-5-甲基-1-β-D-阿糖尿苷）的PET/CT检查。将PET/CT与

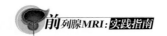

mpMRI、TRUS图像融合，以实时融合的图像为基础，将活检针定位到示踪剂异常的区域进行靶向穿刺，组织病理学上显示为早期恶性肿瘤[39]。

预计融合的PET/MRI和软件融合的前列腺PET/MRI检查，不仅可检出和定位前列腺癌（靶向活检），还可以对肿瘤部位进行定性（惰性或侵袭性）[40-45]。[11]C-醋酸盐PET/CT检查与在1.5 T下DCE-MRI获得的数据相融合，已被证明比单一的成像方式更具优势[46]。Park等人介绍了结合PET/MRI的参数，每个体素肿瘤与背景的比率[11]C-胆碱SUV值除以其ADC值，在Gleason评分≥3+4分的前列腺癌和Gleason评分≤3+3分的前列腺癌之间存在显著差异。Park等人认为，PET/MRI衍生的参数能够定性前列腺病变[47]。影像学引导下活检可以通过MRI引导或MRI-TRUS的动态融合来进行。Hartenbach等人报道，与单独使用PET或MRI相比，联合应用[18]F-氟乙基胆碱PET/MRI在检出前列腺明显的恶性病变方面准确度更高[48]。

Kim等人报道了30例局限性前列腺癌患者在行根治性前列腺切除术前，同时使用[18]F-氟胆碱PET/MRI检查[49]。MRI、[18]C-氟胆碱PET及PET/MRI联合检查，所有评估均基于同时进行的单次PET/MRI采集，确定前列腺肿瘤的部位分别达83.3%、80%及93.3%。其结论是，[18]F-氟胆碱PET/MRI联合应用比单独使用任何一种方法具有更好的诊断效能。虽然研究使用了同时采集的PET/MRI系统，但并未描述同步性的独特用途。但是，Rosenkrantz等人研究表明，同时采集PET/MRI并动态分析FDG PET成像的数据可能对较小的前列腺肿瘤的定位有用[50]。Wetter等人研究表明，从[18]F-氟胆碱PET/MRI获得的SUV值显著低于PET/CT获得的SUV值，其可能与不同的衰减校正模式有关[51-53]。

三、生化复发与再分期

虽然对局部病变进行侵入性治疗（根治性前列腺切除术或放疗）的目的是治愈疾病，但是，在最初确定性治疗的10年内，多达35%的患者（在某些高危人群中更高）可能会经历生化复发[54]。对这组患者的疾病进行定位至关重要，因为这会影响患者的治疗方式，其中可能包括针对局部复发的挽救性治疗（手术或放疗）和针对转移的全身治疗，或两者兼而有之。生化复发被定义为原发性前列腺癌治疗后，血清PSA水平升高，而影像学检查呈阴性[55]。AUA将前列腺切除术后患者的生化复发定义为初始血清PSA水平为0.2 ng/mL或更高，两次PSA>0.2 ng/mL。美国放射肿瘤学会（American Society for Therapeutic Radiology and Oncology Consensus）对生化复发的共识是：无论激素治疗如何，初次外照射放疗后的生化失败是指比患者最低时的PSA水平增加2 ng/mL或更多[56]。

总之，FDG PET成像在临床背景中的作用似乎有限，虽然较高的PSA水平可能与代谢活跃性疾病的检出率相关。在一项研究中，根据手术摘除淋巴结的组织病理学结果，FDG PET成像对盆腔淋巴结转移的检出率分别显示出75%的敏感度和100%的特异度[57]。一项关于FDG PET/CT和^{18}F-NaF PET/CT对检出隐匿性转移的前瞻性研究显示，在37例PSA复发（范围为0.5~40.2 ng/mL）和严格的影像学检查为阴性的患者中[58]，^{18}F-FDG PET/CT检查为阳性的仅1例，^{18}F-NaF PET/CT检查为阳性的有8例，两种（PET/CT）检查均为阳性的有2例。总体而言，FDG PET/CT检查对生化复发的检出率为8.1%。在另一项研究中，虽然对前列腺癌并非特异，Eiber等人比较了全身整合式PET/MRI与PET/CT检查对骨病变的评估[59]。鉴于大多数前列腺癌的转移发生在骨骼，而骨转移是前列腺癌的主要发病来源，因此通过影像学检出、定位及评估骨性病变的范围至关重要。这些学者发现，在解剖学区分和定位骨病变方面，全身FDG PET/MRI检查优于PET/CT检查。PET/MRI检查是否具有竞争优势还有待观察。

大多数对^{11}C-胆碱和^{18}F-胆碱在前列腺癌方面的研究均处于生化复发阶段（图11.3，文后彩图11.3）[60]。Umbehr等人提供了^{11}C-胆碱和^{18}F-胆碱对生化复发患者再分期的回顾性研究和荟萃分析，并报道了每例患者（12项研究，1055例患者）的综合敏感度和特异度分别为85%（95%CI：79%~89%）和88%（95%CI：73%~95%）[61]。von Eyben等人也进行了类似研究，分析了47篇文章，包含3167例患者的数据，涉及胆碱PET/CT检查在前列腺癌分期和再分期中的诊断作用[62]。该研究发现，在先前接受过外照射放疗的生化复发患者中，其阳性结果的数量在统计学上显著高于以根治性前列腺切除术作为初始治疗的的患者。此外，胆碱PET/CT检查导致938例患者中有381例（41%）的

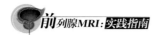

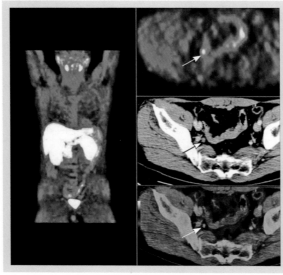

患者曾接受肿瘤切除术，血清PSA水平升高。右列从上到下分别为[18]F-氟胆碱PET扫描、盆腔CT及融合PET/CT图像，显示右侧髂内正常大小淋巴结放射性示踪剂异常积聚（箭头）。左侧的最大强度投影图像显示正常[18]F-氟胆碱的生理分布，无其他可疑病变[17]。

图11.3 生化复发的前列腺癌患者PET/CT检查

治疗发生了变化，提示了404例患者中有101例（25%）对PSA治疗有完全反应。Evan Gelista及其同事进行的另一项回顾性研究和荟萃分析（共19项研究，包括针对疾病所有部位的12项，针对淋巴结转移的3项，针对局部复发的4项，涉及1555例患者）显示，在前列腺癌生化复发的患者中，胆碱PET和PET/CT对所有病变部位（前列腺窝、淋巴结和骨骼）的综合敏感度为85.6%（95%CI：82.9%~88.1%）、特异度为92.6%（95%CI：90.1%~94.6%），对前列腺窝复发的综合敏感度为75.4%（95%CI：66.9%~82.6%）、特异度为82%（95%CI：68.6%~91.4%），对淋巴结转移的综合敏感度为100%（95%CI：90.5%~100%）、综合特异度为81.8%（95%CI：48.2%~97.7%）[63]。鉴于纳入荟萃分析的研究较少，所报告的能完全检出淋巴结转移的敏感度可能被高估。

目前，人们已经注意到，胆碱PET/CT检查的诊断效能可能取决于PSA水平和动力学。Treglia及其同事对14篇文章进行了研究，重点关注PSA水平与动力学（如PSAdt和PSA$_{vel}$）之间的关系对前列腺癌再分期中病灶检出率的影响[64]。胆碱PET/CT检查在前列腺癌再分期总体的综合检出率为58%（95%CI：55%～60%）。当PSAdt≤6个月时，综合检出率增加到65%（95%CI：58%～71%），以及当每年PSA$_{vel}$>1 ng/mL或>2 ng/mL，检出率分别增加到71%（95%CI：66%～76%）和77%（95%CI：71%～82%）。最近，一项对374例生化复发患者进行的研究表明，Gleason评分<5分或≥8分可以区分PET成像检查结果为阳性和阴性的患者。因此，PSA（PET/CT检查当天测量）和PSAdt的最佳阈值分别为3 ng/mL和6个月。在PSA<1.5 ng/mL的患者中，胆碱PET成像显示约31%的患者有复发表现、7%有转移表现[165]。

有证据表明，胆碱PET/CT检查对前列腺癌生化复发患者进行再分期时，其检出率与血清PSA水平升高、PSA$_{vel}$增加、PSAdt降低呈正相关[166]。

其他PET成像对临床生化复发的经验有限。最近，美国南加利福尼亚大学（University of Southern California）的一个研究小组报告了采用FDG、^{11}C-醋酸盐、^{11}C-胆碱或^{18}F-胆碱、抗-1-氨基-3-^{18}F-氟环丁烷-1-羧酸（抗-^{18}F-FACBC）和靶向前列腺特异性膜抗原配体（PSMA）的PET成像，并对这些成像的检出数据进行了全面提取和重新分析。研究显示，抗-^{18}F-FACBC和PSMA已被用于检测前列腺癌[167]。对任何可疑疾病，FDG PET成像的检出率最低。虽然这些成像方式的差异无统计学意义，但是^{11}C-醋酸盐PET成像在检出局部复发和淋巴结转移方面比放射性标记的胆碱检查具有更高的诊断效能。与放射性标记的胆碱检查相比，抗-^{18}F-FACBC在检出局部复发的可能性更大，该差异在统计学上也不显著。与其他4个示踪剂相比，基于PSMA的示踪剂往往检出前列腺癌患者的比例更高。

Piccardo等人比较了21例外照射放疗后生化复发的前列腺患者，其^{18}F-氟胆碱PET/MRI与对比增强CT、^{18}F-氟胆碱PET/CT、mpMRI检查的准确性[168]。研究报道，^{18}F-氟胆碱PET/MRI的检出率为86%，^{18}F-氟胆碱PET/CT的检出率为76%，对比增强CT的检出率为43%，mpMRI的检出率为81%。结果表明，PET成像显示肿块的SUV$_{max}$值和DWI的ADC值之间具有显著的统计学负相关。Souvatzoglou等人比较了32例前列腺癌患者的单次注射双成像方案与PET/CT（静脉内注射碘造影剂）和随后的PET/MRI使用^{11}C-胆碱之间的差异[169]，并发现PET/MRI检查能

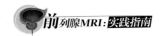

改善病变的解剖学定位，尤其是在骨骼和骨盆中，但是其同步表现总体上与PET/CT检查相当。

四、治疗反应评估

关于PET和不同示踪剂在前列腺癌治疗方面的影像学评估的研究相对有限。初步研究的结果表明，虽然影像学表现与疾病的其他表现如血清PSA或循环肿瘤细胞水平的变化不一致，但成功治疗（使用化学去势或化疗）后肿瘤FDG的摄取会降低。此外，分析中使用特定的反应标准如实体瘤的评估（RECIST 1.0和RECIST 1.1）或实体瘤的PET反应标准（PERCIST 1.0），在这种标准下进行的影像学评估可能存在差异[70-71]。另一项使用^{18}F-NaF PET/CT的初步研究表明，基于^{18}F-NaF PET的半定量分析优于基于PSA的评估反应标准[72]。因此还需要更多的研究来解释相关数据的最佳组合，从而准确地反映当前不同治疗方法的效果。

Yu等人在一项独立研究中报道，^{11}C-醋酸盐和^{18}F-NaF PET检查有助于评估骨转移对治疗的反应[73-74]（图11.4）。单个病例报道或小宗病

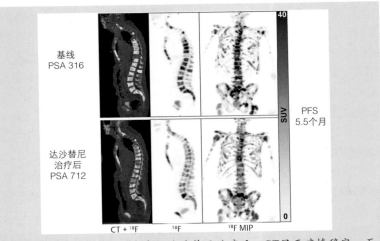

去势抵抗前列腺癌骨转移患者，达沙替尼治疗后，CT显示病情稳定，而^{18}F-NaF PET显示混杂改变，除第五腰椎摄取增多外，大多数骨病变^{18}F-NaF摄取减少。MIP：最大密度投影；PFS：无进展生存期；SUV：标准摄取值[67]。

图11.4 PET评估达沙替尼对前列腺癌疗效的病例

例报道显示，^{18}F-NaF和^{11}C-胆碱对评估二氯化镭（^{203}Ra）疗法的效果可能有价值[75-76]。新辅助化学去势与放疗加同时雄激素阻断疗法对肿瘤中^{11}C-胆碱摄取水平的影响相似[77-78]。当前在评估前列腺癌患者疗效的临床背景中，对其他PET放射性示踪剂使用的经验非常有限。

五、预后

最近，大多数文献均关注PET成像在前列腺癌检查中的诊断作用而非预后作用。Oyama等人研究了42例原发性前列腺癌患者的葡萄糖代谢的预后[79]。这些研究证明，根治性前列腺切除术后的FDG摄取水平与无复发生存率呈正相关。FDG摄取较高的患者与摄取较低的患者相比，预后明显更差。另一项对43例去势抵抗前列腺癌转移的研究显示，患者FDG最高摄取水平与整体生存率呈正相关[80]。Jadvar及其同事报告，87例去势抵抗前列腺癌转移的患者接受FDG PET/CT检查，并对总体生存期进行前瞻性随访。在多变量分析中，调整潜在预后的临床参数（年龄、血清PSA水平、血清碱性磷酸酶水平、止痛药的使用、先前的化疗及初诊时的Gleason评分），SUV_{max}的总和（多达25个活动性病变的总和，包括淋巴结、骨骼和软组织转移）存在显著性，风险比为1.01（95%CI：1.001～1.020；P=0.053）[81]（图11.5）。

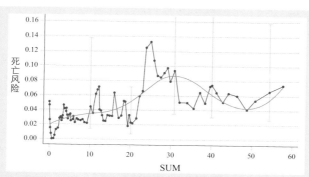

死亡风险的变化（曲线）可作为转移性肿瘤灶最大标准化摄取值总和的函数，用以解释每个患者每月死亡的几率。图中叠加的三次样条插值曲线（点状线）显示SUV_{max}总和＞20时，曲线明显向上移动，代表死亡风险增大[81]。

图11.5 SUV_{max}可作为转移性前列腺癌的预后指标

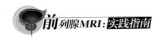

一项研究报道，在中高风险前列腺癌淋巴结术前分期的对比应用中，[11]C-胆碱PET/CT较临床分期列线图具有同等的敏感度和更好的特异度[82]。Gacci等的一项纵向研究显示，生化复发的103例患者中血清PSA与基线相比增加了5 ng/mL以上，PSAdt减少到6个月以内，并且PSA速度增加到每月＞6 ng/mL与随访PET/CT的进展结果（基线PET/CT后6个月）高度相关[83]。

Breeuwsma及其同事将64例根治性前列腺切除术后生化复发的患者的[11]C-胆碱PET/CT检查结果与疾病相关存活率相关联[84]。研究发现，PET/CT检查结果为阴性组的疾病相关存活率明显高于PET/CT检查结果为阳性组。意大利的一项类似研究中涉及195例根治性前列腺切除术后生化复发（雄激素阻断治疗期间PSA＞0.2 mg/mL）的患者，研究人员评估了[11]C-胆碱PET/CT检查在预测前列腺癌特异性生存中的潜在效用。[11]C-胆碱PET/CT检查结果为阳性和阴性患者的前列腺癌特异性生存期中位数分别为11.2年和16.4年[85]（图11.6）。Kwee等人研究了30例去势抵抗前列腺癌患者的[18]F-氟胆碱PET/CT上代谢活性肿瘤体积

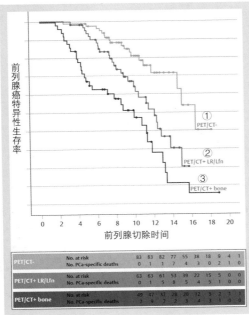

①表示[11]C-胆碱PET/CT为阴性；②表示[11]C-胆碱PET/CT为阳性，提示局部复发或淋巴结转移疾病（PET/CT + LR/Lfn）；③表示[11]C-胆碱PET/CT为阳性，提示骨转移（PET/CT+bone）。值得注意的是，PET/CT检查结果为阴性的患者的前列腺癌特异性生存期比阳性患者长。PET/CT检查结果为阳性的前列腺癌骨转移患者的生存期较局部复发或淋巴结转移患者短[85]。No. at risk：有风险的患者数；No. PCa-specific deaths：前列腺癌特异性死亡患者数。

图11.6 生化复发患者Kaplan-Meier前列腺癌特异性生存率曲线

（metabolic active tumor volume，MATV）和病变体积内的活性分布，即整体病变活性（TLA）的预后意义，发现净MATV和净TLA与总生存率显著相关[86]（图11.7）。

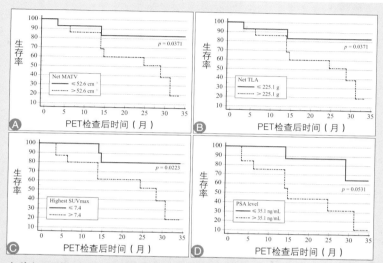

去势抵抗前列腺癌转移的患者，基于[18]F-氟胆碱PET/CT检查的Kaplan-Meier前列腺癌特异性生存率曲线。按净代谢活性肿瘤体积（图A）、净整体病变活性（图B）和最活跃肿瘤的最大标准化摄取体积（SUV_{max}）分类，患者的生存率存在统计学显著差异（图C），按血清PSA水平分层的患者的基线生存率存在显著差异（图D）。MATV：代谢活性肿瘤体积，计算方法为通过识别每个病灶SUV_{max}对应的体素，并生成一个感兴趣的体积，该体积由SUV_{max}的40%固定阈值内的所有空间连接体素组成，所有MATV之和定义为净MATV。TLA：整体病变活动度，计算方法为病变平均SUV和MATV的乘积，所有TLA之和定义为净TLA[86]。

图11.7 转移性前列腺癌患者基于PET/CT检查的Kaplan-Meier生存率曲线

六、总结

PET/CT和PET/MRI检查在前列腺癌的影像学评估中将发挥重要的作用。目前，文献主要集中在放射性标记胆碱的PET/CT检查对生化复发的诊断价值。在这种临床背景下，虽然带有放射性标记胆碱的PET检查能够检出和定位局部复发和疾病远处转移部位，其准确性与血清PSA水平呈正相关。但是，对前列腺癌这种常见疾病的PET成像研究仍有很

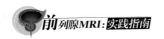

大空间，如在前列腺癌自然进程的不同阶段，利用定义明确的患者队列和理想结果，研究不同示踪剂的PET成像，以及结合CT或MRI检查时PET成像的确切价值。

致谢

本章的编写得到了美国国立卫生研究院、美国国立癌症研究所编号为R01-CA111613、R21-CA142426、P30-CA014089及R21-EB017568的资助。

参考文献

（遵从原版图书著录格式）

[1] Nensa F, Beiderwellen K, Heusch P, Wetter A. Clinical applications of PET/MRI: current status and future perspectives. Diagn Interv Radiol 2014; 20 (5): 438-447.

[2] Quick HH. Integrated PET/MR. J Magn Reson Imaging 2014; 39(2): 243-258.

[3] Jadvar H, Colletti PM. Competitive advantage of PET/MRI. Eur J Radiol 2014; 83(1): 84-94.

[4] Presti J Jr. Does the yield of prostate cancer biopsy and repeat biopsy justify the frequency of their use? Nat Clin Pract Urol 2008; 5(5): 246-247.

[5] Keetch DW, Catalona WJ, Smith DS. Serial prostatic biopsies in men with persistently elevated serum prostate specific antigen values. J Urol 1994; 151 (6): 1571-1574.

[6] Pallwein L, Mitterberger M, Pelzer A et al. Ultrasound of prostate cancer: recent advances. Eur Radiol 2008; 18(4): 707-715.

[7] Bonekamp D, Jacobs MA, El-Khouli R, Stoianovici D, Macura KJ. Advancements in MR imaging of the prostate: from diagnosis to interventions. Radiographics 2011; 31(3): 677-703.

[8] Hoeks CMA, Barentsz JO, Hambrock T et al. Prostate cancer: multiparametric MR imaging for detection, localization, and staging. Radiology 2011; 261 (1): 46-66.

[9] Costa DN, Pedrosa I, Roehrborn C, Rofsky NM. Multiparametric magnetic resonance imaging of the prostate: technical aspects and role in clinical management. Top Magn Reson Imaging 2014; 23(4): 243-257.

[10] Hosseinzadeh K, Schwarz SD. Endorectal diffusion-weighted imaging in prostate cancer to differentiate malignant and benign peripheral zone tissue. J Magn Reson Imaging 2004; 20(4): 654-661.

[11] Tofts PS. Modeling tracer kinetics in dynamic Gd-DTPA MR imaging. J Magn Reson Imaging 1997; 7(1): 91-101.

[12] Sciarra A, Panebianco V, Ciccariello M et al. Value of magnetic resonance spectroscopy imaging and dynamic contrast-enhanced imaging for detecting prostate cancer foci in men with prior negative biopsy. Clin Cancer Res 2010; 16(6): 1875-1883.

[13] Franiel T, Stephan C, Erbersdobler A et al. Areas suspicious for prostate cancer: MR-guided biopsy in patients with at least one transrectal US-guided biopsy with a negative finding multiparametric MR imaging for detection and biopsy planning. Radiology 2011; 259(1): 162-172.

[14] de Rooij M, Hamoen EH, Fütterer JJ, Barentsz JO, Rovers MM. Accuracy of multiparametric MRI for prostate cancer detection: a meta-analysis. AJR Am J Roentgenol 2014; 202(2): 343-351

[15] Schoots IG, Roobol MJ, Nieboer D, Bangma CH, Steyerberg EW, Hunink MG. Magnetic resonance imaging-targeted biopsy may enhance the diagnostic accuracy of significant prostate cancer detection compared to standard transrectal ultrasound-guided biopsy: a systematic review and meta-analysis. Eur Urol 2015; 68(3): 438-450.

[16] Jadvar H. Molecular imaging of prostate cancer: PET radiotracers. AJR Am J Roentgenol 2012; 199(2): 278-291.

[17] Jadvar H. Prostate cancer: PET with 18F-FDG, 18F-or 11C-acetate, and 18F-or 11C-choline. J Nucl Med 2011; 52(1): 81-89.

[18] Hanahan D, Weinberg RA. Hallmarks of cancer: the next generation. Cell 2011; 144(5): 646-674.

[19] Shiiba M, Ishihara K, Kimura G et al. Evaluation of primary prostate cancer using 11C-methionine-PET/CT and 18F-FDG-PET/CT. Ann Nucl Med 2012; 26 (2): 138-145.

[20] Minamimoto R, Uemura H, Sano F et al. The potential of FDG-PET/CT for detecting prostate cancer in patients with an elevated serum PSA level. Ann Nucl Med 2011; 25(1): 21-27.

[21] Bertagna F, Sadeghi R, Giovanella L, Treglia G. Incidental uptake of 18F-fluoro-deoxyglucose in the prostate gland. Systematic review and meta-analysis on prevalence and risk of malignancy. Nucl Med (Stuttg) 2014; 53(6): 249-258.

[22] Kwon T, Jeong IG, You D, Hong JH, Ahn H, Kim CS. Prevalence and clinical significance of incidental (18)F-fluoro-2-deoxyglucose uptake in prostate. Korean J Urol 2015; 56(4): 288-294.

[23] Buchegger F, Garibotto V, Zilli T et al. First imaging results of an intraindividual comparison of (11)C-acetate and (18)F-fluorocholine PET/CT in patients with prostate cancer at early biochemical first or second relapse after prostatectomy or radiotherapy. Eur J Nucl Med Mol Imaging 2014; 41(1): 68-78.

[24] Yoshimoto M, Waki A, Yonekura Y et al. Characterization of acetate metabolism in tumor cells in relation to cell proliferation: acetate metabolism in tumor cells. Nucl Med Biol 2001; 28(2): 117-122.

[25] Janardhan S, Srivani P, Sastry GN. Choline kinase: an important target for cancer. Curr Med Chem 2006; 13(10): 1169-1186.

[26] Mohsen B, Giorgio T, Rasoul ZS et al. Application of C-11-acetate positron-emission tomography (PET) imaging in prostate cancer: systematic review and meta-analysis of the literature. BJU Int 2013; 112(8): 1062-1072.

[27] Mena E, Turkbey B, Mani H et al. 11C-Acetate PET/CT in localized prostate cancer: a study with MRI and histopathologic correlation. J Nucl Med 2012; 53(4): 538-545.

[28] Haseebuddin M, Dehdashti F, Siegel BA et al. 11C-acetate PET/CT before radical prostatectomy: nodal staging and treatment failure prediction. J Nucl Med 2013; 54(5): 699-706.

[29] Strandberg S, Karlsson CT, Sundström T et al. (11)C-acetate PET/CT in pre-therapeutic lymph node staging in high-risk prostate cancer patients and its influence on disease management-a retrospective study. EJNMMI Res 2014; 4(1): 55.

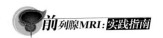

[30] Souvatzoglou M, Weirich G, Schwarzenboeck S et al. The sensitivity of [11C] choline PET/CT to localize prostate cancer depends on the tumor configuration. Clin Cancer Res 2011; 17(11): 3751-3759.

[31] Grosu AL, Weirich G, Wendl C et al. 11C-Choline PET/pathology image core-gistration in primary localized prostate cancer. Eur J Nucl Med Mol Imaging 2014; 41(12): 2242-2248.

[32] Scher B, Seitz M, Albinger W et al. Value of 11C-choline PET and PET/CT in patients with suspected prostate cancer. Eur J Nucl Med Mol Imaging 2007; 34(1): 45-53.

[33] Farsad M, Schiavina R, Castellucci P et al. Detection and localization of pros-tate cancer: correlation of (11)C-choline PET/CT with histopathologic step-section analysis. J Nucl Med 2005; 46(10): 1642-1649.

[34] Martorana G, Schiavina R, Corti B et al. 11C-choline positron emission tomog-raphy/computerized tomography for tumor localization of primary prostate cancer in comparison with 12-core biopsy. J Urol 2006; 176(3): 954-960, discussion 960.

[35] Eschmann SM, Pfannenberg AC, Rieger A et al. Comparison of 11C-choline-PET/CT and whole body-MRI for staging of prostate cancer. Nucl Med (Stuttg) 2007; 46(5): 161-168, quiz N47-N48.

[36] Takei T, Souvatzoglou M, Beer AJ et al. A case of multimodality multiparametric 11C-choline PET/MR for biopsy targeting in prior biopsy-negative primary prostate cancer. Clin Nucl Med 2012; 37(9): 918-919.

[37] Eiber M, Nekolla SG, Maurer T, Weirich G, Wester HJ, Schwaiger M. (68)Ga-PSMA PET/MR with multimodality image analysis for primary prostate cancer. Abdom Imaging 2015; 40(6): 1769-1771.

[38] Chakraborty PS, Tripathi M, Agarwal KK, Kumar R, Vijay MK, Bal C. Metastatic poorly differentiated prostatic carcinoma with neuroendocrine differentiation: negative on 68Ga-PSMA PET/CT. Clin Nucl Med 2015; 40(2): e163-e166.

[39] Jadvar H, Chen K, Ukimura O. Targeted Prostate Gland Biopsy With Combined Transrectal Ultrasound, mpMRI, and 18F-FMAU PET/CT. Clin Nucl Med 2015; 40(8): e426-e428.

[40] Wetter A. Molecular research in urology 2014: update on PET/MR imaging of the prostate. Int J Mol Sci 2014; 15(8): 13401-13405.

[41] Zettinig O, Shah A, Hennersperger C et al. Multimodal image-guided prostate fusion biopsy based on automatic deformable registration. Int J Comp Assist Radiol Surg 2015; 10(12): 1997-2007.

[42] Gatidis S, Scharpf M, Martirosian P et al. Combined unsupervised-supervised classification of multiparametric PET/MRI data: application to prostate cancer. NMR Biomed 2015; 28(7): 914-922.

[43] Bagade S, Fowler KJ, Schwarz JK, Grigsby PW, Dehdashti F. PET/MRI evaluation of gynecologic malignancies and prostate cancer. Semin Nucl Med 2015; 45(4): 293-303.

[44] de Perrot T, Rager O, Scheffler M et al. Potential of hybrid ^{18}F-fluorocholine PET/MRI for prostate cancer imaging. Eur J Nucl Med Mol Imaging 2014; 41 (9): 1744-1755.

[45] Souvatzoglou M, Eiber M, Martinez-Moeller A et al. PET/MR in prostate cancer: technical aspects and potential diagnostic value. Eur J Nucl Med Mol Imaging 2013; 40 Suppl 1:S79-S88

[46] Jambor I, Borra R, Kemppainen J et al. Improved detection of localized prostate cancer using coregistered MRI and 11C-acetate PET/CT. Eur J Radiol 2012; 81(11): 2966-2972.

[47] Park H, Wood D, Hussain H et al. Introducing parametric fusion PET/MRI of primary prostate cancer. J Nucl Med 2012; 53(4): 546-551.

[48] Hartenbach M, Hartenbach S, Bechtloff W et al. Combined PET/MRI improves diagnostic accuracy in patients with prostate cancer: a prospective diagnostic trial. Clin Cancer Res 2014; 20(12): 3244-3253.

[49] Kim YI, Cheon GJ, Paeng JC et al. Usefulness of MRI-assisted metabolic volumetric parameters provided by simultaneous (18)F-fluorocholine PET/MRI for primary prostate cancer characterization. Eur J Nucl Med Mol Imaging 2015; 42(8): 1247-1256.

[50] Rosenkrantz AB, Koesters T, Vahle AK et al. Quantitative graphical analysis of simultaneous dynamic PET/MRI for assessment of prostate cancer. Clin Nucl Med 2015; 40(4): e236-e240.

[51] Wetter A, Lipponer C, Nensa F et al. Quantitative evaluation of bone metastases from prostate cancer with simultaneous [18F] choline PET/MRI: combined SUV and ADC analysis. Ann Nucl Med 2014; 28(5): 405-410.

[52] Wetter A, Lipponer C, Nensa F et al. Evaluation of the PET component of simultaneous [(18)F]choline PET/MRI in prostate cancer: comparison with [(18)F] choline PET/CT. Eur J Nucl Med Mol Imaging 2014; 41(1): 79-88.

[53] Wetter A, Lipponer C, Nensa F et al. Simultaneous 18F choline positron emis-sion tomography/magnetic resonance imaging of the prostate: initial results. Invest Radiol 2013; 48(5): 256-262.

[54] Bruce JY, Lang JM, McNeel DG, Liu G. Current controversies in the management of biochemical failure in prostate cancer. Clin Adv Hematol Oncol 2012; 10(11): 716-722.

[55] Cookson MS, Aus G, Burnett AL et al. Variation in the definition of biochemical recurrence in patients treated for localized prostate cancer: the American Urological Association Prostate Guidelines for Localized Prostate Cancer Update Panel report and recommendations for a standard in the reporting of surgical outcomes. J Urol 2007; 177(2): 540-545.

[56] Roach M III Hanks G, Thames H Jr. et al. Defining biochemical failure following radiotherapy with or without hormonal therapy in men with clinically localized prostate cancer: recommendations of the RTOG-ASTRO Phoenix Consensus Conference. Int J Radiat Oncol Biol Phys 2006; 65(4): 965-974.

[57] Chang CH, Wu HC, Tsai JJ, Shen YY, Changlai SP, Kao A. Detecting metastatic pelvic lymph nodes by 18F-2-deoxyglucose positron emission tomography in patients with prostate-specific antigen relapse after treatment for localized prostate cancer. Urol Int 2003; 70(4): 311-315.

[58] Jadvar H, Desai B, Ji L et al. Prospective evaluation of 18F-NaF and 18F-FDG PET/CT in detection of occult metastatic disease in biochemical recurrence of prostate cancer. Clin Nucl Med 2012; 37(7): 637-643.

[59] Eiber M, Takei T, Souvatzoglou M et al. Performance of whole-body integrated 18F-FDG PET/MR in comparison to PET/CT for evaluation of malignant bone lesions. J Nucl Med 2014; 55(2): 191-197.

[60] Bauman G, Belhocine T, Kovacs M, Ward A, Beheshti M, Rachinsky I. 18F-fluo-

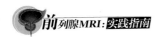

rocholine for prostate cancer imaging: a systematic review of the literature. Prostate Cancer Prostatic Dis 2012; 15(1): 45-55.

[61] Umbehr MH, Müntener M, Hany T, Sulser T, Bachmann LM. The role of 11C-choline and 18F-fluorocholine positron emission tomography (PET) and PET/CT in prostate cancer: a systematic review and meta-analysis. Eur Urol 2013; 64(1): 106-117.

[62] von Eyben FE, Kairemo K. Meta-analysis of (11)C-choline and (18)F-choline PET/CT for management of patients with prostate cancer. Nucl Med Commun 2014; 35(3): 221-230.

[63] Evangelista L, Zattoni F, Guttilla A et al. Choline PET or PET/CT and biochemical relapse of prostate cancer: a systematic review and meta-analysis. Clin Nucl Med 2013; 38(5): 305-314.

[64] Treglia G, Ceriani L, Sadeghi R, Giovacchini G, Giovanella L. Relationship between prostate-specific antigen kinetics and detection rate of radiolabelled choline PET/CT in restaging prostate cancer patients: a meta-analysis. Clin Chem Lab Med 2014; 52(5): 725-733.

[65] Rodado-Marina S, Coronado-Poggio M, García-Vicente AM et al. Clinical utility of (18)F-fluorocholine positron-emission tomography/computed tomography (PET/CT) in biochemical relapse of prostate cancer after radical treatment: results of a multicentre study. BJU Int 2015; 115(6): 874-883.

[66] Castellucci P, Picchio M. 11C-choline PET/CT and PSA kinetics. Eur J Nucl Med Mol Imaging 2013; 40 Suppl 1:S36-S40.

[67] Yu CY, Desai B, Ji L, Groshen S, Jadvar H. Comparative performance of PET tracers in biochemical recurrence of prostate cancer: a critical analysis of literature. Am J Nucl Med Mol Imaging 2014; 4(6): 580-601.

[68] Piccardo A, Paparo F, Picazzo R et al. Value of fused 18F-Choline-PET/MRI to evaluate prostate cancer relapse in patients showing biochemical recurrence after EBRT: preliminary results. Biomed Res Int 2014; 2014:103718.

[69] Souvatzoglou M, Eiber M, Takei T et al. Comparison of integrated whole-body [11C] choline PET/MR with PET/CT in patients with prostate cancer. Eur J Nucl Med Mol Imaging 2013; 40(10): 1486-1499.

[70] Jadvar H, Desai B, Ji L, et al. RECIST 1.0, PERCIST 1.0 and PSA treatment response criteria in metastatic castrate-resistant prostate cancer. Paper presented at the 99th Annual Meeting of the Radiological Society of North America (RSNA), December 1-6, 2013; Chicago, IL, 2013. [Abstract]

[71] Jadvar H, Desai B, Ji L, et al. Comparison of RECIST 1.0, PERCIST 1.0 and PCWG2 treatment response criteria in metastatic castrate-sensitive prostate cancer. Paper presented at the Annual Meeting of the Society of Nuclear Medicine and Molecular Imaging (SNMMI); June 1 to 6, 2015; Baltimore, MD.[Abstract]

[72] Doroudinia A, Desai B, Yoon J, et al. Treatment Response Assessment in Metastatic Prostate Cancer with 18F-NaF PET/CT. Paper presented at the Annual Meeting of the Society of Nuclear Medicine and Molecular Imaging (SNMMI); June 1 to 6, 2015; Baltimore, MD. [Abstract]

[73] Yu EY, Muzi M, Hackenbracht JA et al. C11-acetate and F-18 FDG PET for men with prostate cancer bone metastases: relative findings and response to therapy. Clin Nucl Med 2011; 36(3): 192-198.

[74] Yu EY, Duan F, Muzi M et al. Castration-resistant prostate cancer bone metastasis response measured by 18F-fluoride PET after treatment with dasatinib and correlation with progression-free survival: results from American College of Radiology Imaging Network 6687. J Nucl Med 2015; 56(3): 354-360.

[75] Cook G Jr Parker C, Chua S, Johnson B, Aksnes AK, Lewington VJ. 18F-fluoride PET: changes in uptake as a method to assess response in bone metastases from castrate-resistant prostate cancer patients treated with 223Rachloride (Alpharadin). EJNMMI Res 2011; 1(1): 4.

[76] Miyazaki KS, Kuang Y, Kwee SA. Changes in skeletal tumor activity on (18)F-choline PET/CT in patients receiving (223)Radium radionuclide therapy for metastatic prostate cancer. Nucl Med Mol Imaging 2015; 49(2): 160-164.

[77] Challapalli A, Barwick T, Tomasi G et al. Exploring the potential of [11C]choline-PET/CT as a novel imaging biomarker for predicting early treatment response in prostate cancer. Nucl Med Commun 2014; 35(1): 20-29.

[78] Amanie J, Jans HS, Wuest M et al. Analysis of intraprostatic therapeutic effects in prostate cancer patients using [(11)C]-choline pet/ct after external-beam radiation therapy. Curr Oncol 2013; 20(2): 104-110.

[79] Oyama N, Akino H, Suzuki Y et al. Prognostic value of 2-deoxy-2-[F-18]fluo-ro-D-glucose positron emission tomography imaging for patients with prostate cancer. Mol Imaging Biol 2002; 4(1): 99-104.

[80] Meirelles GS, Schöder H, Ravizzini GC et al. Prognostic value of baseline [18F] fluorodeoxyglucose positron emission tomography and 99mTc-MDP bone scan in progressing metastatic prostate cancer. Clin Cancer Res 2010; 16 (24): 6093-6099.

[81] Jadvar H, Desai B, Ji L et al. Baseline 18F-FDG PET/CT parameters as imaging biomarkers of overall survival in castrate-resistant metastatic prostate cancer. J Nucl Med 2013; 54(8): 1195-1201.

[82] Schiavina R, Scattoni V, Castellucci P et al. 11C-choline positron emission tomography/computerized tomography for preoperative lymphnode staging in intermediate-risk and high-risk prostate cancer: comparison with clinical staging nomograms. Eur Urol 2008; 54(2): 392-401.

[83] Gacci M, Cai T, Siena G et al. Prostate-specific antigen kinetics parameters are predictive of positron emission tomography features worsening in patients with biochemical relapse after prostate cancer treatment with radical intent: Results from a longitudinal cohort study. Scand J Urol 2014; 48(3): 259-267.

[84] Breeuwsma AJ, Rybalov M, Leliveld AM, Pruim J, de Jong IJ. Correlation of [11C] choline PET-CT with time to treatment and disease-specific survival in men with recurrent prostate cancer after radical prostatectomy. Q J Nucl Med Mol Imaging 2012; 56(5): 440-446.

[85] Giovacchini G, Picchio M, Garcia-Parra R et al. 11C-choline PET/CT predicts prostate cancer-specific survival in patients with biochemical failure during androgen-deprivation therapy. J Nucl Med 2014; 55(2): 233-241.

[86] Kwee SA, Lim J, Watanabe A, Kromer-Baker K, Coel MN. Prognosis Related to Metastatic Burden Measured by 18F-Fluorocholine PET/CT in Castration-Resistant Prostate Cancer. J Nucl Med 2014; 55(6): 905-910.

(Hossein Jadvar)

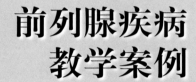

第十二章

前列腺疾病
教学案例

12

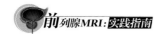
本章介绍了大量的前列腺MRI诊断病例，通过描述前列腺癌的典型影像学表现，指出诊断中存在的缺陷和挑战。除另有标注外，所有检查均在3 T下使用相控阵盆腔线圈通过MRI扫描完成。通过扫描获得b值分别为50 s/mm^{2}和1000 s/mm^{2}的DWI，并将二者进行计算处理，获得高b值（1500 s/mm^2）的DWI。本章病例中均应用PI-RADS v2对病变进行评估。

病例1：PI-RADS 2分病变，对应为高级别前列腺上皮内瘤变

1. 病史

患者男性，58岁，PSA水平升高（4.1 ng/mL），既往未行前列腺活检，MRI检查见图12.1[1-2]。

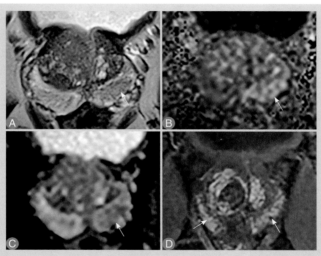

A.T$_2$WI显示左侧外周带基底部至中部病变呈弥漫的T$_2$低信号；B.DWI（b=1500 s/mm^2）显示病变呈边界模糊的轻度高信号；C.ADC图显示病变呈边界模糊的轻度低信号；D.DCE-MRI显示双侧外周带弥漫早期强化（DCE呈阴性）。PI-RADS v2评分：2分。箭头：病变。

图12.1　高级别前列腺上皮内瘤变

2. 诊断

穿刺活检显示为双侧、多灶的高级别前列腺上皮内瘤变。

教学要点：高级别前列腺上皮内瘤变被认为是一种癌前病变，可能导

致MRI检查呈假阳性。此类病变的管理策略应当包括多次重复的PSA筛查和前列腺穿刺活检，但在复查过程中，对于活检的时间和次数尚无定论。

病例2：PI-RADS 3分病变，对应为前列腺炎

1. 病史

患者男性，65岁，PSA升高（7.5 ng/mL），既往前列腺活检结果为阴性，MRI检查见图12.2[3]。

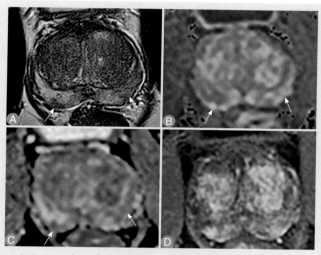

A.T_2WI显示双侧外周带中部病变呈带线状和楔形T_2低信号；B.DWI（b=1500 s/mm^2）显示双侧外周带轻度高信号；C.ADC图显示双侧外周带轻度低信号；D.DCE-MRI显示双侧弥漫性强化（DCE呈阴性）。PI-RADS v2评分：2个病变均为3分。箭头：病变。

图12.2　前列腺炎

2. 诊断

MRI-TRUS融合活检显示为前列腺炎。

教学要点：前列腺炎通常无症状，可表现为T_2信号降低、扩散受限和早期增强，这些MRI征象也可见于前列腺癌，但是前列腺炎的形态是线形、楔形或弥漫性的，并且T_2呈低信号，DWI信号异常的程度通常较轻。

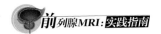

病例3：PI-RADS 3分病变，对应为良性前列腺组织

1.病史

患者男性，62岁，PSA水平为5.2 ng/mL，既往未接受前列腺活检，MRI检查见图12.3[3]。

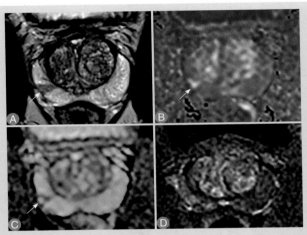

A. T_2WI显示右侧外周带中部病变呈楔形低信号；B.DWI（b=1500 s/mm^2）显示病变呈轻度高信号；C.ADC图显示病变呈轻度低信号；D.DCE-MRI显示未发现与T_2WI或DWI异常信号相匹配的局限性早期强化（DCE呈阴性）。PI-RADS v2评分：3分。箭头：病变。

图12.3　良性前列腺组织

2.诊断

MRI-TRUS融合活检显示为良性前列腺组织。

教学要点：T_2WI上病变形态为楔形，所以T_2WI评分为2分，可见于前列腺萎缩、纤维化或前列腺炎。但在此病例中，可见局限性ADC低信号和DWI高信号，因此，DWI评分为3分，PI-RADS总体评分为3分。

病例4：PI-RADS 3分病变，对应为低级别前列腺癌

1.病史

患者男性，56岁，PSA水平升高（7.5 ng/mL），既往未接受前列腺活检，MRI检查见图12.4[4]。

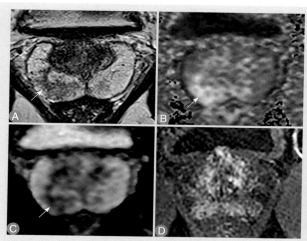

A.T_2WI显示右侧外周带基底后部病变呈边界不清的中度低信号；B.DWI（b=1500 s/mm²）显示病变呈局限性轻度高信号；C.ADC图显示病变呈局限性的中度低信号；D.DCE-MRI显示双侧弥漫性早期强化（DCE呈阴性）。PI-RADS v2评分：3分。箭头：病变。

图12.4 低级别前列腺癌

2. 诊断

MRI-TRUS融合活检显示为前列腺癌，Gleason评分为3+3分。

教学要点：本例病变PI-RADS评分为3分，而组织学诊断为低级别前列腺癌，与既往研究结果一致，即大多数PI-RADS 3分病变为良性或低级别癌。

病例5：PI-RADS 4分病变，对应为中等级别前列腺癌

1. 病史

患者男性，55岁，PSA水平为19 ng/mL，既往未接受前列腺活检，MRI检查见图12.5。

2. 诊断

MRI-TRUS融合活检显示为前列腺癌，Gleason评分为3+4分。

教学要点：位于外周带、边界清晰的均质肿块伴有显著的DWI/ADC异常信号，提示临床显著性癌。

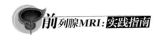

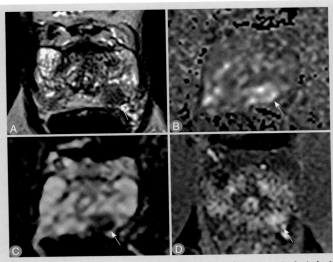

A.T₂WI显示左侧外周带中部后内侧病变呈边界清晰的、均质的中度低信号，直径为1 cm；B.DWI（b=1500 s/mm²）显示病变呈局限性显著高信号，直径＜1.5 cm；C.ADC图显示病变呈局限性显著低信号；D.DCE-MRI显示病变呈局限性的早期强化，与其他序列相匹配（DCE呈阳性）。PI-RADS v2评分：4分。箭头：病变。

图12.5　中等级别前列腺癌

病例6：PI-RADS 5分病变，对应为高级别前列腺癌

1. 病史

患者男性，63岁，PSA升高至29.3 ng/mL，既往未接受前列腺活检，MRI检查见图12.6[3]。

2. 诊断

MRI-TRUS融合活检显示为前列腺癌，Gleason评分为4+5分。

教学要点：对病变ADC的评估通常依靠肉眼观察来定性。虽然研究显示较低的ADC值与较高级别的肿瘤相关，但ADC值在良性前列腺组织与低级别和高级别肿瘤之间依然有重叠。此外，定量ADC值因扫描设备、采集和测量技术的差异而有所不同。考虑到上述因素，ADC值低于750~900 μm²/s，被建议作为临床显著性癌的诊断阈值。

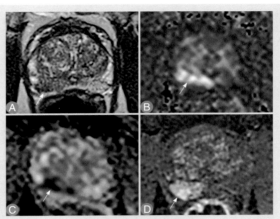

A.T$_2$WI显示左侧外周带中部后内侧病变呈边界清晰的、均质的显著低信号，直径为1.7 cm；B.DWI（b=1500 s/mm^2）显示病变呈局限性显著高信号，直径≥1.5 cm；C.ADC图显示病变呈局限性显著低信号，ADC值为450 μm^2/s；D.DCE-MRI显示病变呈局限性的早期强化，与其他序列相匹配（DCE呈阳性）。PI-RADS v2评分：5分。箭头：病变。

图12.6 高级别前列腺癌

病例7：PI-RADS 2分病变，对应为不典型良性前列腺增生结节

1. 病史

患者男性，69岁，PSA水平升高至6.9 ng/mL，既往未接受前列腺活检，MRI检查见图12.7[3]。

2. 诊断

MRI-TRUS融合活检显示为良性病变，为轻度不典型良性间质性前列腺增生。

教学要点：T$_2$WI表现是移行带病变PI-RADS总体评分的决定因素。由于该病变的T$_2$WI评分为2分，因此，无论DWI和DCE评分如何，PI-RADS总体评分均为2分。良性前列腺增生结节通常表现为扩散受限和DCE阳性。良性前列腺增生结节主要由腺体成分构成，表现为T$_2$高信号，而大部分间质性的良性前列腺增生结节为T$_2$低信号，因此，典型的良性前列腺增生结节的信号通常为高低混杂，呈不均匀信号改变。在移

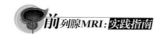

行带内，出现圆形或椭圆形、边界清晰及有包膜的病变，通常提示良性前列腺增生结节而非肿瘤。

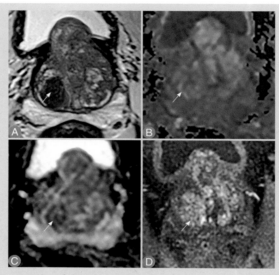

A.T$_2$WI显示右侧移行带中后部病变呈卵圆形、边界清晰的、均质的低信号，直径为1.9 cm；B.DWI（b=1500 s/mm^2）显示与移行带其余部分比较，病变呈等信号；C.ADC图显示病变呈局限性轻度低信号；D.DCE-MRI显示病变呈局限性的早期强化，与图A、图C相匹配（DCE呈阳性）。PI-RADS v2评分：2分。箭头：病变。

图12.7　不典型良性前列腺增生结节

病例8：PI-RADS 3分病变，对应为移行带低级别前列腺癌

1. 病史

患者男性，77岁，PSA水平为2.4 ng/mL，既往前列腺活检结果为高级别前列腺上皮内瘤变，MRI检查见图12.8。

2. 诊断

MRI-TRUS融合活检显示为前列腺癌，Gleason评分为3+3分。

教学要点：不典型良性前列腺增生结节和移行带肿瘤的鉴别具有挑战性。对于移行带病灶的T$_2$WI和DWI/ADC评估，应以移行带其余部分为参考背景，当病变边缘模糊不清时提示移行带肿瘤可能。

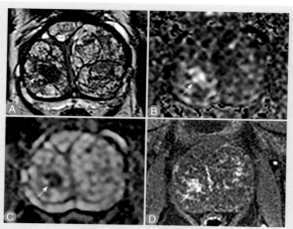

A.T$_2$WI显示右侧移行带前部病变呈边界模糊的、轻度不均质的低信号，直径为1.1 cm，病变形态不规则，未见清晰完整的、光滑的包膜；B.DWI（b=1500 s/mm^2）显示病变呈显著高信号；C.ADC图显示病变呈中等程度低信号；D.DCE-MRI显示病变呈局限性的早期强化，与其他序列相匹配（DCE呈阳性）。PI-RADS v2评分：3分。箭头：病变。

图12.8 移行带低级别前列腺癌

病例9：PI-RADS 4分病变，对应为移行带中等级别前列腺癌

1. 病史

患者男性，67岁，PSA水平为3.1 ng/mL，既往未接受前列腺活检，MRI检查见图12.9。

2. 诊断

MRI-TRUS融合活检显示为前列腺癌，Gleason评分为3+4分。

教学要点：本例移行带病变在DWI/ADC上显示最为明显。虽然DWI不是移行带病变PI-RADS v2评分的主要决定因素，但其有助于初步识别病变，并提示医师更仔细地检查T$_2$WI。

病例10：PI-RADS 5分病变，对应为移行带高级别前列腺癌

1. 病史

患者男性，65岁，PSA水平升高为16 ng/mL，既往未接受前列腺活检，MRI检查见图12.10[3]。

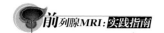
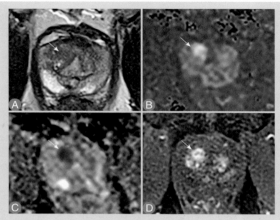

A.T$_2$WI显示右侧移行带前部病变呈边界不清的、中度低信号，直径为1.3 cm；B.DWI（b=1500 s/mm^2）显示病变呈显著高信号，直径＜1.5 cm；C.ADC图显示病变呈显著低信号，直径＜1.5 cm；D.DCE-MRI显示病变呈局限性的早期强化，与其他序列相匹配（DCE呈阳性）。PI-RADS v2评分：4分。箭头：病变。

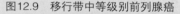
图12.9　移行带中等级别前列腺癌

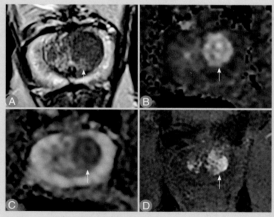

A.T$_2$WI显示病变呈边界模糊的、均质的中度低信号，直径为1.3 cm；B.DWI（b=1500 s/mm^2）显示病变呈局限性显著高信号，直径＞1.5 cm；C.ADC图显示病变呈局限性显著低信号，直径＞1.5 cm；D.DCE-MRI显示病变呈局限性的早期强化，与其他序列相匹配（DCE呈阳性）。PI-RADS v2评分：5分。箭头：病变。

图12.10　移行带高级别前列腺癌

2. 诊断

MRI-TRUS融合活检显示为前列腺癌，Gleason评分为4+4分。

教学要点：T_2WI上"擦木炭画征"有助于识别移行带肿瘤。此征象表现为边界模糊不清的T_2低信号，也被描述为类似于模糊指纹的改变。

病例11：PI-RADS 5分病变，对应为移行带低级别前列腺癌

1. 病史

患者男性，67岁，PSA水平升高至5.1 ng/mL，既往未接受前列腺活检，MRI检查见图12.11[5-7]。

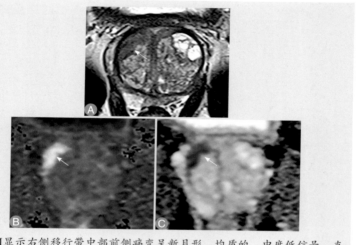

A.T_2WI显示右侧移行带中部前侧病变呈新月形、均质的、中度低信号，直径为3.1 cm；B.DWI（b=1500 s/mm²）显示病变呈局限性的显著高信号，直径＞1.5 cm；C.ADC图（ADC值为480 μm²/s）显示病变呈局限性的显著低信号，直径＞1.5 cm。PI-RADS v2评分：5分。箭头：病变。

图12.11 移行带低级别前列腺癌

2. 诊断

MRI-TRUS融合活检显示为前列腺癌，Gleason评分为3+3分。

教学要点：该病变在ADC上信号明显减低，但病理结果显示其为低级别肿瘤。移行带肿瘤ADC值与其Gleason评分之间的相关性要低于外周带肿瘤。

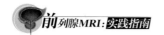

病例12：正常中央带

1. 病史

患者男性，68岁，PSA水平升高（5.5 ng/mL），既往未接受前列腺活检，MRI检查见图12.12[8-10]。

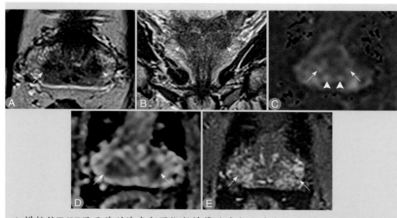

A.横轴位T₂WI显示前列腺底部围绕射精管的病变呈对称性、哑铃状的低信号；B.冠状位T₂WI显示前列腺底部病变呈对称性的T₂低信号；C.DWI（b=1500 s/mm²）显示病变呈稍高信号，射精管内信号增高（凹底箭头）；D.ADC图显示病变呈中度低信号；E.DCE-MRI显示病变呈轻度延迟强化。箭头：病变。

图12.12　正常中央带

2. 诊断

中央带呈典型的对称性分布。

教学要点：中央带围绕射精管分布，主要位于前列腺底部并延伸至精阜，在大多数患者中可以清楚地显示。中央带典型表现为前列腺底部对称性分布的条带状T₂低信号，其ADC值降低。有研究显示，正常中央带在DCE-MRI上表现为渐进性强化（1型）或平台型强化（2型）。冠状位图像有助于显示中央带对称的三角形表现。

病例13：中央带外侧移位

1. 病史

患者男性，60岁，PSA水平为2.9 ng/mL，在主动监测过程中发现右侧尖部前列腺癌，Gleason评分为3+3分，MRI检查见图12.13。

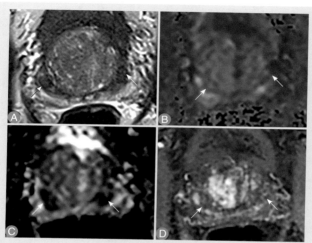

A.T$_2$WI显示病变位于前列腺底部、双侧移行带和外周带之间，呈对称性分布的条带状、新月形的T$_2$低信号；B.DWI（b = 1500 s/mm^2）显示病变内无高信号；C.ADC图显示病变呈显著的低信号；D.DCE-MRI显示病变无早期强化。

箭头：病变。

图12.13 中央带外侧移位

2. 诊断

MRI-TRUS融合活检显示为良性病变，中央带侧向移位。

教学要点：正常情况下，中央带两侧叶可以向外侧移位。DWI上呈对称性分布且信号不高，有助于诊断。

病例14：中央带肿瘤

1. 病史

患者男性，60岁，PSA水平升高（6.1 ng/mL），既往未接受前列腺活检，MRI检查见图12.14[9]。

2. 诊断

标准12针活检结果为阴性，而MRI-TRUS融合活检显示为前列腺癌，Gleason评分为3+4分。

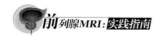

教学要点：不到5%的肿瘤发生在中央带，但其通常更具侵袭性。正常中央带通常两侧对称，在T_2WI和ADC上呈低信号。与对侧中央带相比，病变侧呈不对称性改变，T_2WI呈更低信号，ADC图表现为早期强化伴廓清（3型增强），因此提示中央带肿瘤。

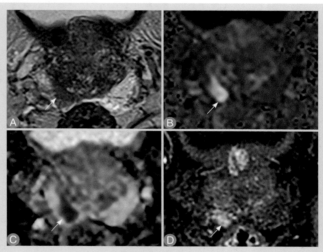

A.T_2WI显示右侧基底部后内侧中央带病变呈不对称性凸起；B.DWI（b=1500 s/mm^2）显示病变呈显著高信号，直径≥1.5 cm；C.ADC图显示病变呈局限性显著低信号，直径≥1.5 cm；D.DCE-MRI显示病变呈局限性的早期强化，与图A、图B序列相匹配。PI-RADS v2评分：5分。箭头：病变。

图12.14　中央带肿瘤[11]

病例15：前纤维肌肉间质良性增厚

1. 病史

患者男性，74岁，因血尿行膀胱镜检查发现前列腺尿道部异常，活检显示为前列腺癌，Gleason评分为4+3分，MRI检查见图12.15。

2. 诊断

前纤维肌肉间质良性增厚。该患者因腺体其他部位肿瘤接受了根治性前列腺切除术，在前纤维肌肉间质或前列腺前部其余部位均未发现肿瘤。

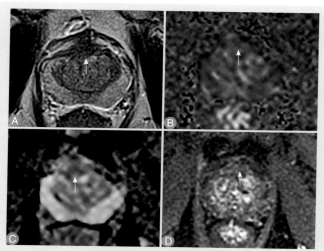

A.T$_2$WI显示病变累及前纤维肌肉间质，呈外凸性、T$_2$低信号、无明确边界；B.DWI（b=1500 s/mm^2）显示病变未见异常信号；C.ADC图显示病变呈轻度低信号；D.DCE-MRI显示不存在与图A、图C相匹配的早期强化病灶。箭头：病变。

图12.15 前纤维肌肉间质良性增厚

教学要点：虽然T$_2$WI表现为可疑肿瘤，但DWI表现为无高信号或DCE-MRI呈阴性，提示为前纤维肌肉间质良性增厚。

病例16：肿瘤累及前纤维肌肉间质

1. 病史

患者男性，67岁，PSA水平升高（14.8 ng/mL），既往活检显示高级别前列腺上皮内瘤变，MRI检查见图12.16[11]。

2. 诊断

MRI-TRUS融合活检显示为前列腺癌，Gleason评分为3+4分。

教学要点：前纤维肌肉间质由T$_2$低信号的纤维和平滑肌组织组成，构成前列腺前侧缘。虽然前纤维肌肉间质不具有腺体组织，但发生于移行带边缘的肿瘤可能在此区域生长。肿瘤可向前侵犯前纤维肌肉间质，并通常表现为"凸透镜样"改变。由于正常前纤维肌肉间质是乏血供的，因此，DCE呈阳性有助于该区域的肿瘤诊断。

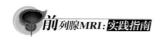

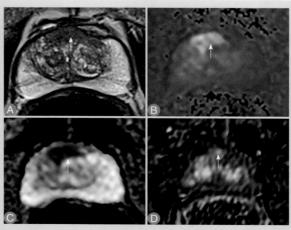

A.T₂WI显示病变呈均质的新月形、T_2低信号，累及移行带中线前部和前纤维肌肉间质；B.DWI（b=1500 s/mm²）显示病变呈显著高信号，直径≥1.5 cm；C.ADC图显示病变呈局限性显著低信号，直径≥1.5 cm；D.DCE图显示病变呈轻度早期强化。PI-RADS v2评分：5分。箭头：病变。

图12.16　肿瘤累及前纤维肌肉间质

病例17：外周带内外凸型良性前列腺增生结节

1. 病史

患者男性，66岁，PSA水平升高（8 ng/mL），MRI检查见图12.17。

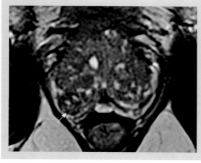

轴位T_2WI显示右侧外周带邻近移行带表面呈圆形、边界清晰的、有完整包膜的不均质结节，结节内可见T_2高信号，周边可见纤薄的T_2低信号包膜（箭头）。

图12.17　外周带内外凸型良性前列腺增生结节

2. 诊断

外凸型良性前列腺增生结节。

教学要点：外凸的良性前列腺增生结节可出现在外周带。虽然ADC值较低，但外周带内呈圆形、有完整包膜的结节评分为2分。与移行带其他典型增生结节相似的不均质T_2信号、周边存在包膜及沿移行带交界面分布是支持外凸型良性前列腺增生结节诊断的可靠征象。

病例18：外周带内外凸型良性前列腺增生结节

1. 病史

患者男性，57岁，PSA水平升高（5.9 ng/mL），既往未接受前列腺活检，MRI检查见图12.18[3]。

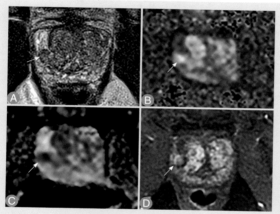

A.T_2WI显示右侧外周带中段前外侧与移行带交界面病变呈圆形、边界清晰的T_2低信号；B.DWI（b=1500 s/mm^2）显示病变呈显著高信号，直径＜1.5 cm；C.ADC图显示病变呈显著低信号，直径＜1.5 cm；D.DCE-MRI显示病变呈局限性早期强化，与图A、图B中的病变边界相匹配。PI-RADS v2评分：2分。箭头：病变。

图12.18 外周带内外凸型良性前列腺增生结节

2. 诊断

MRI-TRUS融合活检显示为良性前列腺组织，为脱出的良性前列腺增生结节。

教学要点：外周带内可见外凸型良性前列腺增生结节。虽然ADC值较低，但外周带内呈圆形、有完整包膜结节的PI-RADS评分为2分。与移行带良性前列腺增生结节一样，这些外凸的结节可以表现出扩散受限和DCE-MRI阳性。

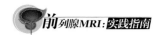
病例19：位于中线的假性病变

1. 病史

患者男性，66岁，PSA水平升高（6.4 ng/mL），既往未接受前列腺活检，MRI检查见图12.19[10]。

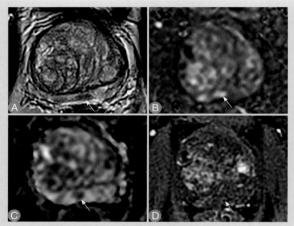

A.T$_2$WI显示外周带底部至中部中线位置病变呈楔形的T$_2$低信号；B.DWI（b=1500 s/mm^2）显示病变呈局限性高信号；C.ADC图显示病变呈局限性低信号；D.DCE-MRI显示病变无早期强化。箭头：病变。

图12.19　位于中线的前列腺假性病变

2. 诊断

位于中线位置的假性病变。

教学要点：所谓的假性病变是指外周带底部至中部中线区域呈局灶性T$_2$低信号且伴有扩散受限，这可能代表了前列腺包膜融合区域和两叶交界处筋膜融合区域的增厚纤维。支持假性病变而非肿瘤的诊断特征包括典型的底部到中部的中线位置、呈楔形及无早期增强。如果病变为圆形或块状、向尖部延伸或DCE呈阳性，则应怀疑肿瘤可能。

病例20：类似于中线假性病变的前列腺癌

1. 病史

患者男性，76岁，PSA水平升高（5 ng/mL），既往未接受前列腺活检，MRI检查见图12.20。

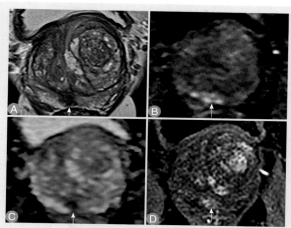

A.T$_2$WI显示右侧外周带中部至尖部中线旁病变呈边界清晰的、均质的、中度 T$_2$低信号，直径为1.2 cm；B.DWI（b=1500 s/mm^2）显示病变呈显著高信号，直径＜1.5 cm；C.ADC图显示病变呈中度低信号，直径＜1.5 cm；D.DCE-MRI显示病变呈局限早期强化，与图A、图B中的病变边界相匹配。PI-RADS v2评分：4分。箭头：病变。

图12.20 类似于中线假性病变的前列腺癌

2. 诊断

MRI-TRUS融合活检显示为前列腺癌，Gleason评分为4+5分。

教学要点：本例病变偏中线，表现为圆形和局限性早期强化，这些特征有助于与中线假性病变相鉴别。

病例21：前列腺远端尖部肿瘤

1. 病史

患者男性，62岁，PSA水平升高（6.5 ng/mL），既往未接受前列腺活检，MRI检查见图12.21[12]。

2. 诊断

MRI-TRUS融合活检显示为前列腺癌，Gleason评分为4+3分。

教学要点：由于标准的活检方式难以对远端尖部肿瘤进行充分采样，系统性活检通常不能发现该区域的肿瘤。使用MRI-TRUS靶向活检

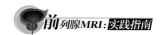

可以更容易地对该区域进行采样。

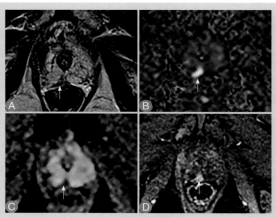

A.T$_2$WI显示右侧外周带远端尖部后内侧病变呈边界清晰的、均质的T$_2$低信号；B.DWI（b=1500 s/mm^2）显示病变呈显著高信号，直径＜1.5 cm；C.ADC图显示病变呈显著低信号，直径＜1.5 cm；D.DCE-MRI显示病变呈局限性早期强化，与图A、图B中的病变边界相匹配。PI-RADS v2评分：4分。箭头：病变。

图12.21　前列腺远端尖部肿瘤

病例22：前列腺远端尖部肿瘤

1. 病史

患者男性，67岁，PSA水平升高（5.1 ng/mL），既往未接受前列腺活检，MRI检查见图12.22[12]。

2. 诊断

MRI-TRUS融合活检显示为前列腺癌，Gleason评分为3+4分。

教学要点：由于位置和取样困难，远端尖部肿瘤在标准活检中常常不能被发现。

病例23：前列腺癌累及尿道

1. 病史

患者男性，54岁，PSA水平升高（13.5 ng/mL），MRI检查见图12.23。

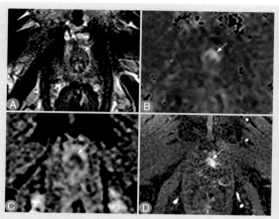

A.T₂WI显示左侧外周带远端尖部前侧病变呈边界清晰的、均质的T₂低信号；B.DWI（b=1500 s/mm²）显示病变呈显著高信号，直径＜1.5 cm；C.ADC图显示病变呈显著低信号，直径＜1.5 cm；D.DCE-MRI显示病变呈局限性早期强化，与图A、图B中的病变边界相匹配。PI-RADS v2评分：4分。箭头：病变。

图12.22　前列腺远端尖部肿瘤

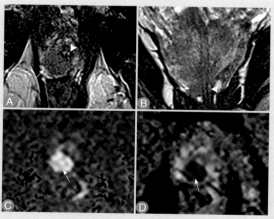

A.横轴位T₂WI显示右侧外周带尖部后侧病变呈边界清晰的、均质的、中度T₂低信号，直径≥1.5cm，伴明显的前列腺外侵犯，肿块与尿道分界不清（凹底箭头）；B.冠状位T₂WI显示病变以宽基底与尿道（凹底箭头）接触；C.DWI（b=1500 s/mm²）显示病变呈显著高信号，直径≥1.5 cm；D.ADC图显示病变呈显著低信号，直径≥1.5 cm。PI-RADS v2评分：5分。箭头：病变。

图12.23　前列腺癌累及尿道

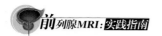

2. 诊断

活检显示双侧、多灶的前列腺癌，包括右侧尖部前列腺癌，Gleason评分为4+4分。

教学要点：在T_2WI上，前列腺尿道显示中线位置的圆形高信号。对于中线部位的肿瘤，检查尿道是否有受累很重要。

病例24：累及尿道外括约肌的前列腺癌

1. 病史

患者男性，66岁，PSA水平升高（14 ng/mL），既往未接受前列腺活检，MRI检查见图12.24。

2. 诊断

教学要点：尿道外括约肌通常表现为远端尿道周围的T_2低信号，医师应仔细检查远端尖部肿瘤是否累及尿道括约肌。

病例25：包膜下前列腺癌

1. 病史

患者男性，70岁，PSA水平升高（11 ng/mL），既往前列腺活检显示为左侧中部前列腺癌，Gleason评分为3+4分，MRI检查见图12.25[11]。

2. 诊断

前列腺切除术后活检显示为前列腺癌，Gleason评分为3+4分。

教学要点：包膜下肿瘤在T_2WI上通常难以辨认，DCE-MRI和DWI检查有助于发现病变。

病例26：外周带前角部前列腺癌

1. 病史

患者男性，63岁，PSA水平升高（5 ng/mL），MRI检查见图12.26。

2. 诊断

MRI-TRUS融合活检显示为前列腺癌，Gleason评分为3+3分。标准12针穿刺活检结果为阴性。

教学要点：明确病变的分区对于确定PI-RADS评分至关重要，因为T_2信号是移行带评估的决定因素，而DWI信号是外周带病变评估的主要

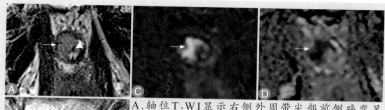

A.轴位T$_2$WI显示右侧外周带尖部前侧病变呈边界清晰的均质肿块，部分侵犯尿道前列腺部（凹底箭头）；B.冠状位T$_2$WI显示病变侵犯右侧尿道外括约肌，正常的左侧尿道外括约肌可见（凹底箭头），表现为环绕远侧尿道的低信号；C.DWI（b=1500 s/mm^2）显示病变呈显著高信号，直径≥1.5 cm；D.ADC图显示病变呈显著低信号，直径≥1.5 cm。PI-RADS v2评分：5分。箭头：病变。

图12.24 前列腺癌累及尿道外括约肌

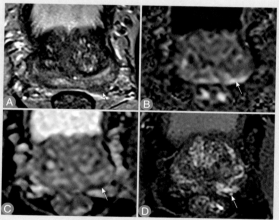

A.T$_2$WI显示包膜下病变呈新月形的T$_2$低信号；B.DWI（b=1500 s/mm^2）显示病变呈显著高信号，直径≥1.5 cm；C.ADC图显示病变呈显著低信号，直径≥1.5 cm；D.DCE-MRI显示病变呈局限性早期强化，与图A、图B中的病变边界相匹配。PI-RADS v2评分：5分。箭头：病变。

图12.25 包膜下前列腺癌

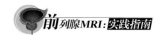

决定因素。由于在前列腺尖部，外周带前角通常非常接近移行带和前纤维肌肉间质，因此，对于前列腺尖部前侧的病变而言，确定分区存在一定的挑战。

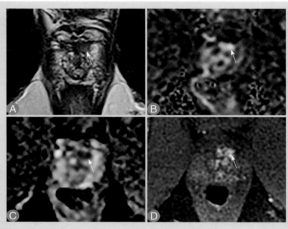

A.T_2WI显示左侧外周带前内侧（前角部）病变呈边界清晰的T_2低信号，直径≥1.5 cm；B.DWI（b=1500 s/mm^2）显示病变呈显著高信号，直径≥1.5 cm；C.ADC图显示病变呈显著低信号，直径≥1.5 cm（箭头）；D.DCE-MRI显示病变呈局限性早期强化，与图A、图B中的病变边界相匹配。PI-RADS v2评分：5分。箭头：病变。

图12.26　外周带前角部前列腺癌

病例27：穿刺后出血，类似于肿瘤表现

1. 病史

患者男性，71岁，PSA水平升高（5.3 ng/mL），6周前接受前列腺活检显示右侧前列腺癌，Gleason评分为7分，MRI检查见图12.27[3, 13-14]。

2. 诊断

教学要点：前列腺可产生枸橼酸钠，其在精液中起保护作用。枸橼酸钠具有抗凝特性，可能会导致前列腺活检后出血的时间延长。虽然出血可能会持续数月，但PI-RADS v2建议在活检和MRI检查之间至少间隔6周，以使大部分出血消失。出血表现为T_1高信号、T_2常为低信号，在T_2WI上有时与肿瘤表现相似，但出血在DWI和DCE-MRI上通常改变较

轻微，其有助于区分活检后出血与肿瘤。

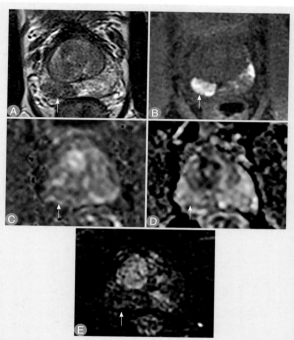

A.T$_2$WI显示右侧外周带中部后侧病变呈边界清晰的T$_2$低信号；B.预扫T$_1$WI匹配的T$_1$高信号，代表穿刺后出血；C.DWI（b=1500 s/ mm^2）显示病变无异常；D.ADC图显示病变无异常；E.减影后的DCE-MRI显示病变未见早期强化。PI-RADS v2评分：1分。箭头：病变。

图12.27 穿刺后出血（类似肿瘤表现）

病例28：出血排除征-出血背景下肿瘤良好显示

1. 病史

患者男性，54岁，4周前接受前列腺活检显示为前列腺癌，MRI检查见图12.28[15]。

2. 诊断

广泛的穿刺后出血凸显了前列腺癌的轮廓。

教学要点：在活检后广泛出血的情况下，肿瘤灶可能不出血，其轮

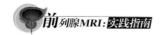

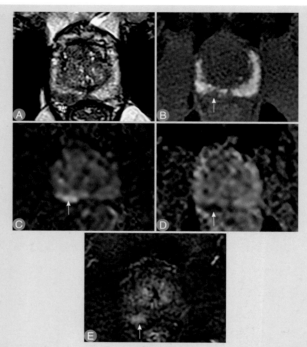

A.T_2WI显示右侧外周带中部后外侧病变呈边界清晰的T_2低信号（箭头）；B.预扫T_1WI上显示与图A中的病变相匹配的局部区域呈低信号，其余外周带区域呈弥漫性的高信号；C.DWI（b=1500 s/mm^2）显示病变呈显著高信号，直径＜1.5 cm；D.ADC图显示病变呈显著低信号，直径＜1.5 cm；E.减影后的DCE-MRI显示病变呈局限性早期强化，与图A、图B中的病变边界相匹配。PI-RADS v2评分：4分。箭头：病变。

图12.28　出血背景下肿瘤显示良好

廓在出血背景下凸显。因此，在联合其他序列评估的情况下，医师应仔细评估T_1WI，以检出肿瘤。

病例29：外周带和移行带交界区的良性增厚

1. 病史

患者男性，61岁，PSA水平升高（4.2 ng/mL），既往前列腺活检显示为前列腺癌，Gleason评分为3+3分，MRI检查见图12.29[16]。

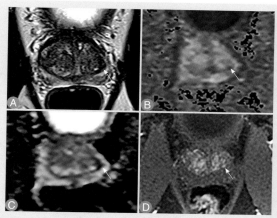

A.T$_2$WI显示左后外侧中部腺体（移形带与外周带交界处）见新月状、线状低信号，并且与右侧相比，呈不对称增厚；B.DWI（b=1500 s/mm^2）显示病变无异常；C.ADC图显示病变较右侧增厚，呈新月形低信号；D.DCE-MRI显示病变无异常强化。PI-RADS v2评分：1分。箭头：病变。

图12.29　外周带与移行带交界面良性增厚（即所谓"假包膜"）

2. 诊断

外周带和移行带交界区呈不对称性增厚，是一种良性表现。

教学要点：移行带周围可见假包膜，呈薄的线状、新月状的T$_2$低信号，ADC低信号。在某些患者中，可能表现得更加明显或不对称。典型的位置、形状及信号特征有助于鉴别不对称增厚的包膜和肿瘤。

病例30：类似于肿瘤表现的肉芽肿性前列腺炎

1. 病史

患者男性，68岁，膀胱尿路上皮癌，经尿道电切术并膀胱内灌注卡介苗（BCG）后病情好转，直肠指诊显示前列腺左侧底部硬结，PSA水平升高至8 ng/mL，MRI检查见图12.30[18-19]。

2. 诊断

MRI-TRUS融合活检显示为肉芽肿性前列腺炎。

教学要点：肉芽肿性前列腺炎在MRI上可以表现为类似于临床显著性癌的高度可疑病变，也可以表现为一个坚硬的可触及结节，并伴有

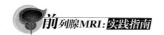

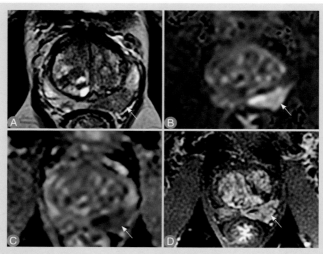

A.T$_2$WI显示前左侧外周带底部至中部后外侧病变呈边界清晰的、均质的T$_2$低信号；B.DWI（b=1500 s/mm^2）显示病变呈显著高信号，直径≥1.5 cm；C.ADC图显示病变呈显著低信号，直径≥1.5 cm；D.DCE图显示病变呈局限性早期强化，与图A、图B中的病变边界相匹配。PI-RADS v2评分：5分。箭头：病变。

图12.30　类似于肿瘤表现的肉芽肿性前列腺炎

PSA水平升高。虽然大多数病例是特发性的，但病因可能包括膀胱内卡介苗治疗、结核性前列腺炎及既往介入治疗。在DCE-MRI上，肉芽肿性前列腺炎可能表现为无强化（代表坏死）。有卡介苗治疗史、有结核或真菌感染史可提示诊断，在大多数情况下，需要活检以排除肿瘤。如果临床上怀疑肉芽肿性前列腺炎，可以在患者经过抗菌治疗后进行随访MRI检查以评估改善情况。

病例31：肿瘤侵犯前列腺外的间接征象

1. 病史

患者男性，73岁，PSA水平为2.6 ng/mL，既往前列腺活检显示为前列腺癌，Gleason评分为3+4分，MRI检查见图12.31[3]。

2. 诊断

前列腺切除术活检显示为前列腺癌伴有前列腺外侵犯，Gleason评分为3+4分。

教学要点：病变与被覆包膜接触面宽是肿瘤侵犯前列腺外的间接征象。PI-RADS v2建议接触面范围为1 cm，可作为前列腺外侵犯的潜在诊断阈值。

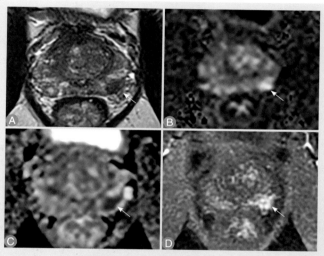

A.T_2WI显示病变呈边界清晰的、均质的T_2低信号，与被覆包膜接触面宽，最大径为1.2 cm；B.DWI（b=1500 s/mm^2）显示病变呈显著高信号，直径＜1.5 cm；C.ADC图显示病变呈显著低信号，直径＜1.5 cm；D.DCE-MRI显示病变呈局限性早期强化，与图A、图B中的病变边界相匹配。PI-RADS v2评分：4分，病变与被覆包膜接触面宽，提示前列腺外可疑侵犯。箭头：病变。

图12.31 肿瘤侵犯前列腺外的间接征象

病例32：肿瘤侵犯至前列腺外

1. 病史

患者男性，50岁，PSA水平为4.9 ng/mL，既往前列腺活检显示为前列腺癌，Gleason评分为4+4分，MRI检查见图12.32[3]。

2. 诊断

前列腺切除术活检显示为前列腺癌伴有前列腺外侵犯，Gleason评分为4+3分。

教学要点：病变处包膜膨隆是肿瘤侵犯前列腺外的间接征象。

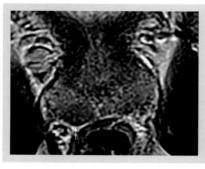

T₂WI显示右侧外周带底部后外侧病变呈边界清晰的、均质的T₂低信号，伴有包膜膨隆（箭头）。

图12.32　肿瘤侵犯前列腺外

病例33：肿瘤明显侵犯前列腺外

1. 病史

患者男性，70岁，PSA水平为38 ng/mL，既往3次前列腺活检结果为阴性，MRI检查见图12.33。

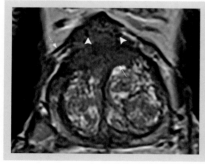

T₂WI显示大肿块（实线箭头）同时累及外周带和移行带前部，并明显侵犯前纤维肌肉间质，被肿瘤包绕的小点状T₂低信号代表来自背侧静脉复合体的流空血管（凹底箭头），肿瘤还与盆腔内侧筋膜紧密相连（虚线箭头）。

图12.33　肿瘤明显侵犯前列腺外

2. 诊断

MRI-TRUS融合活检显示为前列腺癌，Gleason评分为4+5分。

教学要点：由于前列腺前部缺少真性包膜，前纤维肌肉间质肿瘤可能向前延伸并侵犯前列腺前方的软组织，因此需要仔细评估T₂WI，确认前纤维肌肉间质肿瘤有无侵犯至前列腺前方。

病例34：肿瘤侵犯精囊腺

1. 病史

患者男性，62岁，PSA水平为10.4 ng/mL，既往前列腺活检显示为前列腺癌，Gleason评分为4+4分，MRI检查见图12.34[19]。

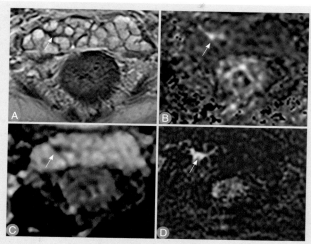

A.T_2WI显示右侧精囊腺内呈T_2低信号的细微病变，肿瘤位于前列腺底部右侧、毗邻右侧精囊腺（图中未显示）；B.DWI（b=1500 s/mm^2）显示病变呈局限性高信号，与图A中的病变边界相匹配；C.ADC图显示病变呈局限性低信号，与图A中的病变边界相匹配；D.DCE-MRI显示病变呈局限性早期强化，与图A、图B中的病变边界相匹配。箭头：病变。

图12.34 肿瘤侵犯精囊腺

2. 诊断

前列腺切除术活检显示为前列腺癌侵犯右侧精囊腺，Gleason评分为3+4分。

教学要点：精囊腺侵犯单独在T_2WI上可能仅有细微表现，DWI检查可以帮助发现病灶。

病例35：前列腺切除术后残留精囊腺的各类表现

1.表现

前列腺切除术后残留精囊腺的各类表现见图12.35。

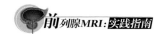

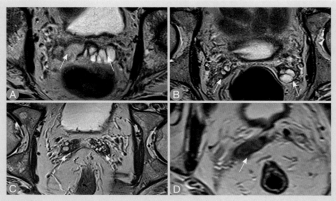

A.轴位T$_2$WI显示在正常解剖位置可见双侧完整保留的精囊腺；B.轴位T$_2$WI显示双侧精囊腺远端残留；C.轴位T$_2$WI显示双侧残留精囊腺萎陷；D.轴位T$_2$WI显示右侧残留精囊腺表现为T$_2$低信号。箭头：精囊腺。

图12.35　前列腺切除术后残留精囊腺的各类表现

2. 诊断

教学要点：需了解前列腺切除术后残留精囊腺的各种表现，以避免将其误认为肿瘤复发。有研究显示，20%的前列腺切除术后患者存在精囊腺残留，其中双侧最为常见，29%的患者存在完全残留的精囊腺，52%的患者存在部分残留的精囊腺，19%的患者仅存在远侧部分残留。残留精囊腺内包含的液体成分和纤维化程度不同，其T$_2$信号强度表现不同。典型的位置、对称性和分叶状特征有助于正确识别残留的精囊腺，MRI检查见图12.35[20]。

病例36：前列腺切除术后肿瘤复发

1. 病史

患者男性，72岁，15年前因前列腺癌（Gleason评分为7分，T$_{3a}$期）行根治性前列腺切除术。患者的PSA水平进行性升高（最初不能检出，随后逐渐升高至1.4 ng/mL），MRI检查见图12.36。

2. 诊断

前列腺癌复发。

教学要点：肿瘤复发在T$_2$WI上有时显示不够清晰，DWI和DCE-

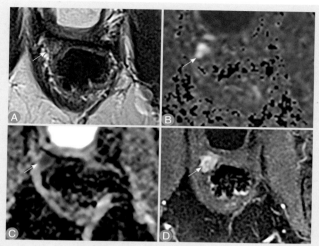

A.T_2WI显示病变位于前列腺切除术区右侧、直肠和膀胱之间，呈T_2中等信号，直径为1.4 cm；B.DWI（b=1500 s/mm^2）显示病变呈局限性显著高信号，与图A中的病变边界相匹配；C.ADC图显示病变呈局限性显著低信号，与图A中的病变边界相匹配；D.DCE-MRI显示病变呈局限性早期强化，与图A、图B中的病变边界相匹配。箭头：病变。

图12.36　前列腺切除术后肿瘤复发

MRI有助于发现局部复发。复发的肿瘤通常表现为轻度到显著的T_2高信号，而瘢痕组织通常表现为T_2低信号。

病例37：全腺体消融术后前列腺表现

1. 病史

患者男性，58岁，4年前因前列腺癌（Gleason评分为3+4分）行全腺体HIFU治疗，MRI检查见图12.37[21]。

2. 诊断

全腺体HIFU治疗后，显示前列腺萎缩。

教学要点：全腺体消融术可导致前列腺明显萎缩，从而失去正常的带状解剖结构。有研究显示，在HIFU治疗6个月后，前列腺体积减小了45%以上。如本例所示，中央带尿道周围形成一个囊腔，周边被萎缩的前列腺组织包绕。

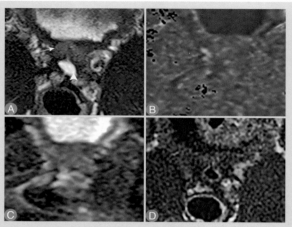

A.T₂WI显示前列腺体积缩小，失去正常的带状解剖结构，T₂信号弥漫性减低（箭头），前列腺中央见1个T₂高信号囊腔，与尿道延续（凹底箭头）；B.DWI（b=1500 s/mm²）显示无异常；C.ADC图显示无异常；D.DCE-MRI显示无异常。

图12.37　全腺体消融术后改变

病例38：局部冷冻消融术后形成的良性消融空腔

1. 病史

患者男性，77岁，前列腺癌（Gleason评分为4+3分）行局部冷冻消融治疗，MRI检查见图12.38[22]。

2. 诊断

局部冷冻消融术后形成的良性消融空腔。

教学要点：DCE-MRI检查有助于在消融后初期发现无强化的治疗空腔，因此可作为评估治疗效果的指标。消融术后形成的治疗空腔在DCE-MRI上显示最为明显，在其他序列上可能无法显示。

病例39：局部消融术后肿瘤复发

1. 病史

患者男性，79岁，右侧尖部前列腺癌（Gleason评分为3+4分）行局部激光消融治疗，MRI检查见图12.39[22]。

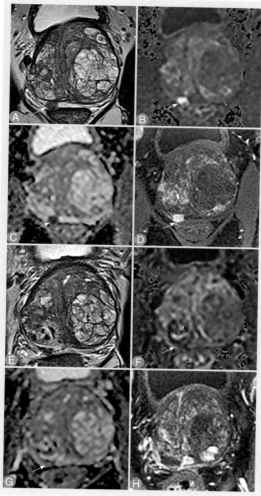

A.术前T$_2$WI显示病变位于右侧外周带中部后内侧，呈边界清晰的、均质的低信号，穿刺活检显示为前列腺癌，Gleason评分为4+3分；B.术前DWI（b=1500 s/mm^2）显示病变呈显著高信号，直径<1.5 cm；C.术前ADC图显示病变呈显著低信号，直径<1.5 cm（箭头）；D.术前DCE-MRI显示病变呈局限性早期强化，与图A、图B中的病变边界相匹配；E.术后1个月，T$_2$WI显示治疗区呈新月形、T$_2$低信号；F.术后1个月，DWI（b=1500 s/mm^2）显示无异常；G.术后1个月，ADC图显示无异常；H.术后1个月，DCE-MRI显示治疗区呈边界清晰的无强化区，与治疗范围一致，治疗空腔周边光滑的线状强化可能是反应性改变。箭头：病变。

图12.38 局部冷冻消融术后形成的良性空腔

2. 诊断

MRI-TRUS融合活检显示右侧外周带后内侧病变为肿瘤复发，Gleason评分为3+4分。前部区域表现考虑为治疗后改变。

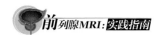

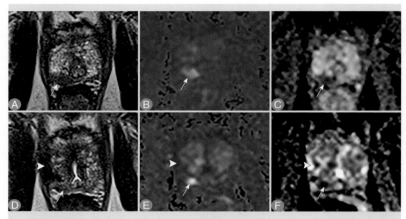

A.术前T₂WI显示病变位于右侧外周带中部至尖部后外侧，呈边界清晰的、均质的T₂低信号，穿刺活检显示为前列腺癌，Gleason评分为3+4分；B.术前DWI（b=1500 s/mm²）显示病变呈显著高信号，直径≥1.5 cm；C.术前ADC图显示病变呈显著低信号，直径≥1.5 cm；D.术后1年，T₂WI显示右侧外周带前部变形，呈T₂显著低信号，与治疗后改变一致（凹底箭头），右侧外周带后内侧见局限性、轻度T₂低信号；E.术后1年，DWI（b=1500 s/mm²）显示右侧外周带前部无异常信号（凹底箭头），而右侧外周带后内侧病变伴有明显增高的扩散信号；F.术后1年，ADC图显示右侧外周带前部无异常信号（凹底箭头），而右侧外周带后内侧病变呈显著低信号。箭头：右侧外周带病变。

图12.39　局部消融术后肿瘤复发

教学要点：局部消融治疗后T₂信号降低是非特异性的，可能为治疗后改变。如果DWI和DCE-MRI上也出现相应异常，则提示肿瘤复发可能。

病例40：近距离放射治疗后肿瘤复发

1. 病史

患者男性，72岁，8年前因前列腺癌行近距离放疗。患者的PSA水平呈渐进性升高，MRI检查见图12.40[22]。

2. 诊断

MRI-TRUS融合活检显示为前列腺癌，Gleason评分为3+4分。

教学要点：治疗后肿瘤复发在T₂WI上有时显示不够清晰，DWI和DCE-MRI检查有助于发现局部复发。

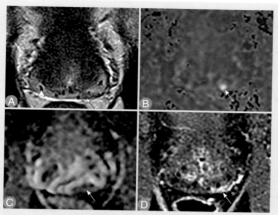

A.T$_2$WI显示外周带多个灶状的、呈圆形的T$_2$显著低信号，为放疗粒子表现（凹底箭头），外周带T$_2$信号呈弥漫性减低，与前期治疗相关，在左侧外周带中部后内侧可见一模糊的小病变，呈中度T$_2$低信号；B.DWI（b=1500 s/mm^2）显示病变呈显著高信号，直径＜1.5 cm；C.ADC图显示病变呈显著低信号，直径＜1.5 cm；D.DCE-MRI显示病变呈局限性早期强化，与图A、图B中的病变边界相匹配。PI-RADS v2评分：4分。箭头：病变。

图12.40　近距离放疗后肿瘤复发

病例41：MRI主动监测低级别前列腺癌

1. 病史

患者男性，66岁，因前列腺癌（Gleason评分为3+3分）行主动监测并随访，MRI检查见图12.41[23]。

2. 诊断

教学要点：对于经活检证实的低级别肿瘤患者，主动监测可能是一种合适的临床管理策略。该方法包括定期的直肠指诊、PSA水平监测和穿刺活检，而MRI检查也可作为一种非侵入性的检查方式在此类病变监测中发挥作用。

病例42：主动监测中MRI显示病变增大

1. 病史

患者男性，67岁，初次确诊为前列腺癌（Gleason评分为3+3分），后行主动监测并随访，MRI检查见图12.42。

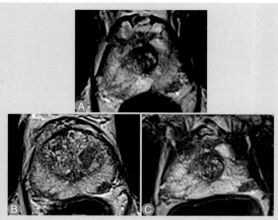

A.T₂WI显示病变位于左侧外周带中部后外侧，呈边界清晰的T₂低信号，直径为9 mm，穿刺活检显示为前列腺癌，Gleason评分为3+3分，患者选择接受主动监测；B、C.分别为治疗后1年和2年的MRI复查，显示肿瘤稳定，大小无变化。箭头：病变。

图12.41　MRI主动监测低级别前列腺癌

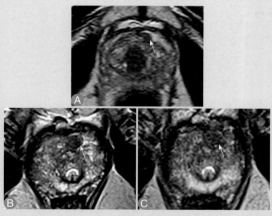

A.T₂WI（第一次检查）显示病变位于左侧外周带尖部前内侧，呈边界清晰的低信号，直径为7 mm；B.T₂WI（1年后复查）显示左侧外周带尖部前内侧病变增大至10 mm；C.T₂WI（3年后复查）显示左侧外周带尖部前内侧病变增大至13 mm。箭头：病变。

图12.42　主动监测中MRI显示病变增大

2. 诊断

初次活检显示为前列腺癌，Gleason评分为3+3分，患者选择了主动监测。虽然病变大小在随后的一年中略有增加，但PSA和重复活检显示肿瘤稳定，因此患者仍选择主动监测。后续随访发现病变逐渐增大，PSA水平升高，术前活检显示为前列腺癌，Gleason评分为3+4分，因此，该患者接受了根治性前列腺切除术。

教学要点：MRI定期复查可以在前列腺癌主动监测中发挥作用。MRI检查显示病变明显增大时，可再次进行活检，明确有无临床显著性前列腺癌。

病例43：诊断陷阱：T₂ "暗化" 效应

1. 病史

患者男性，79岁，PSA水平升高至13.7 ng/mL，既往未接受前列腺活检，MRI检查见图12.43[24]。

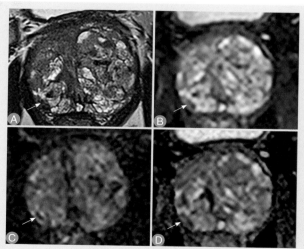

A.T₂WI显示病变位于右侧外周带中部后外侧，呈T₂低信号，直径<1.5 cm；B.DWI（b=50 s/mm²）显示病变呈低信号，与图A中的病变边界相匹配；C.DWI（b=1500 s/mm²）显示中心部分呈低信号；D.ADC图显示病变呈中度低信号，与图A中的病变边界相匹配。PI-RADS v2评分：1分。箭头：病变。

图12.43　T₂ "暗化" 效应

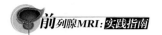

2. 诊断

T$_2$"暗化"效应在ADC图上可能类似于可疑病变表现。

教学要点：病变呈明显的T$_2$低信号，可能在低b值的DWI上表现为信号减低，这可能降低高b值DWI和ADC图评估病变的可靠性，如病变的ADC信号减低可能被解读为可疑癌灶。但是，病变在b值为1500 s/mm^{2}的图像上不是高信号。ADC信号减低可能是由于病变在b值为50 s/mm^{2}的图像上呈弥漫性低信号。T$_2$"暗化"效应可能见于出血、纤维化及钙化。

病例44：诊断陷阱：血管类似于肿瘤表现

1. 病史

患者男性，60岁，PSA水平升高至9.3 ng/mL，MRI检查见图12.44。

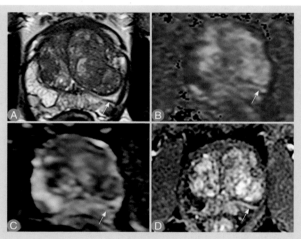

A.T$_2$WI显示病变位于左侧外周带底部至中部，呈迂曲走行的线状T$_2$低信号；B.DWI（b=1500 s/mm^2）显示病变呈迂曲走行的线状高信号；C.ADC图显示病变呈迂曲走行的线状低信号；D.DCE显示病变呈迂曲走行的线状强化，与图A、图B中病变的边界相匹配，该强化影具有血管形态，并可以追溯至前列腺周静脉丛。PI-RADS v2评分：1分。箭头：结节。

图12.44　血管类似于肿瘤表现

2. 诊断

穿行于外周带的血管类似于肿瘤表现，标准的系统性活检结果为阴性。

教学要点：MRI检查显示前列腺相关血管的表现有时可能类似肿瘤。医师应仔细观察血管在DCE-MRI上的动态强化过程和形态学表现，有助于明确诊断。

病例45：冠状位T$_2$WI在肿瘤检出中的应用

1. 病史

患者男性，54岁，PSA水平呈渐行性升高，最近一次为3.6 ng/mL，MRI检查见图12.45。

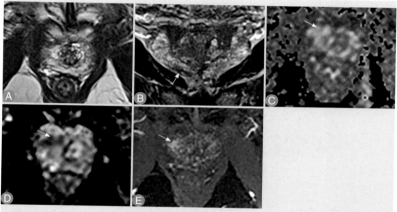

A.轴位T$_2$WI未发现明显异常；B.冠状位T$_2$WI显示右侧外周带尖部呈无明显边界的中度低信号；C.DWI（b=1500 s/mm^2）显示病变呈显著高信号，直径<1.5 cm；D.ADC图显示病变呈显著低信号，直径<1.5 cm；E.DCE图显示病变呈局限性早期强化，与图A、图B中病变的边界相匹配。PI-RADS v2评分：4分。箭头：病变。

图12.45　冠状位T$_2$WI在肿瘤检出中的应用

2. 诊断

MRI-TRUS融合活检显示前列腺癌，Gleason评分为4+3分。

教学要点：冠状位T$_2$WI有助于肿瘤的检出。当DWI或DCE-MRI检查到病变而轴位T$_2$WI上未发现明显异常时，进行多平面成像有助于明确病变是否存在。

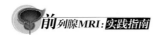

病例46: 和T₂WI相比，DWI在肿瘤检出中的作用

1. 病史

患者男性，70岁，PSA水平升高至3.5 ng/mL，既往未接受前列腺活检，MRI检查见图12.46。

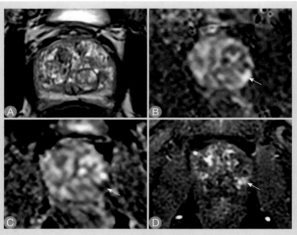

A.T₂WI显示外周带无明显异常；B.DWI（b=1500 s/mm²）显示左侧外周带中部至尖部后外侧病变呈显著高信号，直径＜1.5 cm；C.ADC图显示病变呈显著低信号，直径＜1.5 cm；D.DCE-MRI显示病变呈局限性早期强化，与图B中病变的边界相匹配。PI-RADS v2评分：4分。箭头：病变。

图12.46　DWI在肿瘤检出中的作用

2. 诊断

MRI-TRUS融合活检显示前列腺癌，Gleason评分为3+3分。

教学要点：DWI和DCE-MRI有助于发现一些在T₂WI上显示不明确的肿瘤。

病例47: 当DWI评分为3分时，DCE-MRI在评估外周带病变中的作用

1. 病史

患者男性，64岁，PSA水平升高至6.4 ng/mL，既往前列腺活检显示为前列腺癌，Gleason评分为3+3分，MRI检查见图12.47。

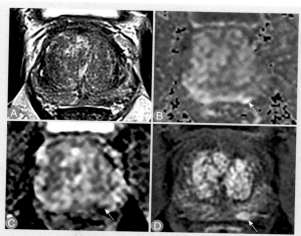

A.T$_2$WI显示左侧外周带中部后内侧病变呈线状不均匀的T$_2$低信号，Gleason评分为3分；B.DWI（b=1500 s/mm^2）显示病变呈轻度高信号，Gleason评分为3分；C.ADC图显示病变呈中度低信号，Gleason评分为3分；D.DCE-MRI显示病变呈局限性早期强化，与图A、图B中的病变边界相匹配。PI-RADS v2评分：4分。箭头：病变。

图12.47　DCE在评估外周带病变中的作用

2. 诊断

MRI-TRUS融合活检显示为前列腺癌，Gleason评分为4+4分。

教学要点：当外周带病变的DWI评分为3分时，如果其DCE-MRI为阳性，则PI-RADS总体评分为4分。

病例48：　不同b值DWI的比较

1. 病史

患者男性，65岁，PSA水平升高至11 ng/mL，既往前列腺活检显示为高级别前列腺上皮内瘤变，MRI检查见图12.48。

2. 诊断

MRI-TRUS融合活检显示为前列腺癌，Gleason评分为4+3分。

教学要点：相对于较低b值的DWI，高b值的DWI可以降低正常前列腺组织的本底信号，从而提高肿瘤的显示对比。PI-RADS v2建议使用b值≥1400 s/mm^{2}的DWI进行评估，这种高b值的DWI可通过直接采集获

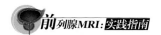

得，也可通过将较低b值的DWI进行计算处理获得。

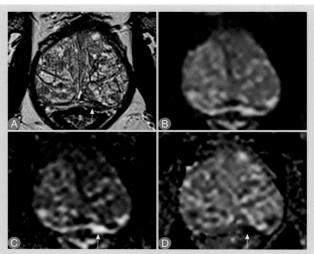

A.T$_2$WI显示左侧外周带底部后内侧病变呈边界清晰的中度T$_2$低信号；B.DWI（b=1000 s/mm^2）显示双侧外周带呈弥漫性的高信号；C.DWI（b=1500 s/mm^2）显示病变呈局限性的更高信号，与图A中的病变边界相匹配，直径＜1.5 cm（箭头）；D.ADC图显示病变呈中度低信号，直径＜1.5 cm。PI-RADS v2评分：4分。箭头：病变。

图12.48 不同b值DWI的比较

病例49：当DWI图像质量欠佳时，DCE-MRI的诊断价值

1. 病史

患者男性，57岁，PSA水平升高至6.8 ng/mL，既往未接受前列腺活检，MRI检查见图12.49。

2. 诊断

MRI-TRUS融合活检显示为前列腺癌，Gleason评分为3+4分。

教学要点：当DWI或ADC检查不理想时，DCE-MRI检查可以提供帮助。本例中，在b值为1500 s/mm^{2}的DWI上可见局灶性高信号，但在ADC上无明显异常。当DWI或ADC图像显示不佳时，PI-RADS v2更重视DCE-MRI检查对外周带病变的评估。

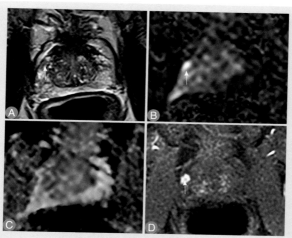

A.T_2WI显示右侧外周带中部前侧病变呈边界清晰的T_2低信号；B.DWI（b=1500 s/mm²）显示图像轻度变形，仍可观察到局限性的高信号，直径<1.5 cm；C.ADC图显示无明显异常，图像轻度变形；D.DCE图显示病变呈局限性早期强化，与图A、图B中的病变边界相匹配。PI-RADS v2评分：4分。箭头：病变。

图12.49 DCE-MRI检查的诊断价值

病例50：淋巴结转移

1. 病史

患者男性，70岁，PSA水平升高至36.5 ng/mL，既往未接受前列腺活检，MRI检查见图12.50[25]。

2. 诊断

MRI-TRUS融合活检显示为前列腺癌，Gleason评分为4+4分。腹盆部CT（图像未提供）显示腹膜后和盆腔淋巴结异常肿大，符合淋巴结转移表现。

教学要点：良性和转移性的淋巴结在DWI或ADC信号特征上是相互重叠的，因此，病变的大小和形态仍然是诊断淋巴结转移的主要影像标准。虽然如此，DWI或ADC检查可能有助于可疑微小结节的初步检出，以便在T_2WI上进行进一步评估，此外也可以提高对常规序列上显示不明确结节的关注程度。

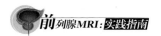

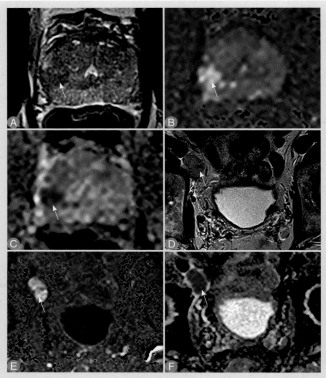

A.T$_2$WI显示右侧外周带底部至尖部局限性肿块（箭头）；B.DWI（b=1500 s/mm^2）显示肿块呈显著高信号，直径≥1.5 cm（箭头）；C.ADC图显示肿块呈显著低信号，直径≥1.5 cm（箭头）；D.更高层面（头侧）T$_2$WI显示右侧髂外淋巴结增大，大小为2.6 cm×1.6 cm，淋巴结门脂肪消失（箭头）；E.更高层面（头侧）DWI（b=1500 s/mm^2）：淋巴结呈显著高信号；F.更高侧面（头侧）ADC图显示淋巴结呈显著低信号（箭头）。PI-RADS v2评分：5分。

图12.50　淋巴结转移

病例51：MRSI显示前列腺癌

1. 病史

患者男性，73岁，PSA水平升高至41 ng/mL，既往未接受前列腺活检，MRI检查见图12.51、文后彩图12.51[26]。

2. 诊断

教学要点：MRSI能够显示大体素内代谢物浓度的变化，虽然未被纳入PI-RADS v2中，但已被应用于协助肿瘤的定位和定性。

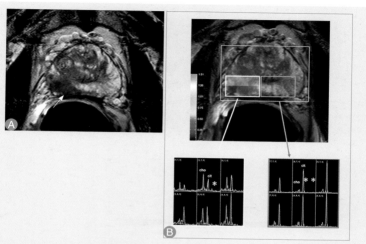

A.T$_2$WI显示右侧外周带中部后外侧病变边界清晰（箭头）；B.MRSI显示肿瘤区域的胆碱-枸橼酸比值异常升高（*），而对侧外周带的胆碱-枸橼酸比值正常（**）。

图12.51 MRSI显示前列腺癌

来源：由美国国家癌症研究所Baris Turkbey博士提供。

病例52： MRSI的假阳性表现

1. 病史

患者男性，73岁，PSA水平升高至41 ng/mL，确诊为前列腺右侧外周带癌，MRI检查见图12.52、文后彩图12.52。

2. 诊断

MRSI显示左侧外周带底部假阳性表现。

教学要点：在MRSI中容易出现多种伪影，其可能会导致谱线的污染和错误解读。在对前列腺进行MRSI检查时，医师需要注意细节和积累丰富的专业知识，才能获得可靠的结果。

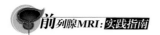

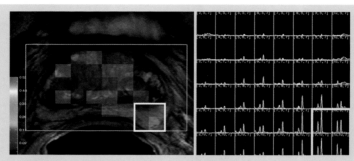

MRSI显示左侧外周带底部的胆碱-枸橼酸比值增高，这是人为因素导致的，因为采样区域靠近左侧精囊腺，而精囊腺中甘油磷胆碱水平非常高，从而出现了假阳性表现。

图12.52　MRSI显示假阳性表现
来源：由美国国家癌症研究所Baris Turkbey博士提供。

参考文献
（遵从原版图书著录格式）

[1] Ramaswamy K, Lepor H, Taneja SS. Management of High-Grade Prostatic Intraepithelial Neoplasia (HGPIN). Prostate Cancer Diagnosis: Springer; 2013: 241-254.

[2] Rosenkrantz AB, Mussi TC, Borofsky MS, Scionti SS, Grasso M, Taneja SS. 3 T multiparametric prostate MRI using pelvic phased-array coil: utility for tumor detection prior to biopsy. Urol Oncol 2013; 31(8): 1430-1435.

[3] American College of Radiology (ACR) Prostate Imaging-Reporting and Data System (PI-RADS), Version 2. http://www.acr.org/~/media/ACR/Documents/PDF/QualitySafety/Resources/PIRADS/PIRADS%20V2.pdf. Published 2015. Accessed on October 30, 2015.

[4] Vargas HA, Hötker AM, Goldman DA et al. Updated prostate imaging reporting and data system (PIRADS v2) recommendations for the detection of clinically significant prostate cancer using multiparametric MRI: critical evaluation using whole-mount pathology as standard of reference. Eur Radiol 2016; 26(6): 1606-1612.

[5] Hambrock T, Somford DM, Huisman HJ et al. Relationship between apparent diffusion coeffcients at 3.0-T MR imaging and Gleason grade in peripheral zone prostate cancer. Radiology 2011; 259(2): 453-461.

[6] Tamada T, Sone T, Jo Y et al. Apparent diffusion coeffcient values in peripheral and transition zones of the prostate: comparison between normal and malignant prostatic tissues and correlation with histologic grade. J Magn Reson Imaging 2008; 28(3): 720-726.

[7] Verma S, Rajesh A, Morales H et al. Assessment of aggressiveness of prostate cancer: correlation of apparent diffusion coeffcient with histologic grade after radical prostatectomy. AJR Am J Roentgenol 2011; 196(2): 374-381.

[8] Hansford BG, Karademir I, Peng Y et al. Dynamic contrast-enhanced MR imaging features of the normal central zone of the prostate. Acad Radiol 2014; 21 (5): 569-577.

[9] Vargas HA, Akin O, Franiel T et al. Normal central zone of the prostate and central zone involvement by prostate cancer: clinical and MR imaging implications. Radiology 2012; 262(3): 894-902.

[10] Yu J, Fulcher AS, Turner MA, Cockrell CH, Cote EP, Wallace TJ. Prostate cancer and its mimics at multiparametric prostate MRI. Br J Radiol 2014; 87 (1037): 20130659.

[11] Rosenkrantz AB, Verma S, Turkbey B. Prostate cancer: top places where tumors hide on multiparametric MRI. AJR Am J Roentgenol 2015; 204(4): W449-W456.

[12] Nix JW, Turkbey B, Hoang A et al. Very distal apical prostate tumours: identification on multiparametric MRI at 3 Tesla. BJU Int 2012; 110(11 Pt B): E694-E700.

[13] Rosenkrantz AB, Mussi TC, Hindman N et al. Impact of delay after biopsy and post-biopsy haemorrhage on prostate cancer tumour detection using multiparametric MRI: a multi-reader study. Clin Radiol 2012; 67(12): e83-e90.

[14] Tamada T, Sone T, Jo Y et al. Prostate cancer: relationships between post-biopsy hemorrhage and tumor detectability at MR diagnosis. Radiology 2008; 248(2): 531-539.

[15] Barrett T, Vargas HA, Akin O, Goldman DA, Hricak H. Value of the hemorrhage Version 2. 2015. http://www.acr.org/~/ media/ACR/Documents/PDF/QualitySafety/Resources/PIRADS/PIRADS%20V2.pdf. Published 2015. Accessed on October 30, 2015.

[16] Rosenkrantz AB, Taneja SS. Radiologist, be aware: ten pitfalls that confoundthe interpretation of multiparametric prostate MRI. AJR Am J Roentgenol 2014; 202(1): 109-120.

[17] Bour L, Schull A, Delongchamps N-B et al. Multiparametric MRI features of granulomatous prostatitis and tubercular prostate abscess. Diagn Interv Imaging 2013; 94(1): 84-90.

[18] Logan JK, Walton-Diaz A, Rais-Bahrami S et al. Changes Observed in Multi-parametric Prostate MRI Characteristics Correlate with Histopathological Development of Chronic Granulomatous Prostatitis Following Intravesical BCG Therapy. J Comput Assist Tomogr 2014; 38(2): 274.

[19] Soylu FN, Peng Y, Jiang Y et al. Seminal vesicle invasion in prostate cancer: evaluation by using multiparametric endorectal MR imaging. Radiology 2013; 267(3): 797-806.

[20] Sella T, Schwartz LH, Hricak H. Retained seminal vesicles after radical prosta-tectomy: frequency, MRI characteristics, and clinical relevance. AJR Am J Roentgenol 2006; 186(2): 539-546.

[21] Kirkham AP, Emberton M, Hoh IM, Illing RO, Freeman AA, Allen C. MR imagng of prostate after treatment with high-intensity focused ultrasound. Radiology 2008; 246(3): 833-844.

[22] De Visschere PJ, De Meerleer GO, Fütterer JJ, Villeirs GM. Role of MRI in follow-up after focal therapy for prostate carcinoma. AJR Am J Roentgenol 2010; 194(6): 1427-1433.

[23] Fascelli M, George AK, Frye T, Turkbey B, Choyke PL, Pinto PA. The role of MRI in active surveillance for prostate cancer. Curr Urol Rep 2015; 16(6): 42.

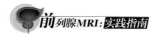

[24] Hiwatashi A, Kinoshita T, Moritani T et al. Hypointensity on diffusion-weighted MRI of the brain related to T2 shortening and susceptibility effects. AJR Am J Roentgenol 2003; 181(6): 1705-1709.

[25] Thoeny HC, Froehlich JM, Triantafyllou M et al. Metastases in normalsized pelvic lymph nodes: detection with diffusion-weighted MR imaging. Radiology 2014; 273(1): 125-135.

[26] Scheidler J, Hricak H, Vigneron DB et al. Prostate cancer: localization with three-dimensional proton MR spectroscopic imaging clinicopathologic study. Radiology 1999; 213(2): 473-480.

(Ankur Doshi and Andrew Rosenkrantz)

附　录

缩写	英文全称	中文全称
ACR	America college of radiology	美国放射学院
ACS	American Cancer Society	美国癌症协会
ADC	apparent diffusion coefficient	表观弥散系数
ADT	androgen deprivation therapy	雄激素剥夺治疗
AFMS	anterior fibromuscular stroma	前纤维肌肉间质
AJCC	American Joint Committee on Cancer	美国癌症联合委员会
AS	active surveillance	主动监测
ASAP	atypical small acinar proliferation	不典型小腺体增生
AUA	American Urological Association	美国泌尿外科学会
BCR	biochemical recurrence	生化复发
BOLD	blood oxygenation level-dependent	血氧水平依赖
BPH	benign prostatic hyperplasia	良性前列腺增生
CT	computed tomography	计算机断层扫描
CZ	central zone	中央带
DCE	dynamic contrast enhancement	动态对比增强
DCE-MRI	dynamic contrast-enhanced magnetic resonance imaging	动态对比增强磁共振成像
DKI	diffusion kurtosis imaging	弥散峰度成像
DN	dysplastic nodule	优势结节
DTI	diffusion tensor imaging	弥散张量成像
DWI	diffusion-weighted imaging	弥散加权成像
EAU	European Association of Urology	欧洲泌尿学协会
EBRT	external beam radiotherapy	体外放射治疗
EPE	extra prostatic extension	前列腺外侵犯
EPI	echo planar imaging	平面回波成像
ERC	endorectal coil	直肠内线圈
ESUR	European society of urogenital radiology	欧洲泌尿生殖放射学会
FA	fractional anisotropy	各向异性分数值
HGPIN	high grade prostatic intraepithelial neoplasia	高级别前列腺上皮内瘤变

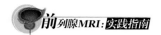

缩写	英文全称	中文全称
HIFU	high-intensity focused ultrasound	高强度聚焦超声
hK-3	human kallikrein-3	人激肽释放酶-3
IDC-P	intraductal carcinoma of the prostate	导管内前列腺癌
IMRT	intensity-modulated radiation therapy	调强放射治疗
ISUP	International Society of Urological Pathology	国际泌尿外科病理学会
LGPIN	low grade prostatic intraepithelial neoplasia	低级别前列腺上皮内瘤变
LTIT	laser-induced interstitial thermal therapy	激光诱导间质热疗
LVA	lymph vessel area	淋巴管面积
LVD	lymphatic vessel density	淋巴管密度
LVP	luminal vascular perimeter	管腔血管周长
mpMRI	multiparametric magnetic resonance imaging	多参数磁共振成像
MRI	magnetic resonance imaging	磁共振成像
MRI-TRUS	MRI-transrectal ultrasound	磁共振-经直肠超声
MRL	magnetic resonance lymphography	磁共振淋巴管造影
MRSI	magnetic resonance spectroscopy imaging	磁共振波谱成像
MVA	mitral valve area	二尖瓣面积
MVD	microvesseldensity	微血管密度
MVP	mitral valve prolapse	二尖瓣脱垂
NCCN	National Comprehensive Cancer Network	美国国立综合癌症网络
NE	neuroendocrine	神经内分泌
NPV	negative predictive value	高阴性预测值
PACS	picture archiving and communication system	图像存档和通信系统
PCa	prostate cancer	前列腺癌
PET	positron emission tomography	正电子发射断层扫描
PHI	prostate health index	前列腺健康指数
PIN	prostatic intraepithelial neoplasia	前列腺上皮内瘤变
PI-RADS	prostate imaging reporting and data system	前列腺影像报告和数据系统

缩写	英文全称	中文全称
PPA	pelvis phased arraycoil	盆腔相控阵
PSA	prostate-specific antigen	前列腺特异性抗原
PSMA	prostrate specific membrane antigen	前列腺特异性膜抗原
PZ	peripheral zone	外周带
RALP	robotic-assisted laparoscopic radical prostatectomy	机器人辅助腹腔镜下根治性前列腺切除术
RF	radio frequency	射频
RP	radical prostatectomy	根治性前列腺切除术
RSNA	Radiological Society of North America	北美放射学会
RT	radiation therapy	放射治疗
SAR	specific absorp-tion rates	比吸收率
SNR	signal-to-noise ratio	信噪比
sRT	salvage radiation therapy	挽救性放射治疗
SV	seminal vesicles	精囊腺
SVI	seminal vesicle invasion	精囊腺侵犯
T_1WI	T_1-weighted imaging	T_1 加权成像
T_2WI	T_2-weighted imaging	T_2 加权成像
TNM	tumor,nodal-involvement,metastasis	淋巴结和转移分期
TRUS	transrectal ultrasound	在经直肠超声
TSE	turbo spin echo	快速自旋回波
TURP	transurethral resection of prostate	经尿道前列腺切除术
TZ	transition zone	移行带
UICC	Union for International Cancer Control	国际抗癌联盟
USPIO	ultrasmall superparamagnetic iron oxide	超小型超顺磁性氧化铁制剂
USPSTF	United States preventative services task force	美国预防服务工作组
VIM	intravoxel incoherent motion	体素内不相干运动
VTP	vascular-targeted photodynamic therapy	血管靶向光动力疗法
WHO	World Health Organization	世界卫生组织

彩　插

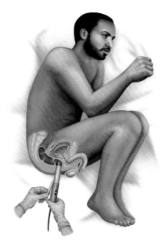

图1.1　经直肠超声引导下前列腺穿刺活检标准操作示意

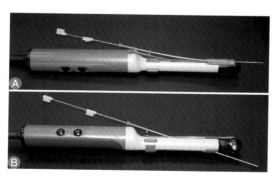

图1.3　前列腺活检的穿刺针类型

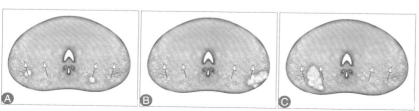

图1.4　前列腺系统性活检的局限性

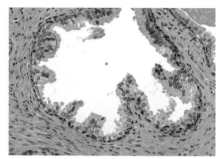

图2.1 正常前列腺腺体组织病理

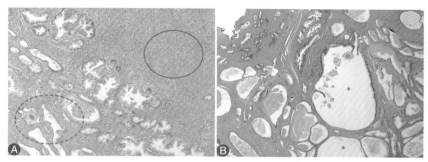

图2.2 良性前列腺增生组织病理

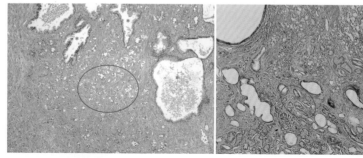

图2.3 前列腺腺癌组织病理　　　　图2.4 分化良好的前列腺腺癌组织病理

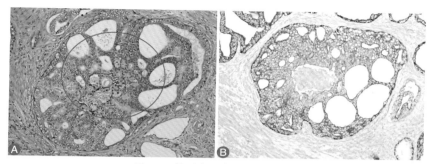

图2.5　前列腺导管内癌组织病理

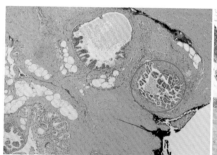

图2.7　前列腺癌向外侵犯组织病理

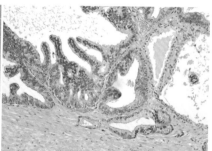

图2.8　高级别前列腺上皮内瘤变
组织病理

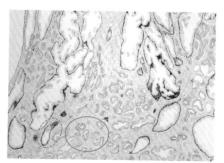

图2.9　前列腺癌的免疫组化检查

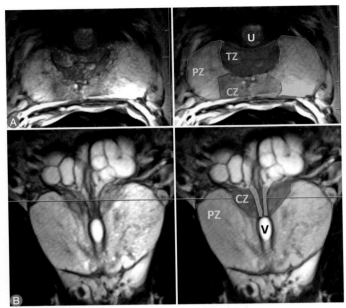

图3.4 T₂WI上彩色编码分区前列腺解剖结构

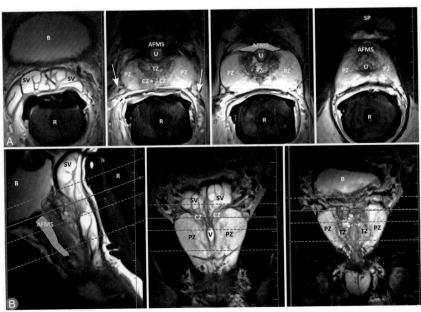

图3.5 T₂WI上正常前列腺解剖结构

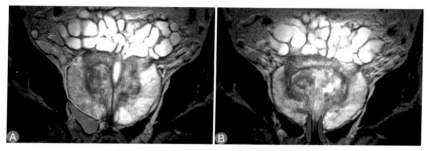

图3.6 T$_2$WI上正常前列腺周围解剖结构

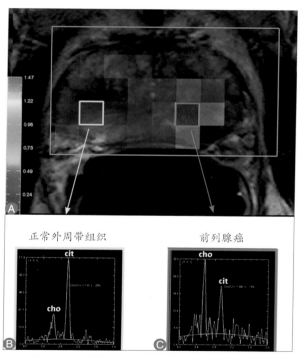

正常外周带组织

前列腺癌

图3.13 正常前列腺组织和前列腺癌的MRSI检查

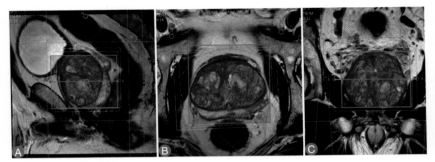

图3.14　T₂WI上的PRESS检查

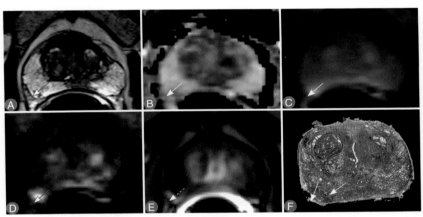

图4.5　超高b值DWI有助于检出前列腺癌

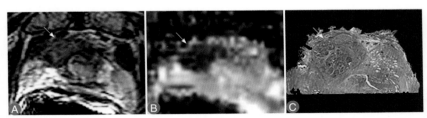

图4.13　ADC值可提示肿瘤具侵袭性

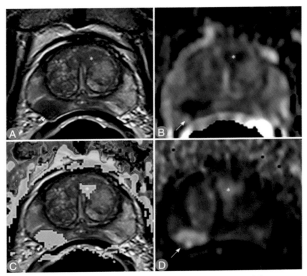

图4.15 临床实践中的双指数弥散成像示例

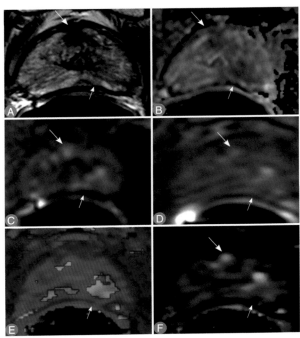

图5.2 一例65岁且PSA为7.3 ng/mL患者的MRI检查

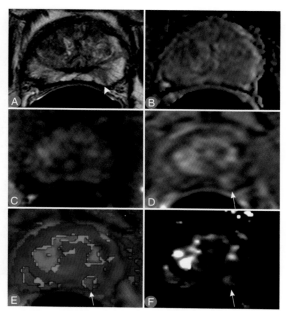

图5.3 一例69岁且PSA为9.6 ng/mL患者的MRI检查

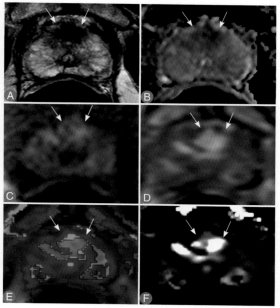

图5.4 一例69岁且PSA为9.6 ng/mL患者的MRI检查

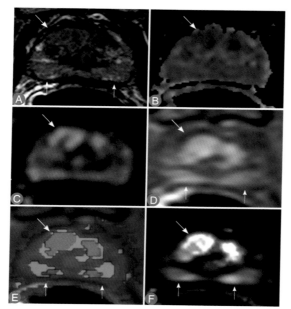

图5.5 一例63岁且PSA为11 ng/mL患者的MRI检查

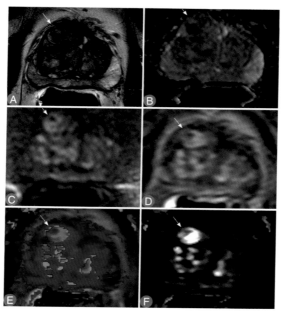

图5.6 一例65岁且PSA为16 ng/mL患者的MRI检查

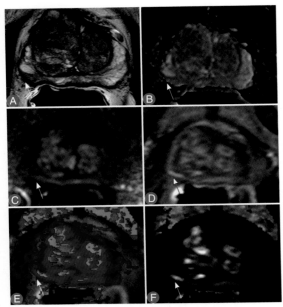

图5.7　一例65岁且PSA为16 ng/mL患者的MRI检查

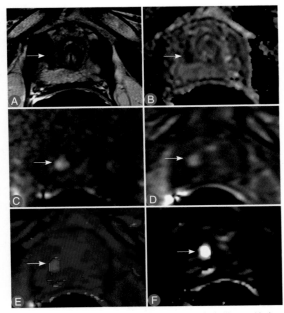

图5.8　一例70岁且PSA为4.6 ng/mL患者的MRI检查

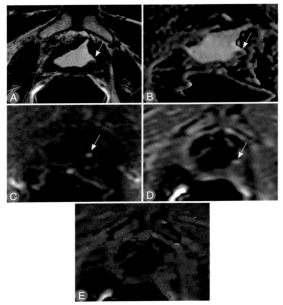

图5.10 一例71岁且PSA为0.14 ng/mL患者的MRI检查

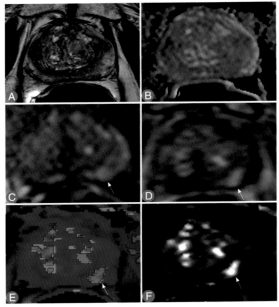

图5.11 一例70岁且PSA为4.6 ng/mL患者的MRI检查

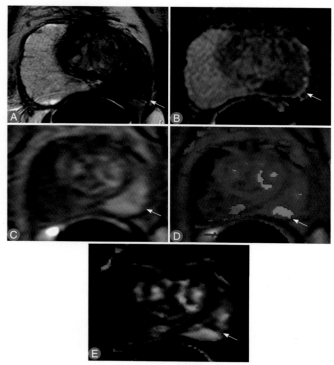

图5.12 一例61岁且PSA为4.3 ng/mL患者的MRI检查

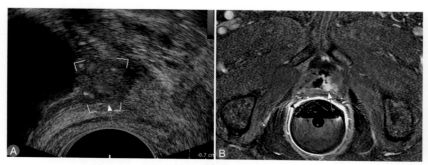

图8.1 一例复发性前列腺癌患者的TRUS-MRI检查

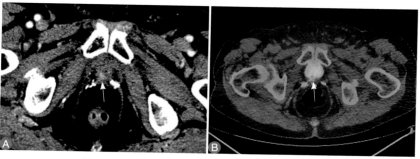

图8.2　一例M$_0$期前列腺癌患者的CT和PET/CT检查

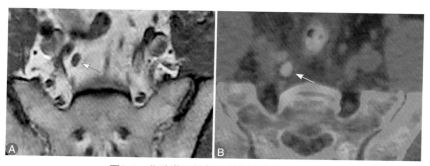

图8.4　盆腔淋巴结复发的影像学检查比较

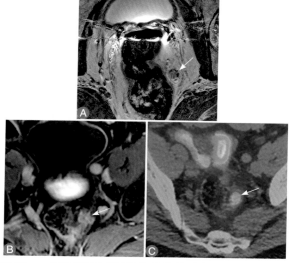

图8.17　一例放疗后直肠周围复发的前列腺癌患者的MRI检查

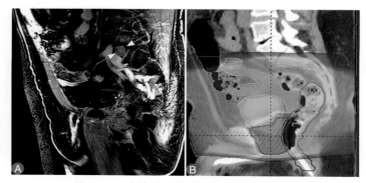

图8.18 一例复发的前列腺癌患者的MRI检查

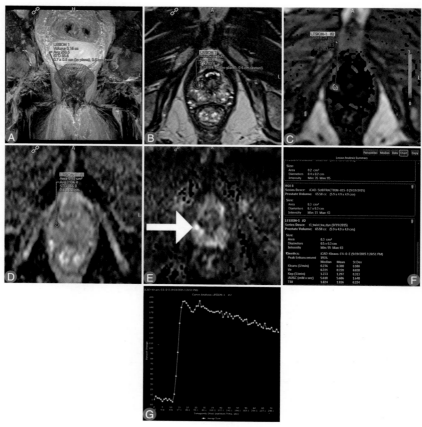

图9.3 前列腺癌患者活检前的MRI检查

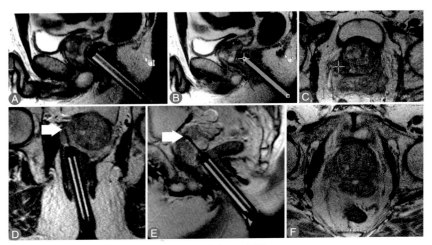

图9.4　孔内MRI活检

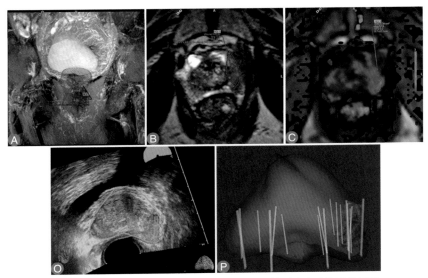

图9.6　使用机械机器臂的MRI-TRUS融合活检前列腺左叶外周带示意

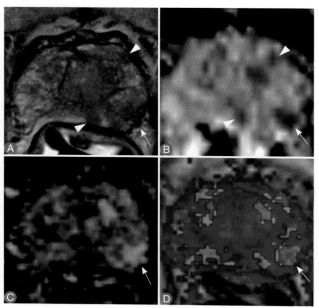

图10.2 超声引导穿刺低估前列腺癌级别而MRI准确评估的病例

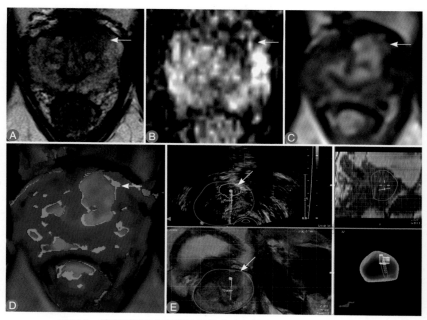

图10.3 超声引导穿刺易漏诊区域（移行带前缘）的前列腺癌病例

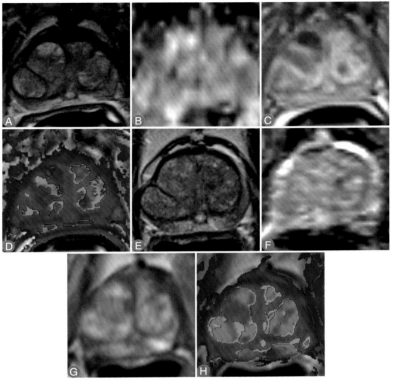

图10.5　主动监测中进行连续前列腺MRI检查

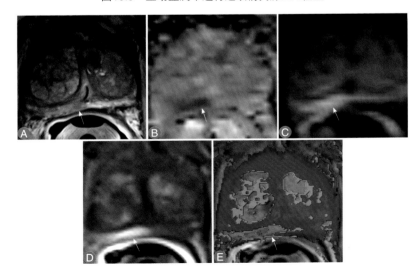

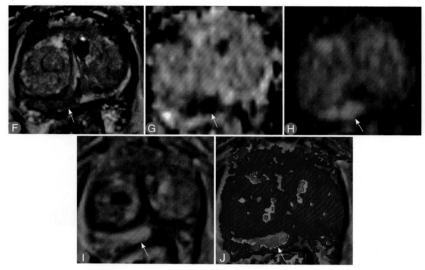

图10.7　主动监测患者进行连续前列腺MRI检查

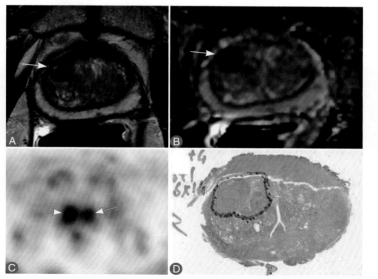

图11.1　前列腺癌与前列腺增生在^{11}C-醋酸盐PET上摄取相似的病例

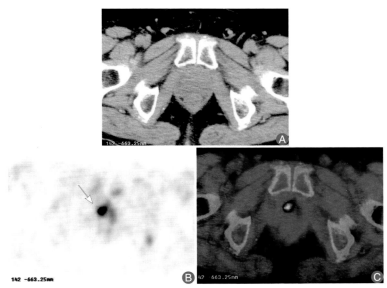

图11.2 利用^{11}C-胆碱PET/CT引导下穿刺活检

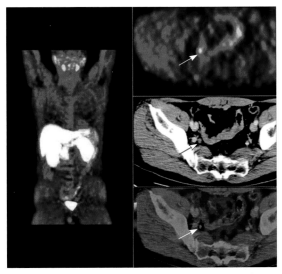

图11.3 生化复发的前列腺癌患者PET/CT检查

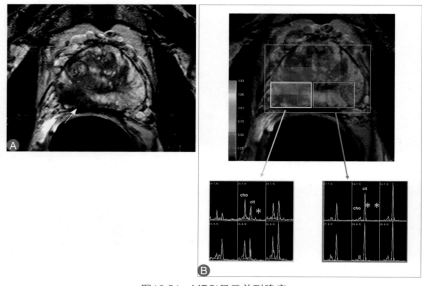

图12.51　MRSI显示前列腺癌

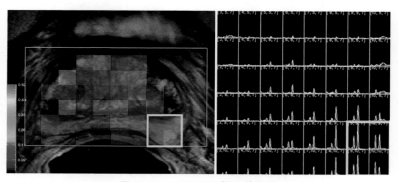

图12.52　MRSI显示假阳性表现